AF610517

li

HYGIÈNE

DES FAMILLES.

Lyon. — Imp. de Pommet (Augier, directeur), rue de l'Archevêché, 3.

HYGIÈNE
DES FAMILLES

OU

DU PERFECTIONNEMENT

PHYSIQUE ET MORAL DE L'HOMME,

considéré particulièrement

DANS SES RAPPORTS AVEC L'ÉDUCATION ET LES BESOINS
DE LA CIVILISATION MODERNE,

Par le Docteur Francis DEVAY,

MÉDECIN DE L'HÔTEL-DIEU DE LYON.

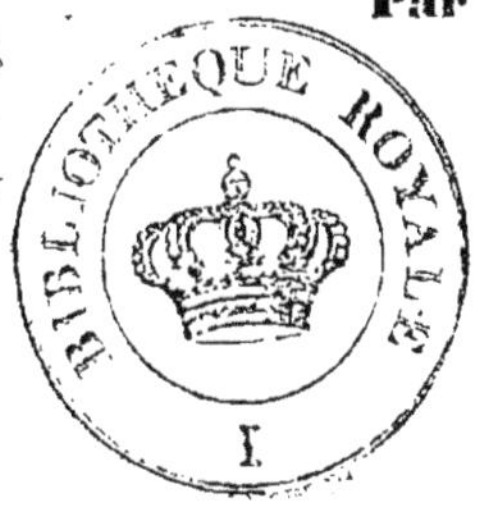

En général, l'homme ne se prémunit point assez contre les circonstances extérieures qui tendent à opprimer ses facultés; il est beaucoup de maux physiques qu'il subit comme une fatale destinée, et dont il pourrait s'affranchir par une patiente et énergique réaction.

(HYGIÈNE DES FAMILLES, t. I, p. 254.)

TOME DEUXIÈME

PARIS.

LABÉ, LIBRAIRE DE LA FACULTÉ DE MÉDECINE,
place de l'Ecole-de-Médecine, 4.

LYON.

DORIER, LIBRAIRE-ÉDITEUR,
Quai des Célestins, 51.

1846.

HYGIÈNE DES FAMILLES.

SECONDE PARTIE.

(SUITE.)

SECTION III.

Des modificateurs qui agissent sur la sensibilité en général, et sur chacun des sens en particulier.

Jusqu'ici nous avons rencontré des modificateurs purement matériels, qui agissent sur le corps humain par des qualités physiques; qui lui fournissent des éléments de réfection ou de protection. Ici, nous nous élevons à un degré supérieur dans la hiérarchie des modificateurs hygiéniques. Ceux dont nous allons nous occuper tiennent le milieu entre les agents qui opèrent directement sur le théâtre de la vie végétative ou nutritive: air, aliments, boissons, etc.; et ceux qui partent de la vie morale pour se réfléchir secondairement sur la vie plastique (modificateurs moraux proprement dits). Les modificateurs propres aux sens, agissent à la manière des impondérables, dont il a été déjà question, à propos des influences sidérales. Ainsi, l'œil a son modificateur spécial, *la lumière;* l'ouïe, *le son;* le goût, *les saveurs.* Sous ce rapport, l'hygiène des sens, comme celle de l'âme, formerait une hygiène spéciale.

Mais pas plus qu'il n'est possible, en physiologie, de scinder une fonction d'une autre pour avoir l'intelligence du mécanisme de la vie; ainsi, en hygiène, il n'est pas possible d'instituer, pour chaque organe, des principes particuliers de régime, indépendants de la science hygiénique. Toutes ses parties sont solidaires; ses préceptes sur un point en supposent d'autres, comme dans le mécanisme de la vie, la circulation a sa raison dans la respiration, et celle-ci, à son tour, dans la digestion, etc., en sorte qu'on peut retourner les termes à l'infini dans le cercle hippocratique où l'on ne trouve ni commencement ni fin : *consentia omnia.*

L'hygiène, répétons-le encore, est un système de hautes prévisions embrassant tous les actes de la vie. L'intégrité des sens, comme nous allons nous en convaincre, dépend autant de l'hygiène générale, que de celle qui leur est particulière. Ainsi, l'intempérant, l'homme adonné aux excès, aux plaisirs vénériens, a plus de chances pour perdre la vue que celui qui, tout en s'adonnant à des travaux minutieux, fatiguant ses organes oculaires, suit d'ailleurs un genre de vie régulier. Tous les sens, du reste, expriment, par leur degré d'activité et d'énergie celui que possède la santé générale de l'individu. Nous n'avons pas besoin de faire remarquer, à ce ce propos, combien les vices écrouelleux, rachitiques, vénériens, ont d'influence sur la production de la surdité et de la cécité.

La bonne direction des sens est un point important, non-seulement en hygiène, mais en toute fructueuse éducation. Celle-ci par les bons exemples qu'elle fournit, par l'étude des sciences et la lecture, contribue surtout à rectifier les sensations et à ouvrir l'esprit : par elle, la sphère des sens semble s'agrandir et se purifier. Les parents et les instituteurs ne doivent donc rien négliger pour réformer les pentes naturelles de l'erreur où les sens des enfants les entraînent. Il faut, à chaque instant, veiller à leur donner des idées justes de tout, les accoutumer à rapporter la plupart de leurs jugements au toucher, et à décider des autres par comparaison.

Nous étudierons, dans cette section, 1° les modifications les plus générales de la sensibilité, qui se manifestent par les modes de plaisir et de douleur; 2° l'hygiène particulière à chaque sens.

CHAPITRE I.

DE L'HYGIÈNE ET DE L'ÉDUCATION DES SENS EN GÉNÉRAL. — DU PLAISIR SOUS LE RAPPORT HYGIÉNIQUE : PLAISIRS NUISIBLES, PLAISIRS UTILES. — DE LA DIRECTION DES PLAISIRS POUR LE BONHEUR ET LE PERFECTIONNEMENT DE L'HOMME. — DE LA DOULEUR PHYSIQUE CONSIDÉRÉE DANS SES RAPPORTS AVEC L'HYGIÈNE. — EXEMPLES.

Tout ce qui exerce les organes, sans les affaiblir,

contribue à la conservation de l'homme, et s'accompagne d'un sentiment agréable. L'action des sens externes concourt singulièrement à l'entretien des forces vitales, par l'excitation salutaire que leur exercice régulier détermine sur le centre de l'organe pensant. Cette excitation, produite sur le cerveau, se réfléchit et se répète naturellement sur tous les autres organes, qui prennent ainsi un nouveau degré de tonicité, un accroissement de forces. Les sens externes, indépendamment des fonctions qui leur sont propres, ont donc encore, comme effet secondaire, l'avantage de concourir à l'entretien des forces vitales. C'est ce qui fait que les sensations rentrent dans les attributions de l'hygiène en général. En outre, les sensations sont tributaires de l'hygiène par le sentiment qu'elles produisent, et qui est nécessairement le *plaisir* ou la *douleur*. Ces deux produits de la sensibilité ne diffèrent que par le degré d'intensité; un grand plaisir est très-voisin de la douleur. Nous appellerons plaisir, toute sensation qui donne lieu à un sentiment agréable qu'on désire retenir et conserver; et douleur, l'impression pénible qu'on cherche à éloigner.

L'hygiène de la sensibilité concourt aussi au perfectionnement moral; elle étend et agrandit la sphère des sens. Avec elle, nous avons des organes délicats, suffisamment tendus et susceptibles de la plus grande impression; nos sensations sont vives et plus distinctes à l'âme.

1° Du plaisir en général.

En bonne hygiène et en saine morale, quoique en aient pu dire certains casuistes peu instruits, l'homme est fait pour les délectations qui ne blessent pas sa conscience et ne s'opposent point à sa raison. Pendant cette vie, il ne doit point se considérer comme un pur esprit, mais comme une substance composée d'esprit et de corps. Or, il lui est permis d'accorder à celui-là tout ce qui peut raisonnablement entretenir sa bonne disposition, comme il doit lui refuser tout ce qui peut la corrompre. Nous allons, d'ailleurs, établir physiologiquement la distinction entre les plaisirs favorables à la santé, et les plaisirs nuisibles.

Le plaisir, dans ses nuances modérées, favorise l'exercice des fonctions et donne de l'énergie : son effet physique, dit très-bien de Sèze, est de produire, dans l'organe sentant, une érection, une dilatation et une intumescence, comme s'il voulait absorber cette sensation et se l'incorporer. Mais, dans ces fortes nuances, il devient une cause puissante de maladies, par les spasmes, les convulsions, les congestions viscérales; il produit l'irrégularité des mouvements et l'épuisement des forces, *nervos frangit quæcumque voluptas*. Bossuet, prêchant devant la cour sensuelle et dissolue de Versailles, ne craignait pas, à cet égard, de s'appuyer sur l'autorité de la médecine pour donner plus de poids à ses paroles. « Les plaisirs, dit-il, ont amené dans le monde des maux inconnus au genre humain; et les médecins nous enseignent, d'un commun accord, que les funestes complications de symptômes et de maladies qui déconcertent leur art, confondent leur expérience, démentent si souvent leurs anciens aphorismes, ont leur source dans les plaisirs (1). » On reconnaît sans peine que le grand orateur, si profondément versé dans toutes les questions qui intéressent la nature humaine, faisait allusion dans ces paroles aux maladies *ataxiques*, aux fièvres *malignes* qui succèdent aux excès de la sensualité. Il est avéré, en effet, que ceux-ci ôtent à l'homme son pouvoir de *résistance vitale* lorsqu'il devient la proie du mal physique. (Voy. t. I. p. 67 et suiv.).

On ferait un énorme volume, si l'on traitait entièrement des effets des plaisirs exagérés sur le moral, qu'ils pervertissent. La vérité expérimentale la plus terrible, celle à laquelle cependant les hommes de plaisir réfléchissent le moins, est celle-ci; nous la reproduisons telle qu'elle a été formulée par l'immortel écrivain que nous venons de citer: « La volupté affaiblit le cœur de l'homme et énerve le principe de droiture (1). » Le lecteur se souvient que nous avons admis, dans le commencement de ce livre, des rapports entre la sensibilité physiologique et le sentiment de pitié. Quel est le lien mystérieux qui unit ces deux mouvements, l'un organique, l'autre moral? Nous l'ignorons, mais les faits sont trop nombreux pour révoquer en

(1) *Sermon sur l'amour des plaisirs*, t. IV. p. 139.

doute son existence. « J'ai toujours vu, dit Rousseau, que les jeunes gens corrompus de bonne heure et livrés aux femmes et à la débauche, étaient inhumains et cruels. La fougue du tempérament les rendait impatients, vindicatifs, furieux; ils ne connaissaient ni pitié ni miséricorde; ils auraient sacrifié père et mère, et l'univers entier au moindre de leur plaisir (1). » Cette observation est de la dernière vérité.

On sait encore le degré d'insensibilité où Louis XV était tombé par suite de ses débauches et de ses faciles aventures du Parc-au-Cerf, lorsque, des fenêtres de son château, il s'arrêtait à voir d'un œil sec et distrait le convoi funèbre de madame de Pompadour, celle de ses maîtresses la plus belle et la plus longtemps aimée. Combien de délicates Créoles, au sortir des jouissances les plus lascives, font déchirer, à coups de fouet, de malheureux nègres sous leurs regards!

Il est presque impossible de rencontrer, dans l'histoire, un tyran qui ne fût pas voluptueux; plus la sensualité domine, plus les penchants de l'homme deviennent exécrables. Si l'on a le courage d'approfondir, dans leurs détails, les cruautés inouïes de quelques-uns des Césars, on décèle dans leurs actes je ne sais quoi de convulsé et de bizarre, qui atteste un état maladif de leur sensibilité générale. La multitude païenne qui, selon saint Paul, marchant dans la vanité de ses sens, se laissait

(1) *Emile*, liv. IV, p. 15.

dominer par la chair, ne manifestait pas moins de goût et d'appétit pour le sang : elle était sans pitié pour le gladiateur aux plaies saignantes et vives, sans reconnaissance pour les hommes rares qui se dévouaient encore pour elle !

Ce n'est pas impunément que l'homme fait prédominer en lui le principe sensitif ou individuel, par cela seul, il court à la ruine de ses instincts supérieurs et à un égoïsme immense qui les remplace. Car il devient le terme de son amour, et cet amour, dit un philosophe, ne sortant pas du moi, ne peut s'élever au-dessus du fini, des choses variables et contingentes, puisque l'homme ne trouve rien de plus en soi; la volupté est le sépulcre de la morale.

Elle nuit aussi essentiellement à l'intelligence qu'elle paralyse.

La prédominance de la sensation obscurcit les idées, dérobe à l'esprit la vue du vrai et le fixe, pour ainsi dire, dans le variable, le contingent, le relatif. La lumière intérieure du Verbe, enveloppée de plus en plus dans les éléments matériels, s'affaiblit et s'éteint, comme une lampe au milieu des vapeurs épaisses (1).

L'exercice de l'intelligence demande, avant tout, de la constance et de la régularité; les hommes de plaisir sont incapables d'efforts soutenus. Ils apportent à l'étude, toutes les fois qu'ils s'y livrent, cette inconstance et cette mobilité qui sont inhérentes à leurs mouvements vitaux. L'étude exige qu'on

(1) Lamennais, *Esquisse d'une philosophie*, t. II, p. 274.

prenne au sérieux son objet, et les hommes de plaisir contractent la funeste habitude de ne rien prendre au sérieux. Bossuet, avec sa profondeur accoutumée, a rapporté à la nature même de la sensualité, la cause de cette impuissance mentale. La concupiscence, c'est-à-dire l'amour des plaisirs, est toujours changeante, parce que toute son ardeur languit et meurt dans la continuité, et que c'est le changement qui la fait revivre. Aussi qu'est-ce autre chose la vie des sens qu'un mouvement alternatif de l'appétit au dégoût, flottant toujours incertaine entre l'ardeur qui se ralentit et l'ardeur qui se renouvelle (1)? Ajoutons encore que les excès sensuels, sont une cause puissante de l'aliénation mentale. Le docteur Parchappe, de Rouen, dans une notice sur les causes de cette dernière maladie, a reconnu que l'influence des excès sensuels sur le développement de la folie était dans une proportion de 75 sur 385 cas, ou, en d'autres termes, de 19 sur 100. Ils tiennent, pour l'ordre de la fréquence, le haut de la colonne où sont inscrites toutes les autres causes (2).

Aussi, comme médecin et comme moraliste, nous ne trouvons rien de meilleur, rien de plus judicieux que ce passage extrait de Fénélon ; l'hygiène du plaisir est là en entier :

« On se gâte le goût, dit-il, pour les divertissements comme pour les viandes; on s'accoutume

(1) Ouv. cité p. 140.

(2) Voyez *Recherches statistiques sur les causes de l'aliénation mentale.* Paris, 1839.

tellement aux choses de haut goût, que les viandes communes et simplement assaisonnées deviennent fades et insipides. Craignons donc ces grands ébranlements de l'âme qui préparent l'ennui et le dégoût; surtout ils sont plus à craindre pour les enfants qui résistent moins à ce qu'ils sentent et qui veulent être toujours émus; tenons-les dans le goût des choses simples; qu'il ne faille pas de grands apprêts de viande pour les nourrir, ni de divertissements pour les réjouir. La tempérance, disait un ancien, est la meilleure ouvrière de la volupté : avec cette tempérance, qui fait la santé de l'âme et du corps, on est toujours dans une joie douce et modérée : on n'a besoin ni de machines, ni de spectacles, ni de dépense pour se réjouir.... Les plaisirs simples sont moins vifs et moins sensibles, il est vrai; les autres enlèvent l'âme en remuant les ressorts des passions. Mais les plaisirs simples sont d'un meilleur usage; ils donnent une joie égale et durable, sans aucune suite maligne; ils sont toujours bienfaisants; au lieu que les autres plaisirs sont comme les vins frelatés, qui plaisent d'abord plus que les naturels, mais qui altèrent et qui nuisent à la santé. Le tempérament de l'âme se gâte aussi bien que le goût, par la recherche de ces plaisirs vifs et piquants. Tout ce qu'on peut faire pour les enfants qu'on gouverne, c'est de les accoutumer à cette vie simple, d'en fortifier en eux l'habitude le plus longtemps qu'on peut (1). »

(1) *De l'Education des Filles*, p. 43.

Il est des voluptés fades, mollasses, émoussées, qui résultent de la détente des fibres, et avoisinent le dégoût; il est des plaisirs extérieurs piquants, vifs, excitants; il en est d'âcres, de mordants. Mais tout cela ne donne point le bonheur. Celui-ci est procuré par les jouissances intimes, par ce sentiment interne qui remplit toute l'âme et la rassasie de satisfaction, au lieu que les jouissances externes ne chatouillant que les sens, dissipent vers la circonférence du corps cette félicité passagère (1).

Les plaisirs extraordinaires, les sensations fortes et bizarres pour lesquelles la nature humaine a un secret et fatal penchant, pervertissent l'entendement et nuisent à la santé. L'histoire d'Alipe, ce jeune et intéressant ami de saint Augustin, demeurera toujours comme un exemple mémorable de l'empire que prennent, même sur une âme bien née, l'habitude des émotions violentes, des spectacles terribles. L'ascendant qu'avait sur lui son compagnon l'avait détourné, pour un temps, d'assister aux spectacles et aux jeux du cirque, pour lesquels il était possédé d'une frénétique passion. Il se croyait guéri à tout jamais; mais, un jour d'autres compagnons le conduisirent au combat des gladiateurs. Ici, nous laisserons à saint Augustin le soin de décrire d'une manière bien saisissante ce qui se passa dans l'esprit de son cher Alipe :

« Lorsqu'ils furent parvenus dans l'enceinte, ils

(1) Virey. — *De la Physiologie dans ses rapports avec la philosophie*, p. 300.

trouvèrent déjà tout l'amphithéâtre enivré de ces barbares amusements. Alipe, fermant les yeux, défendit à son âme de prendre part à des fureurs aussi détestables : et plût à Dieu qu'il eût encore bouché ses oreilles ! car au milieu d'un de ces combats, ébranlé tout-à-coup par un grand cri que pousse le peuple entier sur quelque événement extraordinaire qui venait d'arriver, la curiosité l'emporta malgré lui ; et comme s'il eût été assez sûr de lui-même pour tout voir et se mettre au-dessus de tout, ce qu'il pourrait voir, il ouvrit les yeux, et aussitôt il se sentit déchiré jusqu'au fond de son âme d'une blessure plus cruelle que ne l'avait reçue dans son corps, le gladiateur, à l'occasion duquel ses yeux s'étaient curieusement ouverts. Il tomba plus malheureusement que celui dont la chute avait excité cette clameur; et c'est ainsi que fut frappée et renversée cette âme dans laquelle il y avait plus d'audace que de véritable force... A peine eût-il vu couler ce sang qu'il en devint comme avide ; loin de détourner les yeux de ce spectacle, il les y arrêta, buvant en quelque sorte à longs traits, et sans s'en apercevoir, la fureur et la cruauté, se plaisant à ces jeux atroces et s'enivrant de ces voluptés sanguinaires. Ce n'était plus ce jeune homme qu'on avait traîné par force : c'était un de ceux dont se composait la foule au milieu de laquelle on l'avait jeté... Comme eux il poussa des cris ; il devint passionné comme eux (1). »

(1) *Confess.* lib. IV. cap. 8.

2° De la direction des plaisirs pour le bonheur et le perfectionnement de l'homme ; des beaux arts.

Si l'exercice trop prolongé des plaisirs grossiers nuit à l'âme et au corps, les font dégénérer, il est d'autres sensations, d'autres jouissances qui, se rapportant au développement des facultés morales, les agrandissent et les améliorent. Nous voulons parler de celles qui naissent de la mise en action de deux sens, celui de la *vue* et celui de l'*ouïe*. C'est avec raison qu'on les a nommés sens intellectuels, parce que les impressions qu'ils transmettent sont celles qui ébranlent le plus fortement l'organe cérébral et font naître les idées. Les *beaux arts*, c'est-à-dire, la réalisation, sous des formes matérielles, du *beau* et du *bien*, exaltent la sensibilité et procurent à l'homme de ces nobles jouissances, qui, loin de l'épuiser, le maintiennent dans un calme harmonique. Ils produisent sur tout l'organisme une impression aussi forte peut-être, que cet état d'orgasme qui accompagne les jouissances charnelles, mais avec cette différence que cette réaction est plus salutaire : ils enfantent le sentiment d'admiration qui, en nous identifiant avec les objets de son culte, nous porte à grandir avec eux. Le sentiment d'admiration est d'un ordre supérieur, comme le remarque M. Kératry (1), parce qu'il ne nous est possible de rien admirer que de grand et qui tient à une na-

(1) *Inductions morales et physiologiques*. 1817. p. 340.

ture supérieure. Les jouissances de la sensibilité physique laissent toujours après elles une sensation d'anéantissement, tandis qu'au contraire les jouissances de la sensibilité morale réveillent en nous le sentiment de notre immortalité. Il est facile de comprendre dès-lors les effets des beaux arts sur la santé proprement dite ; agissant à la manière des passions expansives, imprimant une douce réaction au mode de la vie nerveuse, excitant modérément le jeu du système artériel, leur action est des plus salutaires. En faisant entrer leur étude, mais toujours avec modération, dans le plan général de l'éducation, on étend le bonheur de la vie humaine et l'on verse sur elle tout le charme qu'elle comporte. Ne l'oublions jamais, l'âme a besoin d'émotions, comme le corps a besoin d'aliments ; l'homme le plus grossier possède un principe d'activité intérieure qui le tourmente s'il n'est pas satisfait. En sa qualité d'être sensitif, il est mené bien moins par des principes rigoureux qui demandent de la méditation pour être saisis sous toutes leurs faces, que par des objets imposants, des images frappantes, de grands spectacles, des émotions profondes : ces émotions lui rendent son existence plus chère en la lui faisant sentir plus vivement. Ce serait donc mutiler l'éducation que de ne donner aucune satisfaction à ces légitimes exigences de la nature humaine ; ce serait en outre se priver d'utiles diversions, comme nous l'avons vu (t. I, p. 225 et suiv.)

Plus l'on fait emploi des sens ignobles, plus les supérieurs s'affaiblissent avec l'esprit ; c'est une aberration physiologique que les instituteurs ne doivent jamais perdre de vue, et qu'ils doivent sans cesse surveiller. La débilitation d'un sens accroît la prépondérance de son antagoniste, et nous sommes entraînés par cet ascendant, soit qu'un fréquent usage y attire davantage l'homme sensitif, soit que l'inaction de l'autre diminue son aptitude. Ainsi les enfants ayant besoin de manger souvent, deviennent naturellement gourmands. La trop vive sensibilité de goût diminue celle du cœur, et décèle toujours des sentiments bas. Voir et ouïr, peuvent seuls donner des voluptés honnêtes et louables.

Sous ce rapport, on ne peut nier que l'*éducation du peuple* est tout entière à créer. Pour les classes laborieuses, le loisir n'est qu'une somnolente apathie, au sein de laquelle elles ne se restaurent qu'incomplètement ; ou bien leur délassement ne consiste que dans la brutale ivresse des sens. Jadis, aux époques de foi, l'Eglise conviait à ses solennités, dans les plus beaux monuments que les mains de l'homme aient élevés, toute la population chrétienne; et la religion se chargeait ainsi de satisfaire les nobles besoins de la nature humaine, et elle consolait par ses fêtes des rudes pratiques du travail. Malheureusement, ce temps n'est plus ; et le peuple en est réduit à rechercher ses émotions sensuelles dans le cabaret, les petits théâtres et les mauvais lieux ! Et cependant, plus l'homme est pauvre et sujet au travail, plus il doit éprouver de délassement et de distraction dans des amusements propres à émouvoir son âme, en flattant ses sens.

Puisque la multitude est sensuelle, qu'elle aime les jeux et les spectacles, qu'elle court avec avidité aux représentations extérieures, il faut que les gouvernements tirent le parti le plus avantageux de ce goût instinctif. Il faut, puisque les masses sont dépourvues de la culture morale et intellectuelle, suffisante pour apprécier la beauté littéraire, diriger leur éducation au moyen des sens de la vue et de l'ouïe. On s'adressera à la première par des expositions publiques, abordables pour tous, et remplies d'images, de sculptures reproduisant de grands exemples de vertus, de moralité et de patriotisme. On ne saurait faire trop de vœux pour attirer l'attention des gouvernants sur l'établissement régulier de ces concerts majestueux, dont la multitude fait tous les frais, et où elle dépense si utilement ses moments de loisir. La musique, comme nous le verrons plus loin, en traitant de l'hygiène de l'ouïe, opère un effet sédatif sur le système nerveux agité, refoule tous les instincts brutaux et grossiers pour faire place à des émotions bienfaisantes.

Nous aurions besoin d'imiter les anciens qui avaient le secret de faire servir les plaisirs des sens au profit de l'âme et du corps. C'était le vœu de Cabanis et de Mirabeau, qui conçurent ensemble un projet de *fêtes nationales et populaires*. « Quand les Grecs, s'écrie ce dernier, après la bataille de Marathon, font prononcer l'éloge funèbre des guerriers morts pour la défense de la liberté ; quand ils écoutent ardemment, aux jeux Olympiques, leur propre histoire écrite et prononcée par Hérodote ;

quand ils s'animent aux chants de Pindare, et qu'ils distribuent aux artistes célèbres, aux sages, aux grands citoyens, des couronnes, des applaudissements et des marques de respect, ils sont bien plus près de ce que vous devez faire, ou plutôt ils vous fraient la route et vous n'avez qu'à suivre leurs traces (1). » Nul ne peut le nier; il est nécessaire d'établir, dans l'état actuel de la civilisation, des contre-poids à l'envahissement des jouissances brutales parmi les classes populaires. Il est urgent de les retirer du sein de cette volupté toute animale, qui a été nommée la nourricière de tous les maux : *Voluptas esca malorum.*

3° De la douleur physique.

Comme le plaisir, la douleur physique est une modification de la sensibilité, mais une modification fâcheuse, à laquelle l'homme cherche à se soustraire. L'effet physique de la douleur est, en effet, de contracter, de resserrer la partie souffrante, comme si, en offrant une moindre surface, elle voulait se dérober à la sensatiou désagréable qu'elle éprouve, ou la supporter dans le plus petit nombre de points possibles. Si on fait abstraction des cas où la douleur signale les dangers qui menacent l'existence, celle-là est toujours un dangereux modificateur. Loin d'avoir quelque application en hygiène, on ne doit la signaler que comme un agent funeste qu'il faut éviter à tout prix.

(1) *Œuvres de Cabanis*, t. II. p. 368 et suiv.

On peut affirmer, avec toute assurance, que la douleur prolongée, de même que le plaisir exagéré, trouble profondément l'organisation de l'homme, et le porte au mal. Le premier égoïste dut être un homme souffrant, dit avec vérité Marc-Antoine Petit. La douleur centuple le moi humain, concentre toutes nos affections en nous-mêmes. Si les exacerbations de la douleur deviennent atroces, la perversion morale s'accroît dans les mêmes rapports : la vérité de ce fait est attestée par l'histoire des grandes calamités qui ont pesé sur le genre humain. On a vu dans une épidémie, dans une famine, des populations habituellement douces et paisibles, se transformer tout-à-coup en brutes forcenées et sanguinaires. On sait que le désordre fut ce qui occasionna les grandes catastrophes de la Bérésina, dans notre campagne de Russie ; et ce désordre fut entretenu par l'abrutissement des masses, dépravées par la douleur physique. Les officiers-généraux ne pouvaient se faire écouter par des hommes qui, depuis plus d'un mois, avaient secoué le joug de toute discipline, étaient dominés par l'égoïsme, et livrés pour la plupart à un profond abrutissement.

Une des plus cruelles adversités qui aient encore épouvanté les temps modernes, le naufrage de la *Méduse*, dont la relation nous a été transmise par un témoin oculaire, le docteur Savigny parle encore bien plus haut (1). Les malheureux composant l'équipage, réduits pour étancher leur soif ardente,

(1) Voir sa *Thèse inaugurale*.

à boire leur urine, torturés misérablement par la faim, ainsi que par les angoisses d'un sombre désespoir, se ruaient les uns sur les autres pour s'entredévorer.

Mais, voici une autre tragédie non moins épouvantable et plus récente; c'est l'histoire du naufrage du *Francis-Spaight.* Les faits se sont passés en l'année 1836.

On lit dans le *Globe and Traveller*, du 21 juin :

« Le *Francis-Spaight*, magnifique vaisseau de 545 tonneaux, chargé de merrain, mit à la voile de Saint-John (île de Terre-Neuve), le 24 novembre dernier, par un temps extrêmement favorable. L'équipage était composé de 14 hommes, sans compter le capitaine et le contre-maître.

« Le 3 décembre, à trois heures du matin, il faisait encore très-sombre, lorsque tout-à-coup l'alarme se répandit sur le pont : par suite de l'incurie du timonier, le navire avait été jeté sur le côté. Comme la mer était fort grosse, les vagues l'eurent bientôt couvert. Le capitaine commanda la manœuvre, mais l'effroi empêchait les matelots de lui obéir; deux d'entr'eux et le contre-maître furent noyés dans la cabine d'avant; l'épouvante ne tarda pas à devenir générale.

« Le capitaine parvint à faire couper le mât de misaine. Grâce à cet expédient, le vaisseau se redressa un peu; mais comme la cale était remplie d'eau, il s'enfonça, à l'exception de la poupe sur laquelle tout l'équipage se réfugia immédiatement. Ce ne fut que lorsque l'aurore parut que les rayons du soleil leur montrèrent leur situation dans toute son horreur; ils n'avaient d'autre abri que la cabine, encore ne pouvaient-ils y tenir tous, et il ne leur restait pas le moindre aliment, ni même une planche à l'aide de laquelle ils pussent se maintenir plus longtemps sur l'eau. A tout moment ils s'attendaient à être engloutis dans les abîmes de la mer.

« Vers dix heures, ils aperçurent à l'ouest un bâtiment qu'ils crurent voir se diriger de leur côté; mais leur espérance fut cruellement trompée, car il prit une autre direction et disparut sous l'horizon.

« Cette journée et le lendemain se passèrent sans que le temps, qui était devenu orageux, s'améliorât.

« Le troisième jour, il tomba une pluie abondante; ceux qui ne purent entrer dans la cabine se servirent d'un couvercle de terrine, en guise de parapluie. On était alors au 7 décembre, et ils n'avaient encore rien mangé. Trois bouteilles de vin, qu'ils avaient partagées entre eux, ne purent soutenir longtemps leur forces défaillantes.

« Un autre vaisseau parut au loin; aussitôt ils recouvrèrent toute leur énergie, ils montèrent sur la cabine, crièrent, firent des signaux; mais, hélas! ce fut en vain, on ne les vit point.

« Aucune plume ne pourrait décrire le sombre désespoir dont ces malheureux furent agités au renouvellement d'une aussi amère déception. Après avoir avalé les boutons de leurs habits, ne pouvant plus résister à l'horrible faim qui les tourmentait, ils résolurent, le 16e jour, de tuer un des mousses et de le manger. Le sort désigna le nommé O'Brien.

« Le capitaine ordonna au cuisinier Gorman de le saigner au bras droit. Le jeune garçon se résigna à mourir sans élever la moindre plainte, mais Gorman refusa de commettre l'assassinat qu'on exigeait de lui.

« Cependant, lorsqu'on lui donna le choix de périr à la place du mousse, il obéit; mais le sang ne sortit point de l'incision; O'Brien prit alors le couteau, et après avoir supplié ceux qui arriveraient sains et saufs en Angleterre de raconter à sa pauvre mère comment il était mort, il l'enfonça courageusement dans son bras gauche. Le sang ne sortit pas davantage. L'équipage s'écria qu'il fallait le saigner à la gorge.

« Le jeune mousse, qui jusqu'à ce moment avait fait preuve d'une fermeté extraordinaire, trembla tout-à-coup à ces mots; il joignit les mains, implora la pitié de ses compagnons d'infortune (la pitié d'hommes qni meurent de faim), et leur demanda en grâce de lui permettre de dormir, qu'alors ses membres glacés reprendraient un peu de chaleur, et que le sang coulerait abondamment de ses bras. Ils refusèrent de lui accorder sa requête, le garrottèrent, placèrent le couvercle de la terrine sous son cou, et sommèrent de nouveau le cuisinier de l'égorger. Quelques secondes après, la victime avait cessé de vivre, et elle n'était point encore froide que les naufragés dévoraient son cadavre sanglant.

« Le lendemain, le cuisinier perdit la raison par suite de l'effroyable violence qu'il s'était faite pour refouler ses sensations. Vers le milieu de la nuit, comme il criait dans son délire et semblait près d'expirer, on lui coupa les veines du cou. Ce fut le second meurtre.

« Un autre mousse perdit également la raison, on le garrotta et on l'égorgea, comme on avait fait de l'infortuné O'Brien.

« L'apparition du bâtiment américain l'*Agenora* vint mettre un terme à toutes ces horreurs. Le capitaine de ce navire ayant aperçu les signaux des naufragés du *Francis-Spaight*, lança un canot en mer, malgré le gros temps, les recueillit à son bord et les traita avec tout le soin qu'exigeait leur position. »

Il est cruel d'avoir à enregistrer des faits aussi déshonorants pour l'humanité; mais l'observateur doit s'en emparer et tirer de ces expérimentations douloureuses, qui mettent à découvert tous les replis secrets, toutes les faces de la nature humaine, quelques vues profitables. Il peut, armé de pareils faits, s'élever de toute sa force contre ces aveugles théoriciens des châtiments corporels appliqués à l'éducation de l'enfance, et des supplices mis à l'ordre du jour dans l'état social. La douleur physique, en matière d'éducation comme en matière criminelle, est un dangereux modificateur qu'on doit rejeter à tout jamais. C'est pour arriver à cette conclusion finale, reposant sur des données physiologiques, que nous devions nous occuper de la douleur dans ce traité.

CHAPITRE II.

HYGIÈNE ET ÉDUCATION DES SENS EN PARTICULIER. — DU TACT ET DU TOUCHER. — HYGIÈNE DU SENS DE LA VUE : MYOPIE, PRESBYTIE. — HYGIÈNE DU SENS DE L'OUÏE : DE LA MUSIQUE SOUS LE RAPPORT HYGIÉNIQUE. — HYGIÈNE DE L'ORGANE DU GOUT : DU SENS DE L'ODORAT. — QUELQUES PRÉCEPTES SUR L'HYGIÈNE DES DENTS.

Les sens, en particulier, peuvent être considérés comme les sentinelles de l'organe encéphalique. Les deux sens intellectuels, la *vue et l'ouïe*, semblent être en connexion plus directe et plus intime avec le sensorium. Viennent ensuite les sens plus appropriés aux voluptés sensuelles : l'*odorat* et le *goût*, qui s'appliquent chez les animaux aux objets de la nourriture. Enfin, le *tact*, le plus constant, le plus solide de nos sens, s'étend à toute la périphérie de notre peau nue : il doit être regardé comme le complémentaire des autres organes de la vie de relation. C'est vainement, en effet, que nous aurions des yeux qui veillent sans cesse à notre défense, des oreilles pour entendre l'approche de nos ennemis, nous serions exposés à chaque instant aux piéges des méchants et aux mauvais desseins de ceux qui auraient voulu nous nuire. Mais le toucher veille pour nous, il nous avertit de ce qu'il sent, et il est le fondement de notre sécurité. En traitant, dans le premier volume de l'hygiène de la peau (v. t. I. p. 476), nous avons tracé celle même du toucher. Tout ce qui peut changer la texture de notre surface externe, soit en épaississant l'épiderme, soit en altérant ou détruisant les houppes nerveuses, peut altérer ou abolir le toucher; le grand froid et la grande chaleur sont également contraires à la délicatesse du tact. C'est pour cela que l'homme, qui désire jouir de la plénitude de ses prérogatives physiologiques, doit apporter un soin tout particulier à l'état de *ses mains*, ces réservoirs de la sensibilité tactile, où la nature semble avoir épuisé toutes ses ressources. Tout n'est point préjugé dans cette opinion du vulgaire, qui attache un cachet particulier de distinction à la beauté des mains, à la finesse de leurs téguments. Plus on s'accoutume à manier des choses grossières, plus on altère le toucher; la même chose a lieu par l'exposition des mains aux brusques vicissitudes du chaud et du froid. Nous pensons, comme Vandermonde, qu'il est important dans l'éducation des jeunes sujets que leur position de fortune, ou leur talent destine à sortir des rangs du vulgaire, de ne point souffrir qu'ils s'exercent à des jeux capables de diminuer ou de détruire le sentiment des doigts. Le toucher, d'ailleurs, est peut-être le sens le plus perfectible, comme semblent l'attester les exemples suivants. L'on a vu des aveugles discerner les couleurs au toucher, des sourds-muets comprendre ce qu'on paraissait écrire sur leur dos. On a conservé des faits bien remarquables, attestant le triomphe des efforts de la volonté sur les fonctions des sens; celui du sculpteur

Ganivasius qui, devenu aveugle, continua de pratiquer son art avec succès, en se guidant par le toucher ; de l'antiquaire Saunderson qui, aveugle aussi, distinguait néanmoins, par le tact, une médaille vraie d'avec une fausse.

Chez quelques personnes très-nerveuses et très-impressionnables, le toucher acquiert un degré de sensibilité exagérée (hyperesthésie) qui devient une maladie véritable, et finit même par rendre l'existence à charge. Nous en avons vu qui n'osaient pas sortir de chez elles de crainte de subir de douloureux froissements dans des lieux un peu fréquentés. Cette déplorable modification de la sensibilité tactile, qui se remarque surtout chez les personnes sédentaires, plongées dans le sein du luxe et de la mollesse, n'a pas de meilleur correctif qu'un changement profond apporté à leur manière de vivre, et la pratique des bains froids et des exercices.

ARTICLE I. — *Hygiène du sens de la vue : myopie, presbytie, préceptes.*

Nous devons dire avant d'entrer dans l'énumération des détails particuliers d'hygiène, applicables au sens de la vision, que l'œil plus qu'un autre organe est susceptible d'être affecté par les infractions aux lois générales de l'hygiène ; qu'ainsi le mode d'aération, d'alimentation, etc., a une influence puissante soit pour sa conservation, soit pour son affaiblissement. L'étude médicale des ophthalmies qui, le plus souvent, ne font que refléter l'état constitutionnel de l'individu, est là pour confirmer cette vérité.

Nous allons énumérer les préceptes particuliers les plus essentiels dans l'ordre même de l'exercice de la vision, depuis le lever jusqu'au coucher. Au réveil, les yeux ne doivent pas être exposés trop subitement à une grande clarté. Pour cela il est nécessaire que la chambre à coucher ne soit pas trop sombre. Les fenêtres doivent être pourvues seulement de rideaux verts que l'on doit bien se garder d'ouvrir aussitôt après le réveil ; il faut attendre quelques minutes, afin que les yeux préparés par une lumière modérée, ne soient pas tout-à-fait frappés par l'éclat du grand jour. On doit également condamner l'habitude funeste et enracinée où l'on est généralement de se frotter les yeux, le matin en s'éveillant.

Pendant le jour, on doit choisir l'appartement le mieux éclairé, quand on est sédentaire, et que l'on fait un usage forcé de sa vue. Un appartement dont les croisées descendent jusqu'au plancher, n'est pas sans danger pour les yeux sains; car la lumière nous étant renvoyée d'en bas directement dans la vue, tous les objets réfléchissent une clarté fausse, étrangère, et par conséquent nuisible. La couleur des ameublements avec lesquels nos yeux ont un commerce journalier, si l'on peut s'exprimer ainsi, est une chose des plus importantes. Ici, l'on peut voir encore, que le luxe, comme en beaucoup d'autres choses qui se rapportent à la santé, est préjudiciable par l'accumulation des couleurs disparates sur les lambris, les tentures, par la profusion des glaces et des dorures. Autant que faire se peut, on doit rechercher, pour l'usage habituel, les couleurs d'une teinte moyenne et tendre; le brun, le gris, mais surtout le vert, sont réputées justement couleurs amies des yeux. Les expériences de Newton nous instruisent des raisons de cette différence. Les rayons qui forment la couleur de feu, sont ceux qui ont le plus de force; aussi est-elle la plus brillante; mais bientôt elle fatigue la vue. Ceux qui forment la couleur verte, ont par leur mouvement modéré le privilége de pouvoir toujours mettre en mouvement les fibres de l'œil, sans jamais les affaiblir; les couleurs brunes et noires portent l'image de la tristesse, parce qu'elles laissent les yeux dans une espèce d'inaction. Le célèbre Goëthe a analysé d'une manière savante l'effet des contrastes physiologiques par rapport aux couleurs: il a reconnu que les associations de couleurs qui renferment déjà ces contrastes au complet font une impression agréable et salutaire sur l'œil et sur l'âme. En effet, toutes les couleurs complémentaires plaisent, et celles qui ne le sont pas choquent lorsqu'elles dominent. Dans ce sens, on peut dire que les premières sont harmoniques, et que les autres ne le sont point. Un assortiment de couleurs complémentaires est harmonique, et un assemblage de couleurs non complémentaires l'est d'autant moins qu'il y a moins de rapport entre ces dernières. Un rouge ardent qui prédomine, affecte aussi désagréablement la vue qu'un jaune ou qu'un bleu uniforme : aussi l'instinct porte-t-il les hommes à adoucir ces couleurs, et à les rendre plus supportables, par l'addition du blanc ou du gris, toutes les fois qu'il y a nécessité de les étaler sur de larges surfaces.

Dans le travail, on ne doit point trop exiger de la vue, quelque bonne et quelque durable qu'elle paraisse être. Les hommes de cabinet doivent avoir soin de varier leur position autant que possible ; de se tenir tantôt assis, tantôt debout, afin de prévenir le trop grand afflux d'humeurs vers la tête. Travailler près d'une fenêtre, vis-à-vis de laquelle est un mur assez blanc pour réfléchir les rayons du soleil, c'est volontairement sacrifier ses yeux. (Beer.)

Autant le grand éclat du soleil est-il préjudiciable aux yeux, autant l'obscurité l'est-elle, lorsqu'on y reste longtemps. L'hygiène oculaire doit donc condamner sévèrement le plaisir singulier qu'éprouvent plusieurs personnes à rester le soir dans l'obscurité ; les premières impressions de la lumière artificielle doivent être ménagées avec prudence. Lorsqu'on fait usage d'une lumière artificielle, sa lueur doit être abondante, égale, immobile, et fournie par un combustible qui dégage le moins possible de fumée. Sous ce point de vue, les lampes à modérateur sont les meilleurs flambeaux.

On doit se préserver avec soin, le soir, de toute forte tension des yeux, près d'une lumière artificielle. Le plus célèbre des ophthalmologistes allemands, Beer, a insisté avec force sur ce précepte.

« Quiconque, dit-il, peut s'abstenir, pendant les

longues soirées d'hiver, de tout ouvrage qui affecte la vue, la conservera longtemps; cependant on a déjà beaucoup gagné, quand on se trouve dans l'aisance, de pouvoir choisir telles occupations qui n'exigent pas en même temps la contention d'esprit. Mais malheureusement combien de jeunes gens, de même que des pères de famille, qui se doivent tout entiers au bien-être de leur maison, sont obligés de passer plusieurs nuits à des ouvrages attachants et au-dessus des forces de leur corps et de leur vue. De tels gens sont dignes de notre pitié, quand ils se plaignent d'une faiblesse d'yeux qui les force d'interrompre leurs travaux utiles, et qui même souvent les rend pour toujours incapables de les continuer. Mais si tout abus de notre vue est blâmable, que dire de ces femmelettes, de ces fillettes insensées qui sacrifient la nuit une partie de leur repos à lire seulement des romans sans esprit ou des historiettes insipides? Qui peut leur accorder la moindre pitié, non plus qu'à tant d'autres encore qui dissipent le temps du jour et de la nuit à se remplir la tête de bagatelles, à s'occuper avec des riens, en ruinant la santé d'un organe si précieux (1). »

Ce que ce savant dit encore de l'*abus du lorgnon* comme moyen d'affaiblir la vue, mérite d'être médité par bon nombre de jeunes gens de notre époque : « Que les lunettes soient tout-à-fait préjudiciables aux yeux les plus sains, il n'est pas besoin

(1) *Moyens infaillibles de conserver sa vue en bon état, etc.*, traduit de l'allemand de J.-G. Beer, p. 87.

d'en chercher d'autre preuve que le grand nombre de jeunes et vieux fous, qui courent les rues avec des lunettes, quoique la nature les ait pourvus de fort bons yeux, et qui, pour satisfaire à la mode ridicule, ruinent leur vue en regardant sans cesse à travers leur lorgnette. Ces messieurs pensent apparemment se distinguer plus que les autres, ou bien ils ne s'en servent que pour regarder effrontément de plus honnêtes gens qu'eux. Celui qui, en effet, a la vue courte est assez malheureux de perdre en grande partie la jouissance de ses yeux, et que cette infirmité lui fasse manquer aux lois de la politesse. Il est aussi digne d'excuse que de pitié. Quant à celui qui le contrefait, il serait à souhaiter qu'il fût traité partout avec le mépris qu'il mérite ; ce serait peut-être le seul moyen de le faire revenir à temps d'une folie dont il n'est que trop souvent puni, par le dommage qu'elle ne peut manquer tôt ou tard d'apporter à sa vue (1). »

Il est essentiel d'être renseigné sur les signes avant-coureurs de la cécité complète, auxquels on ne prend pas assez garde généralement, lorsqu'il en est temps encore. — 1° Les yeux sont fatigués et ils exigent du repos, quand on observe les symptômes suivants : il semble qu'on ait besoin d'approcher davantage les objets ; 2° ces mêmes objets se brouillent ; on dirait qu'un léger nuage passe devant les yeux ; 3° le bord des paupières et l'œil même rougissent ; on y sent de la pesanteur, du picotement,

(1) Ouv. cit. p. 83.

quelquefois un léger écoulement de larmes ; 4° en suspendant le travail, on éprouve un sentiment de bien-être tout particulier dans les yeux ; l'irritation cesse et le calme survient. Ces signes apparaissent plus ou moins promptement en raison de la force individuelle des yeux ; mais quiconque est jaloux de les conserver en bon état, doit quitter le travail aussitôt qu'ils se manifestent. Il faut alors se lever, détendre pour ainsi dire la vue, délasser les yeux en les dirigeant sur les objets d'une couleur douce ; les exercer à voir de loin, en variant les points de vue, mais surtout les exposer à l'air du dehors, et même les calmer au moyen de lotions d'eau froide et pure.

L'organe de la vue est un de ceux qui ont le plus de tendance à subir des dégradations, par un emploi vicieux dans le mode de leur exercice. La *myopie* et la *presbytie*, très-souvent héréditaires, sont quelquefois acquises ; les défauts dans la vision dépendent surtout d'une modification ou de la perte de la faculté d'accommoder l'œil aux distances. Il n'est pas douteux que l'on puisse se rendre méthodiquement myope en négligeant les occasions de voir de loin. Les enfants qui rapprochent trop la tête du papier en lisant et en écrivant, acquièrent la vue courte. L'exercice de l'organe de la vue sur des objets lointains, contribue beaucoup à l'excellence de ce sens. Telle est la raison pour laquelle les chasseurs, les habitants de la campagne, et surtout les montagnards, ont généralement la vue meilleure que les citadins. Un célèbre oculiste anglais, Ware, n'a trouvé presque aucun myope parmi 10,000 soldats anglais ; il n'en a rencontré que trois parmi 1,300 enfants, tandis que cent vingt-sept étudiants lui en ont offert trente-deux exemples. Dans ses voyages, Levaillant raconte que, dans sa jeunesse, il avait la vue si faible et si basse, qu'il était obligé d'approcher très-près de son nez le livre qu'il lisait ; mais que les courses, la chasse et la nécessité où il se trouva de fixer de loin les objets qu'il désirait, lui rendirent la vue aussi bonne que celle de qui que ce soit. D'après ce fait, et plusieurs autres qui sont analogues, nous pensons qu'avant de se décider à faire prendre des lunettes aux jeunes gens qui ont la vue basse, il est important de les soumettre à une espèce de gymnastique oculaire, qui les contraigne à se fixer sur des objets éloignés, pris dans le sein de la nature même. C'est une pratique qui nous semble beaucoup trop négligée.

On ne doit point se servir de lunettes sans nécessité, comme nous en avons déjà fait la remarque : elles nuisent, en déshabituant l'œil de s'accommoder aux distances ; il est important, lorsqu'on a résolu de s'en servir, que les deux verres soient d'une égale force. L'œil presbyte est corrigé par des verres convexes, et l'œil myope par des verres concaves. Dans le premier, les rayons des objets éloignés se réunissent sur la rétine ; mais les rayons des objets voisins, et surtout très-rapprochés, dont la réunion a lieu plus tard, ne convergent que derrière cette membrane. Un verre convexe remédie à ce vice, parce qu'il rapproche le point de convergence des rayons envoyés par les objets proches, et le fait tomber sur la rétine elle-même. Dans l'œil myope, c'est l'inverse : les rayons des objets rapprochés se réunissent sur la rétine, et produisent une image nette ; mais ceux des objets éloignés, dont le foyer est placé à une moindre distance que celui des autres, se réunissent au-devant de la membrane, sur laquelle ils projettent des cercles de diffusion. Un verre concave fait disparaître ce défaut, en dispersant davantage les rayons lumineux, d'où résulte qu'ils se réunissent plus tard, et par conséquent sur la rétine.

Les myopes décidés à employer le secours des verres, doivent choisir parmi ces derniers, ceux qui permettent de lire facilement et sans fatigue à la distance de quinze pouces ; ils auront soin de ne les garder qu'autant qu'ils en auront besoin, pour voir un jour la vue se rétablir par les progrès de l'âge.

ARTICLE II. — *Hygiène du sens de l'ouïe, de la musique considérée comme agent hygiénique, et des autres sens en particulier.*

Comme l'organe de la vision, l'organe de l'ouïe a besoin de son excitant naturel, le son. Pour le tenir en bon état, l'homme doit s'habituer à un bruit modéré ; sans cela il se trouvera, dans maintes circonstances, exposé à ne pouvoir goûter le sommeil, ou forcé d'interrompre à tout instant ses travaux intellectuels. La trop grande susceptibilité de l'ouïe est une des petites misères de la vie humaine. M. Londe cite l'exemple d'une dame qui habitant une maison religieuse située au fond d'une impasse, faubourg Saint-Marceau, couchait, pour éviter le moindre bruit, dans un pavillon isolé, au milieu d'un vaste jardin, et ne pouvait dormir quand, par malheur, son foyer imparfaitement éteint, faisait entendre le moindre craquement. Un trop grand bruit engourdit l'organe de l'ouïe, et lui fait la même impression que la trop vive lumière fait sur l'œil.

Le conduit auditif externe enduit d'une couche de matière huileuse (cérumen) qui protége les parties plus profondes, exige quelques soins de propreté, pour le débarrasser d'une trop grande quantité de cette matière, qui s'accumule et se durcit en grumeau. Mais dans ce cas, le cure-oreille doit être introduit avec beaucoup de douceur, de crainte de léser la délicate membrane du tympan ; ce qui apporterait à l'intégrité de l'ouïe un préjudice irréparable. Lorsque le cérumen est trop dur et qu'on ne peut l'extraire avec un instrument mousse, on peut pratiquer quelques injections d'eau tiède ; celles de toute autre nature doivent être proscrites.

Parmi les causes les plus ordinaires de l'affaiblissement de l'ouïe, et même de la surdité, se rangent les maux de gorge qui se répètent fréquemment.

L'inflammation chronique des parties profondes du gosier, se propage alors dans un conduit qui, s'abouchant par une de ses extrémités dans l'intérieur du pharynx, va dans les parties profondes de l'oreille (trompe d'Eustache). On conçoit, dès-lors, combien il importe, sous le rapport de l'intégrité du sens de l'ouïe, de combattre cette disposition particulière aux catarrhes, aux angines tonsillaires et pharyngiennes, etc. On ne peut mieux parvenir à ce résultat qu'en s'astreignant aux pratiques que nous avons décrites dans le premier volume. (V. HYGIÈNE DE LA PEAU.)

On voit souvent des personnes nerveuses éprouver une sorte d'incommodité pénible, connue sous le nom de *tintement d'oreille*. Elle se produit surtout au moment où l'on va se livrer au sommeil. Lorsque cet état est lié à la complexion générale de l'individu, qu'il est une dépendance de l'éréthisme nerveux, quelques calmants, pris le soir, suffisent pour le dissiper ; on a vu de bons effets d'un morceau de coton trempé dans la teinture de castoréum et introduit dans le conduit auditif externe : il suffit quelquefois de placer une montre sous l'oreiller ; une sensation plus forte en absorbant une autre. Mais dans quelques cas, cette fausse sensation est l'expression d'un état plus grave ; elle est l'avant-coureur d'une maladie dangereuse, d'*attaques d'apoplexie*. C'est alors que la personne, avertie par ce signe ou par d'autres prodrômes que nous énumérerons à propos de l'hygiène morale, doit appeler à son aide les secours de l'hygiène préventive : *Prin-*

cipiis obsta. Nous n'avons point à nous occuper des procédés particuliers pour l'éducation de l'ouïe, atteinte de faiblesse ou d'impuissance congéniale ; ceci rentre dans le domaine d'une spécialité, par laquelle se sont à jamais illustrés l'abbé de l'Epée, Sicard, et plus récemment le docteur Itard.

1° De la musique considérée comme agent hygiénique, de ses avantages et de ses dangers.

Un médecin des plus distingués, Sainte-Marie, a dit avec raison que la musique devait entrer dans un plan bien fait d'hygiène. Elle pénètre en nous, dit-il, par plusieurs sens à la fois, et aucune partie de nous-même, depuis la fibre osseuse jusqu'aux émanations les plus subtiles de nos humeurs, n'échappe à son influence. L'harmonie est un modificateur qui semble trouver dans le corps humain une aptitude toute particulière pour ressentir ses effets. L'organisme, d'après une ingénieuse conception de Bacon, ressemble par sa texture compliquée et délicate, à un instrument de musique très parfait, mais qui se dérange avec la plus grande facilité. Toute la science du médecin, selon lui, se réduit à savoir accorder et toucher la lyre du corps humain, de manière qu'elle rende des sons forts et agréables (1).

Le son imprime aux fibres un doux balancement

(1) *Traité des effets de la musique sur le corps humain.*—1803.

qu'on peut comparer aux oscillations du pendule et aux mouvements réglés de l'escarpolette; sous ce rapport, la musique est un exercice. Elle a même cet avantage sur les autres mouvements, qu'elle ébranle les plus petites fibres, et agite les organes les plus profonds. En outre, la vie s'exerce en nous par un frémissement analogue à celui qui constitue le son dans le corps sonore. Cette palpitation tonique des chairs et du tissu cellulaire devient sensible au tact dans certaines circonstances ; par exemple, après des affections vives de l'âme, ou une longue marche. L'action mécanique du son sur les fibres est donc un véritable exercice; disons mieux, c'est l'exercice le plus en rapport par sa nature avec les petits mouvements qui constituent dans nos organes la vie elle-même. (Sainte-Marie.)

Il résulte de cette appréciation que l'influence des sons musicaux consiste surtout dans une douce perturbation imprimée à tout le système, et qui change l'assiette physiologique de celui-ci, si nous pouvons nous exprimer ainsi. Ce mode d'action a une grande similitude avec celui que déterminent certains modificateurs purement moraux, expansifs, tels que la *joie* et surtout l'*espérance*. Nous verrons plus loin qu'il n'en est pas de plus favorable à la santé. Nous n'en finirions point, si nous voulions extraire de l'histoire, à titre d'arguments, tous les faits qui attestent la puissance de la musique sur le perfectionnement physique et moral de l'homme. Les anciens s'en servaient pour adoucir la férocité des peuples barbares, pour réprimer l'ivresse dans les festins, pour inspirer la fermeté; en un mot, pour produire dans l'âme tous les sentiments possibles. De nos jours, les personnes qui ont étudié d'une manière soutenue le caractère des criminels, ont apprécié, à sa juste valeur, toute l'utilité de la musique, comme moyen moralisateur. On pourrait, selon une d'elles, M. Appert (1), se servir de cet art pour sonder le fond des âmes des criminels, et reconnaître si elles sont susceptibles ou non d'émotions douces et vertueuses. C'est, à son avis, un signe auquel on se tromperait difficilement; et il pose en principe que l'homme sensible aux accents de la musique, ne saurait être perdu sans retour. Malgré tous ces faits, l'on n'ose point encore proposer d'introduire, dans le système pénitentiaire, les modifications produites par la sensualité musicale. Mais quoiqu'on puisse dire de nos jours, il arrivera un moment où l'emploi de la musique entrera comme un agent précieux, dans le système éducateur employé envers les criminels et au profit de la société. Cette prévision découle de l'essence de la nature humaine.

Nous devons maintenant déterminer les circonstances, dans la vie individuelle, où l'intervention de la musique peut être efficace. Elle sera utile dans les affections nerveuses, qui consistent en partie dans des idées, dont l'âme est fortement préoccupée (hypochondrie, lypémanie, spleen). Considérée seulement comme moyen de dissipation, la musi-

(1) *Bagnes, prisons et criminels*, t. I, p. 47.

que pourra toujours offrir quelque soulagement dans ces affections où le malade paraît sans cesse occupé de son état. Par son action sédative sur le rhythme de la vie nerveuse, elle sera utile dans les affections spasmodiques (l'hystérie, les convulsions), les sujets vaporeux hypochondriaques n'ont point de rhythme dans leurs facultés physiques, toutes leurs fonctions, tous leurs mouvements sont inégaux, irréguliers, brusques, imparfaits : de là, ce malaise, cet accablement, cette faiblesse, cette discordance des organes, qui n'envoie à l'âme que des impressions désagréables ou pénibles, et produit l'inconstance, la mauvaise humeur, la bizarrerie. Ne pourrait-on pas rendre raison du soulagement que leur procure la musique, par ce mouvement réglé qu'elle imprime aux fibres, qui, résonnant en mesure, se fixent enfin, et contractent l'habitude d'une action plus régulière. On trouve dans Quarin l'observation d'une jeune fille qui fut guérie de l'épilepsie par la musique. C'est le hasard qui indiqua ce moyen. La malade ayant, un soir, entendu de la musique, au moment où elle ressentait les signes précurseurs d'un accès, n'en éprouva que le prélude. Ce remède fut répété toutes les fois que l'accès devait se montrer, et la nature contrariée dans ses dispositions vicieuses, perdit enfin l'habitude des mouvements convulsifs.

Les individus poussés au suicide par une sorte d'impulsion irrésistible, trouveraient, dans la musique, de puissantes diversions. L'historien Hume rapporte que la reine Elisabeth, étant à son lit de mort, et se rappelant le charme tout puissant de la musique, fit venir auprès d'elle ses musiciens pour dissiper, par la mélodie, les craintes dont l'âme ne peut se défendre dans ce terrible instant, et ne pas sentir le coup qui allait la frapper.

Quelques mots maintenant sur les abus de ce modificateur à demi-physique et à demi-moral. La musique bruyante des concerts et des spectacles, exécutée par un orchestre nombreux, agissant puissamment sur des fibres mobiles, peut avoir des résultats dangereux. Aussi doit-on se garder d'y conduire les jeunes filles vaporeuses, les jeunes gens pleins d'effervescence, dont l'organisme n'est point encore assis. Nous avons déjà eu l'occasion, en traitant de la puberté chez les femmes (t. 1., p. 116), de nous élever contre ce système d'éducation imposé, par quelques parents vaniteux, à leurs jeunes filles; ou l'étude du piano usurpe tous les instants, ou ces enfants, courbés toute la journée sur un solfége, s'appliquent à devenir de médiocres virtuoses, et cela au détriment de leur santé et d'une solide instruction. On ne saurait aussi trop blâmer cette musique efféminée et voluptueuse dont les sons énervent le corps et l'âme. Les amateurs du beau sexe, dit Roger, connaissent le pouvoir de la musique ; et il n'est pas rare, en Italie, de voir les femmes dont l'âme est naturellement portée à la tendresse, succomber au charme séducteur d'un opéra. Il est aisé de voir combien la musique des anciens était différente de la nôtre : ils l'employaient pour conserver l'honneur de leurs femmes, et, chez nous, cet art perfide tend des piéges dangereux à leur vertu (1). Saint Jérôme connaissait si bien cette fascination merveilleuse, qu'il écrivait à Léta de soustraire sa fille à la vague harmonie des orgues.

Là se trouve l'abus d'un modificateur, destiné à répandre du charme sur l'existence, à adoucir ses misères. Mais il ne faut pas que les douces sensations qu'il procure fassent dégénérer l'amour pour cet art en une passion envahissante, exclusive. On sait combien les imaginations artistiques s'énervent et s'épuisent par une composition trop assidue. Que les personnes dont l'imagination est désordonnée et les nerfs sont en mauvais état, usent avec sobriété des suaves impressions de la mélodie ! Il en est de cela comme de l'abus des remèdes calmants et narcotiques, qui, pris à fortes doses, et à la suite d'un trop fréquent usage, finissent par irriter un organisme qu'ils devraient apaiser.

2° Hygiène de l'organe du goût.

Nous avons peu de choses à dire sur la direction de ce sens, qui doit être directement subordonnée aux règles que nous avons prescrites à propos de la digestion (v. t. 1, p. 375-381). Pour maintenir ce sens dans l'état le plus propre à ses fonctions, on doit lui faire éprouver alternativement toutes sortes de sensations, le maintenir dans une espèce d'incertitude et d'indépendance ; c'est aussi là un

(1) *Des effets de la musique sur le corps humain*, p. 234.

précepte de gastronomie. Dans la famille, on ne saurait être trop attentif à rectifier les fausses impressions que prennent les enfants à l'égard du sens du goût : on doit tâcher de les attirer par les caresses, ou par les récompenses, et empêcher que cet organe ne devienne capricieux. La variété dans l'alimentation, voilà son véritable excitement. La répétition fréquente d'une même saveur l'émousse de plus en plus, comme une couleur nous paraît d'autant plus sale que nous la regardons plus longtemps. Un homme à qui l'on bande les yeux, distingue d'abord le vin blanc et le vin rouge l'un de l'autre ; mais il ne tarde pas à perdre cette aptitude, lorsqu'il les goûte tous deux à plusieurs reprises, ce dont chacun peut aisément se convaincre (1).

Le goût est un des sens auxquels la nature a attaché les plus grandes jouissances : mais plus les voluptés qui en naissent sont douces, plus il est facile d'en abuser. L'homme qui est esclave de ce sens, dit Tourtelle, épuise la coupe du plaisir, et celui-ci se transforme en douleur ; bientôt, blasé à force de jouir, il ne trouve plus de moyens pour exciter son palais, que dans les stimulants les plus violents ; il accélère ainsi le terme de ses jours, en avalant les poisons lents de la cuisine d'Apicius. Nous devons donner ici quelques règles simples et faciles pour tirer du sens du goût le meilleur parti possible.

Lorsque les substances sapides ne font qu'entrer en contact avec l'organe, sans être promenées à sa

(1) Muller. — *Manuel de Physiologie*, t. I., p. 175. — 1845.

surface, il leur arrive souvent de ne donner qu'une saveur très confuse ou même de n'en pas produire du tout. Au contraire, le goût devient plus parfait quand on fait mouvoir la substance entre la langue et le palais, qu'on l'y frotte, qu'on l'y applique à plusieurs reprises. Ici, ou ce mouvement rend l'impression plus forte, comme il arrive dans l'odorat, ou bien ce fait dépend du rapide émoussement des molécules nerveuses, qui rend nécessaire de promener la substance sapide, pour la mettre sans cesse en rapport avec de nouvelles molécules non encore fatiguées.

3° Hygiène du sens de l'odorat.

Dans les premiers temps de la vie, ce sens ne doit point être exercé. L'enfant, d'ailleurs, est non-seulement plein d'indifférence pour les odeurs en général, mais témoigne même du dégoût pour les parfums réputés les plus suaves. Les enfants élevés dans la grandeur et l'opulence, qui naissent au milieu des fleurs, qui éclosent autour de leur berceau, ou des parfums qu'on y répand, deviennent plus tard épileptiques ; leur cerveau s'affaiblit par ces émanations pénétrantes. Nous possédons les preuves médicales de cette assertion.

En général, l'abus des parfums est nuisible à tous les âges, dans toutes les conditions, mais leurs dangers se font surtout sentir chez les jeunes femmes mondaines et vaporeuses. Leur action énervante augmente considérablement la mobilité et l'impressionabilité nerveuses. Les senteurs de certaines fleurs, comme le lys, la tubéreuse, qu'on respirait dans les appartements, ont produit quelquefois le vertige et des signes d'empoisonnement. On ne doit jamais oublier en outre que l'abus des parfums se remarque surtout chez les peuples dégénérés, comme cela avait lieu, chez les Romains, au temps de l'empire, et de nos jours chez les Orientaux.

Le sens de l'odorat exerce, comme on le sait, de grandes sympathies sur les fonctions en général ; il met en éveil les forces vitales. On peut dans certaines circonstances, dans les convalescences qui suivent les maladies de langueur, tirer un grand profit de son exercice. Mais alors, c'est sur les parfums de la nature, et aux premiers rayons du soleil que l'odorat doit être exercé ; on ne saurait croire combien cette simple pratique, mise en usage dans les beaux jours du printemps, apporte de soulagement et de vigueur, dans quelques cas désespérés !

Ici, est le lieu de parler du *tabac à priser*. On a beaucoup écrit sur cette substance ; mais ce que l'on en a dit pourrait se réduire à peu de mots. On ne peut nier qu'il n'y ait beaucoup d'exagération dans cette phrase d'un auteur du siècle dernier, et que les antagonistes du tabac ont tous répétée à plaisir : « Notre odorat deviendrait peut-être égal à celui des animaux, sans la manie des parfums factices, et l'usage de cette poudre ammoniacale et corrosive que l'Europe entière, depuis un siècle, semble avoir adoptée, et qui, comme toutes les liqueurs fortes, ne donne un moment de ressort à l'entendement, que pour le conduire par degrés à la stupidité. » Le tabac en poudre émousse l'odorat, altère un peu la mémoire par la révulsion qu'il exerce sur la membrane pituitaire, et si près des lobes antérieurs du cerveau; voilà tout ce que l'on peut dire. Si l'hygiène tolère son habitude, une fois qu'elle est enracinée, elle ne doit pas moins proscrire tout ce qui tendrait à l'établir chez les enfants et chez les jeunes gens.

Quelques remarques sur l'hygiène des dents.

Nous avons cru convenable d'annexer en ce lieu, à la suite de l'hygiène de deux sens qu'on peut appeler digestifs, ce que nous avions à dire de la conservation des dents. L'hygiène de ces petits organes rentre également dans les soins de propreté. L'exercice journalier de la mastication, qui empêche l'accumulation du tartre à la surface de la dent, est la meilleure condition hygiénique de l'appareil dentaire. C'est une bonne précaution, surtout pour l'habitant des grandes villes, que de se rincer plusieurs fois par jour la bouche avec de l'eau pure et de nettoyer la surface des dents avec une brosse molle en poil de blaireau. Il faut avoir l'attention de porter la brosse jusque derrière les dernières molaires, et ne pas se borner, comme on le fait souvent, à agir sur les dents de devant. On doit même la porter, suivant la longueur des dents, parce que alors les soies de la brosse sont comme autant de petits cure-dents qui se glissent entre ces organes et enlèvent jusqu'à la dernière trace du limon, tandis qu'en dirigeant la brosse de droite à gauche, elle ne passe que sur les parties les plus saillantes de l'arcade dentaire, et, de plus, détache cette pointe conique des gencives, qui sépare les dents, y est adhérente, et en forme la solidité et l'ornement (1).

On doit être très-circonspect dans l'emploi des dentifrices, objet tant exploité par l'industrie et le charlatanisme. Il ne faut point les juger seulement par la blancheur qu'ils procurent à l'émail : c'est quelquefois aux dépens de sa solidité. Bien des personnes ont perdu leurs dents pour avoir fait usage de dentifrices prônés par les annonces, et qui n'avaient point la sanction de l'expérience et du vrai savoir.

Nous plaçons ici la formule d'un dentifrice simple dans sa composition, mais qui réunit les avantages attachés à un cosmétique de cette nature : un parfait nettoiement des dents, et l'affermissement des gencives. Nous engageons les familles à en faire usage, de préférence à tout autre :

Poudre de charbon végétal,		16	grammes.
Sulfate de quinine,	—	1	—
Magnésie caustique,		6	—

Mêlez pour une poudre fine. S'en brosser les dents tous les matins.

Mais ces soins locaux apportés à la propreté des

(1) Duval. — *Dentiste de la jeunesse*, p. 104.

dents, ne font rien pour leur conservation, si on néglige les précautions relatives aux vicissitudes atmosphériques et aux vêtements, précautions dont nous avons déjà parlé (v. t. I, p. 478 et suiv.); si l'on ne se sert pas de chaussures imperméables ou du moins extrêmement sèches. Quelques personnes se servent, pour atteindre ce dernier but, d'un moyen à la fois économique et salubre, qui devrait être imité par tous : c'est d'avoir un certain nombre de chaussures numérotées, dont le tour de service ne revienne qu'après qu'elles ont eu le temps de sécher complètement. Tout le monde sait également que l'abus des liqueurs fermentées, de la pipe, des assaisonnements âcres et salins; l'usage de boire frais après l'ingestion d'un potage brûlant; la mastication de corps trop durs, sont autant d'imprudences qui s'opposent à la conservation des dents.

Ici, nous terminons l'étude des modificateurs physiques, appliqués à l'hygiène de l'individu. D'après le plan primitif de cet ouvrage, l'hygiène morale devait venir immédiatement. Mais de plus amples réflexions nous ont porté à modifier légèrement l'économie des matières qui nous restent à parcourir. C'est du reste plutôt pour nous une affaire de convenance que d'utilité. L'hygiène de l'espèce ou des fonctions de propagation, tient, par beaucoup de rapports, à l'action des modificateurs physiques; ses résultats, qui ont pour théâtre le champ même de la vie plastique, s'opèrent par une série de modifications matérielles. Ne perdons point de vue, d'ailleurs, que dans un travail ayant la science de l'homme pour objet, il faut non-seulement ménager les transitions, mais s'élever des modificateurs les plus simples aux plus composés, à ceux qui sont le plus relevés. Or, on ne contestera point que l'étude des modificateurs moraux ou des principes propres à régler l'hygiène morale, ne soit d'un ordre supérieur, comme la fin de l'homme, à laquelle elle se rattache d'une manière indissoluble.

Cette troisième partie, consacrée à l'hygiène de l'espèce, embrassera deux sections. Dans la première, nous traiterons de la fonction de propagation considérée en elle-même et dans ses écarts, du mariage, et des questions générales qui y rentrent ; dans la seconde, nous reprendrons la question du mariage, pour y rattacher celle des maladies héréditaires, par rapport à leur origine et par rapport à leur préservation.

TROISIÈME PARTIE.

HYGIÈNE DE L'ESPÈCE.

SECTION I.

De la fonction de propagation envisagée en elle-même et dans ses écarts ; du mariage.

CHAPITRE I.

CONSIDÉRATIONS GÉNÉRALES SUR LES FONCTIONS DE PROPAGATION ET SUR LES ABUS VÉNÉRIENS NON OPPOSÉS A LA NATURE ; RAISONS PHYSIOLOGIQUES DE L'ÉPUISEMENT DE TOUT LE SYSTÈME PAR L'ABUS DES FACULTÉS GÉNÉRATRICES. — INFLUENCE DES ABUS VÉNÉRIENS SUR LA SANTÉ, SUR LE MORAL, SUR L'ESPÈCE ; DES ENFANTS ILLÉGITIMES ; QUELQUES FAITS HISTORIQUES. — DES EXCÈS VÉNÉRIENS CONTRE NATURE ; DE L'ONANISME, DE L'ONANISME CONJUGAL, ETC.

La propagation est une fonction sociale par excellence, puisque c'est à sa faveur que se perpétue l'espèce, que s'éternise, en quelque sorte, la créature humaine contrainte de souffrir la mort. Aussi faut-il peu s'étonner si les législateurs ont voulu exercer une surveillance directe sur cette fonction organique ; si, à toutes les époques de civilisation, a existé un code régulateur pour réprimer les écarts de l'instinct génésique. En effet, des aberrations de ce dernier naissent de grands maux, tant pour l'espèce que pour l'individu. De sa régularisation, c'est-à-dire, de son harmonie avec la nature et les lois de la morale, naissent et la consolidation du repos public et le maintien des vertus de famille. Aucune autre partie de l'hygiène n'embrasse des intérêts aussi sacrés.

La propagation est une fonction au moyen de laquelle l'être humain engendre un être semblable à lui-même. Comme ce produit est le plus parfait de tous les actes organiques, il exige un notable degré de force et d'énergie vitale. Dans les organisations les moins perfectionnées, la faculté procréatrice s'exerce d'une manière plus précoce et plus multipliée, parce que le produit est moins noble. L'intensité de cette faculté, c'est-à-dire sa perfection est en raison inverse de son extension. (Burdach.) Comme de son exercice prématuré résulteterait du désavantage pour l'individu et pour l'espèce, les lois religieuses et civiles ont dû s'opposer au mariage avant l'entier développement des fonctions nutritives. Notons ici, que ce développement physique coïncide avec le développement moral qui est nécessaire pour l'éducation des enfants. La puissance de procréer arrivant, chez l'homme, à l'âge de vingt-cinq à trente ans, est plus tardive chez lui que chez les autres mammifères, non pas seulement d'une manière absolue, mais même encore eu égard à la durée de sa vie. Il est avéré, du reste, comme nous en avons déjà fait la remarque (t. I, p. 188), qu'une direction vicieuse imprimée à l'imagination par la lecture de mauvais livres, la vue de peintures obscènes, peut activer la puberté dans l'un et l'autre sexe, chose doublement funeste. On conçoit nettement, dès-lors, combien est nécessaire, dans la famille, l'intervention des lois religieuses et morales. Et, nous ne saurions trop le répéter, elle est bien mensongère, cette philosophie tolérante qui ne voit rien de nuisible pour l'organisme dans les actes qui entraînent avec eux la sensation de plaisir. Ce dernier cache très-souvent, en définitive, la dégradation et la ruine de l'organisation humaine. Tout, dans les actes physiologiques, proclame la nécessité de l'empire des sentiments supérieurs de haute moralité sur l'instinct organique, dont l'influence, loin de maintenir la conservation du corps, ne sert souvent qu'à entretenir l'ardeur d'une sensualité sans bornes. La volupté vénérienne est celle qui altère le plus rapidement la constitution du corps, et c'est la plus irrésistible ; c'est elle qui laisse après son exercice le plus d'épuisement et de langueur : et cependant au milieu même de cette consomption qui semblerait le convier à une sage retenue, l'homme consent à peine à faire trêve un instant à cette jouissance terrible, à laquelle il sait que sa perte est unie. Lorsque enfin la vie morale et intellectuelle ne tiennent plus, dans l'existence humaine, le rang qu'elles doivent occuper, on voit les stimulations du sens vénérien usurper, en quelque sorte, la place de toutes les autres sensations, de toutes les habitudes. Si l'on fréquente les hospices d'aliénés, on est misérablement frappé de voir ces pauvres créatures adonnées à l'onanisme et aux manœuvres corporelles les plus viles. Tous les médecins des hôpitaux de fous ont remarqué que la diminution de l'intelligence ou sa suppression partielle était suivie d'une lubricité excessive ; il semble alors que la vie qui diminue comme pensée, s'exalte comme génération ; que la matière prenne le dessus, et que de vils plaisirs soient la triste compensation de la perte des facultés qui élèvent l'homme. Il y a là quelque chose de bien propre à faire sérieusement méditer.

ARTICLE I. — *Des excès vénériens non opposés à la nature ; de leur influence sur le physique et le moral de l'individu, sur l'espèce.*

1° *Raisons physiologiques de l'épuisement de tout le système par l'abus des facultés génératrices.*

Un regard jeté sur les connexions de l'appareil

génital avec les autres systèmes organiques va nous faire sentir combien doit être forte sa réaction sur les fonctions intellectuelles et morales, combien doit être grave l'épuisement que produit l'exercice exagéré des fonctions de cet appareil.

L'importance anatomique des organes génitaux, chez l'homme et chez la femme, a paru telle à certains auteurs, qu'ils les ont comparés au système nerveux. Cette analogie est rendue très-probable par les fonctions des deux appareils : le système nerveux est le principe de toute vie, de toute formation dans l'organisme : l'existence de l'individu est liée plus étroitement à l'intégrité de ses parties centrales qu'à celles d'aucun autre organe. Un rapport semblable existe entre les parties principales du système générateur et la vie de l'espèce. On peut même dire, à juste titre, que le système générateur influe de la même manière sur la formation de l'individu, lorsqu'on réfléchit aux modifications profondes que son absence ou sa présence apporte dans l'activité de l'esprit et du corps. D'après Meckel, la forme des deux systèmes (nerveux et générateur) est analogue. Comme le système nerveux de la vie animale, l'appareil génital, dans les deux sexes, est symétrique; la texture de l'un et de l'autre se compose de fibres très-déliées, dont la saveur et la composition chimique sont identiques. N'oublions pas de dire que chez l'homme, le fluide fécondant, résultat de l'élaboration des organes sécréteurs, est le plus riche et le plus compliqué de tous les produits de sécrétion : sa formation s'opère à travers les filières les plus vastes, dont l'œil de l'anatomiste n'a pu encore mesurer l'étendue (canaux séminifères) et au moyen d'une grande quantité de sang artériel. Une fois produite, cette liqueur offre le spectacle inouï d'un fluide animé où, pour emprunter le langage de Charles Bonnet, le suprême architecte de l'univers a semé des corpuscules vivants, comme il a semé des planètes et des comètes, dans les plaines immenses du ciel (1).

La physiologie moderne semble justifier de bien des manières l'antique opinion d'Alcméon et de Platon, qui considéraient le sperme, l'un comme une goutte du cerveau, *stilla cerebri*, l'autre comme une émanation de la moëlle épinière. Le fluide séminal, dit Ocken de Zurich, n'est autre chose que le nerf-fluide, agissant sur les organes femelles, comme le cerveau agit sur le corps humain (2). Mais si l'on répugne à l'admission de cette doctrine, et cette répugnance peut être justifiée par le vague que l'on découvre toujours lorsqu'on arrive au faîte des plus hautes questions physiologiques, toujours est-il qu'après avoir rejeté les rapports d'identité parfaite, on est forcé de reconnaître des rapports de solidarité entre l'émanation nerveuse (transmission sensorielle) et le fluide séminal. Si celui-ci, par des actes réitérés de libertinage, est soustrait à l'économie, en trop grande quantité, cet épuisement

(1) Spallazanni. — *Opuscules physiologiques*. Traduc. de Sennebier. t. II., p. 46.

(2) *Gazette médic.* de Paris, numéro du 26 septembre 1840.

peut devenir mortel, comme sous l'influence d'une véritable sidération nerveuse. Ceci a lieu surtout si en même temps, on se livre à des travaux mécaniques ou intellectuels; on sait que Moïse avait interdit l'union des sexes pendant la guerre. Nul doute donc que les matériaux physiologiques de la reproduction n'aient quelque affinité avec l'action nerveuse qui provoque, soutient et fortifie le jeu de la force spontanée. La *spermatine*, ainsi que la *neurine*, est ce qu'il y a de plus animal dans l'animal, ou son essence, l'extrait concret qui le renferme en petit, de même que le pollen, est le summum du végétal (1).

Lorsqu'on interroge la nature avec une philosophie sérieuse, on demeure bientôt convaincu que son but n'a point été de fournir, dans le sens génital, un appât de plus pour les jouissances individuelles. Bien au contraire, elle a annexé l'appareil procréateur aux puissances constitutives de notre être, pour prouver que nous ne devions l'exercer que dans certaines limites, et dans le but seul d'être utile à l'espèce. Dans les organismes les plus inférieurs la nature est allée plus loin; elle a rattaché la destruction de l'être lui-même à sa faculté procréatrice. Beaucoup d'insectes et d'arachnides, mâles surtout, ne survivent que peu à la génération; la plupart, d'ailleurs, donnent les signes d'un collapsus depuis longtemps remarqué, et une sorte de syncope ou de résolution des forces pendant l'ac-

(1) Virey. — *De la Physiologie dans ses rapports avec la Philosophie*, p. 79.

complissement de l'acte procréateur (1). De sorte que le principe qui nous engage à multiplier notre espèce, tend aussi, lorsqu'il n'est pas réglé, à la destruction de notre être : la source de la vie devient celle de la mort. Mais nous allons, dans les paragraphes qui vont suivre, compléter ces notions physiologiques, en étudiant successivement les effets des abus vénériens, que nous divisons en deux catégories : 1° les abus vénériens non opposés à la nature; 2° les abus vénériens contraires à la nature. Nous tâcherons, comme dit Buffon, en traitant un sujet délicat, d'entrer dans les détails avec cette sage retenue qui fait la décence du style, et de les présenter, comme nous les avons vus nous-même, avec cette indifférence philosophique qui détruit tout sentiment dans l'expression et ne laisse aux mots qu'une simple signification.

1° Influence des abus vénériens sur le physique.

Chez l'homme, l'accomplissement de l'acte de la reproduction est accompagné d'un double phénomène physiologique, d'un état spasmodique général, caractérisé par des crampes dans les muscles, par des troubles divers dans les fonctions des sens, par un sentiment d'ivresse extatique; en second lieu, par la perte d'un riche produit de sécrétion. Cette secousse profonde, imprimée à l'organisme, est plus que suffisante pour expliquer les maladies sans

(1) Dugès, — *Physiologie comparée*. t. III., p. 285. — 1839.

nombre que peut occasionner l'abus de l'exercice des organes générateurs. Aussi ne faut-il pas s'étonner de voir l'indication des excès vénériens devenir comme une formule obligée, quand on fait l'énumération des causes directes ou indirectes de la plupart des maladies (Deslandes). Les excès vénériens ne sont pas moins nuisibles aux femmes. Ainsi, les lectures, les pensées et les conversations érotiques, etc., sont plus fréquemment qu'on ne le pense, les causes qui entretiennent les hémorrhagies utérines, et provoquent l'avortement. C'est à ces causes qu'il faut attribuer le grand nombre des métro-hémorrhagies, des squirrhes, qui sont le fruit du libertinage.

Puisque nous en sommes sur ce chapitre délicat, nous aurons le courage de compléter cette partie si importante de l'hygiène de la femme. Non-seulement la grande fréquence, de nos jours, des maladies de la *matrice*, doit être attribuée en grande partie à une sorte d'intempérance vénérienne; mais celle-ci explique encore le peu de résultats que les médecins obtiennent dans ces mêmes affections. Le fait peut s'exprimer dans sa plus grande simplicité. Une femme présente une affection bénigne, une légère excoriation du col de la matrice; elle subit un traitement approprié et la petite plaie tend à se cicatriser. Mais le malheur veut qu'on s'oublie dans des transports amoureux; le mal reparaît. Un second traitement est entrepris; nouvelle rechute. Enfin, il arrive après toutes ces médications incomplètes et assujettissantes, qu'une fâcheuse désorganisation s'est effectuée ; la maladie, simple d'abord, a dégénéré en un ulcère de mauvaise nature, en *cancer;* c'est une plaie qu'on a soumise à des irritations en sens contraire. Il n'en serait point advenu ainsi, si on eût eu la sagesse de se livrer, pendant plusieurs mois, à la salutaire quiétude de la continence. Ce que nous venons de dire, nous le disons *de visu*, et notre expérience sur ce point nous porte à formuler cette rigoureuse proposition : « Jamais une femme atteinte d'une lésion de matrice (sauf les affections nerveuses de cet organe) ne pourra guérir sans garder pendant longtemps une continence absolue. » Qu'on le sache bien, l'infraction à cette règle est la pierre d'achoppement de toutes les médications, même les mieux entendues.

Les abus vénériens ont surtout pour résultat de produire *un épuisement nerveux*, en lassant le système cérébro-rachidien qui maintient l'intégrité des effets nerveux organiques. C'est particulièrement sur la moëlle épinière qu'ils agissent. La physiologie enseigne, en effet, que cette colonne nerveuse est la cause de la puissance et de la tension sexuelle : l'exercice du penchant à la reproduction est régi par elle. On ne saurait contester que cet organe est un des plus affectés dans le coït ; nous en avons pour preuve les violents mouvements réflectifs qui succèdent aux irritations sensorielles des nerfs de la verge, dans les vésicules séminales et les muscles du périnée. L'accablement qui suit l'acte vénérien ne peut avoir sa cause que dans la moëlle épinière. Les forces de cette colonne ne reviennent que peu à peu au degré de tension nécessaire pour la répétition de l'acte; il faut du temps pour ramener en elle cette exubérance du principe actif (1). Aussi, depuis longtemps, a-t-on considéré l'abus de la faculté générative comme le plus pernicieux aux facultés encéphaliques, soit pour affaiblir l'intelligence, soit pour énerver les fonctions sensitives et motrices, et accourcir la longévité. C'est avec raison qu'un ingénieux physiologiste admet qu'il existe, pour le déploiement et la dépense de la vie nerveuse, deux tendances ou oscillations opposées aux pôles inverses de l'animalité, le pôle encéphalique et le pôle génital (2). Il existe un antagonisme remarquable entre les deux pôles, manifesté par les exemples suivants : dans la série zoologique, les races les plus fécondes (les rongeurs, les poissons) sont également les plus stupides par l'étroitesse de leur cerveau. L'organe génital acquiert plus de volume, et développe par la suite une fécondité plus riche chez les êtres dans lesquels le système encéphalique est le plus restreint.

Il y a déjà quelques années que nous avons publié nous-même, une série d'observations touchant une forme particulière de paralysie des membres inférieurs, à la suite des abus vénériens. Nous avons prouvé que l'évacuation trop répétée et trop abondante de la liqueur séminale, interrompait dans les membres inférieurs la propagation de l'*influx sensi-*

(1) Muller. — *Physiologie du syst. nerveux*, t. I., p. 369.

(2) Virey. — Ouv. cit. p. 87.

tif et moteur. Nous avons remarqué également, chez les sujets atteints de cette maladie, à la suite d'excès du coït, une diminution dans le mode d'énergie des facultés de l'esprit. Eux-mêmes étaient les premiers à avouer que leur mémoire était moins fidèle, leur jugement moins sain, leur aptitude à la réflexion moins prononcée depuis l'accident qu'ils avaient éprouvé (1). Voici un des faits qui se sont passés sous nos yeux, et que nous extrayons, en abrégé, de notre Mémoire pour servir d'exemple remarquable d'épuisement nerveux :

« M., commis-négociant, âgé de 29 ans, d'un tempérament mélancolique, après une nuit passée dans la débauche, vint nous consulter au commencement de décembre de l'année 1840. Il avait l'esprit fort troublé, sa démarche était indécise; depuis le matin, il éprouvait un affaiblissement notable des extrémités inférieures; l'irrégularité du pavé le faisait trébucher; il sentait que ses orteils avaient moins de vie que dans l'état naturel. Effectivement, nous nous assurâmes par nous-même que la sensibilité, sans y être complètement éteinte, était néanmoins considérablement diminuée.

« Le lendemain il nous fait appeler, et nous le trouvons assis sur son lit, beaucoup plus inquiet que la veille, car il avait essayé de marcher et était tombé; ses jambes avaient fléchi sous lui; de plus, il disait

(1) *Mémoire sur l'impotence des membres inférieurs, à la suite des excès vénériens, etc.*, par F. Devay. — (Mémoires de la Société médicale d'émulation de Lyon. — 1841.)

n'avoir presque aucune conscience de l'existence de ses orteils, et éprouver, dans tous les membres inférieurs, cet état de malaise indéfinissable, propre à l'anesthésie incomplète. Cette impotence dura plusieurs jours. Ce jeune homme n'est revenu à la santé qu'en s'abstenant, pendant plusieurs années, de tout commerce avec les femmes. »

Il est facile de comprendre la théorie des morts subites, si fréquentes chez les libertins *in ipso coïtu*; elles arrivent par une sidération générale des forces nerveuses. En effet, si les excès vénériens sont capables de produire l'abolition partielle de l'influx nerveux, qui se distribue aux membres inférieurs, d'après les lois de connexion de l'appareil cérébro-rachidien, qui forme un tout organique, ce mode d'épuisement peut atteindre, non-seulement la moëlle épinière, mais encore le cerveau. Le sage Morgagni fait suivre de cette réflexion, l'histoire tragique d'un jeune débauché qu'une courtisane, à son réveil, trouva glacé sur son sein : *Sed tamen peccatorum ultor Deus non patitur semper occultari, quomodò in delecto per delictum ipsum pœnas sumat* (1).

2° Influence des excès vénériens sur le moral.

Il serait long d'énumérer tous les désordres qu'amène, dans le moral, l'abus des jouissances vénériennes. Nous ne doutons pas, pour notre compte, d'après quelques faits qui se sont passés sous nos

(1) Epist. anat. méd. XXVI. — 12.

yeux, que l'on ne doive attribuer aux excès vénériens la perte complète de beaux talents pour la société. Que de jeunes gens, au sortir du collége, riches de facultés et d'avenir, ont subitement avorté ! Il faut, dans ce cas, s'en prendre moins à la distraction inhérente à de pareilles jouissances, qu'à une détérioration organique produite par les excès. La preuve, c'est qu'une sorte d'imbécillité cérébrale les empêche de se livrer au travail lorsque, plus tard, les occasions ont cessé. Aussi est-ce un important devoir pour les instituteurs de prémunir leurs élèves contre de pareils écarts, de leur montrer, sous les plus hideuses couleurs, la fréquentation de ces bouges obscènes où se perdent à la fois la vitalité et l'énergie de l'intellect. L'amour n'est pas dans le sourire acheté des prostituées, sans passion, sans joie et que rien ne rend chères ; il n'est pas dans les jouissances passagères, ni parmi les favorites de cour, ni dans une danse mêlée, ni sous le masque lascif, ni dans le bal de minuit, ni dans la sérénade que chante un amant affamé à sa fière beauté, qu'il ferait mieux de quitter avec dédain (1). Ces vers de l'un des quatre plus grands poètes, devraient rester gravés dans la mémoire de tous les jeunes étudiants.

(1) .... Not in the bougth smile,
Of harlots, loveless, joyless, uneandear'd,
Casual fruition ; not in the court amours,
Mix'd dance or wanton mask, or midnight ball
Or sermale, which the starved lover sings
To his proud Fair best quitted with disdain.
Milton, p. lost. book. IV.

Le premier effet des excès vénériens est de diminuer la passion qui les a fait naître, de détruire les illusions relatives à l'objet aimé. C'est ce que devraient comprendre, dit un médecin, ou deviner, les bonnes ménagères, c'est ce que les pères devraient inculquer profondément à leurs fils en les mariant. Nous prions le lecteur de prendre acte de cette importante proposition et de la rattacher d'avance à ce que nous aurons à dire des plaisirs légitimes du mariage. Il faut, selon Plutarque, peu estimer l'amour qui n'est allumé que par la chaleur de la jeunesse et la beauté du corps. Il faut qu'il s'appuie sur la sensibilité morale et pénètre jusqu'à la partie pensante, où il prend le caractère d'une affection de l'âme (1). L'amour des courtisanes, celui qui s'allume dans la contemplation des formes, celui, en un mot, qui prend naissance en dehors de la raison et du libre arbitre, se change bientôt en haine, si, ce qui est pire, il ne développe point dans l'âme certain délire, au milieu duquel on voit cet amour s'entretenir plutôt par la discorde que par la paix (2). Cette réflexion de Spinosa plonge dans les profondeurs de la nature humaine, et les faits malheureusement en vérifient chaque jour la justesse. Les livres bibliques, qui nous exposent souvent à nu tous les écarts de la sensualité vénérienne, font ressortir cette vérité à l'occasion de l'inceste d'Ammon, fils de David, avec Thamar : aussitôt il conçut pour elle

(1) *Œuvres morales*, t. III., p. 186. — 1806.

(2) Spinosa- — *Opera posthuma*. Ethices , p. 227.

une étrange aversion; de sorte que la haine qu'il lui portait était encore plus excessive que la passion qu'il avait eue pour elle auparavant (1).

Tout ce qui précède nous amène à conclure que la faculté procréatrice n'a point été donnée à l'homme pour servir ses plaisirs individuels, mais pour arriver à un but plus parfait, l'accroissement et le maintien de l'espèce. Il faut, si nous pouvons nous exprimer ainsi, qu'une idée de devoir sanctifie et utilise l'acte générateur; sans cela, ce n'est qu'une vile déjection. Il doit donc y avoir, pour que la vérité physiologique subsiste, subordination du besoin individuel au besoin de l'espèce. C'est ce dernier mobile qui est le seul respectable, l'autre n'est rien que le libertinage. Celui-ci pollue ce qu'il y a de plus sacré dans l'âme humaine, énerve ce qu'il y a de plus fort dans l'entendement, en faisant prendre le change sur le véritable moyen que la nature emploie pour déterminer les sexes à s'unir, l'amour. Il existe réellement deux espèces d'amour; l'un qui repose sur la matière, sur les formes extérieures, sur tout ce qui est fugitif et passager dans l'organisme; l'autre qui s'attache à l'esprit, à la beauté morale, c'est-à-dire à ce qui est immortel. Quant aux différentes sortes d'amour, dit Burdach, celui qui repose uniquement sur la beauté du corps, quoique différent de l'instinct de la copulation, s'en rapproche beaucoup, et, comme lui, ne remplit qu'un instant rapide dans la vie; car

(1) *Rois*. c. XIII., v. 15.

tout ce qui tient au corps est en soi pauvre et monotone. Les jouissances qui s'y rattachent amènent promptement la satiété, et laissent après elles le dégoût, quand on en abuse. Ce qui tient à l'esprit, au contraire, est riche et inépuisable. Au point de vue de la famille et de la société, le libertinage, qui est caractérisé par la première forme d'amour, amour sensuel et égoïste, entraîne une foule de calamités contre lesquelles ne peut avoir d'action que la pratique sévère des lois morales et religieuses ; la législation qui ne s'adresse qu'à la superficie des choses, est impuissante pour détruire ce virus redoutable, qui mine sourdement l'organisme social, la vie intime du foyer domestique.

3° Influence sur l'espèce.

Les excès vénériens, en abâtardissant l'individu, rendent sa progéniture cacochyme ; c'est là une cause puissante des diathèses rachitiques et écrouelleuses, qui déciment les familles et la population. La sécrétion du sperme, en effet, comme celle de tous les autres produits de l'économie animale, est soumise à des lois, hors desquelles elle est imparfaite et de mauvaise nature. La liqueur spermatique sécrétée par les testicules, est conduite dans les vésicules séminales, où elle doit séjourner, pendant un certain temps, pour y achever son élaboration. Le sperme ainsi perfectionné est l'excitant naturel de la copulation, et il en fait naître le besoin ; l'acte conjugal est alors viril ou puissant, et les enfants qui en proviennent sont vigoureux en raison de la force et de l'âge des parents ascendants. Mais si l'acte de la copulation commence par des excitations extérieures ; si la liqueur séminale est sécrétée immmédiatement avant son éjaculation ; si elle ne fait que traverser les réservoirs dans lesquels elle devrait séjourner, et qu'elle en soit expulsée avant que les molécules intégrantes se soient unies d'une manière intime et homogène, ce n'est plus alors qu'une semence encore imparfaite, qui n'a point de maturité, qui manque de qualités prolifiques et dont les rejetons ne peuvent avoir ni force ni durée ; il ne peut en éclore que des embryons entachés d'une faiblesse originelle, qui rend laborieuses et maladives toutes les phases de leur développement.(1)

Ceci nous amène à dire quelque chose de l'état sanitaire des *enfants illégitimes* ; cette question, comme on va le voir, se rattache par plus d'un point, à ce que nous avons dit précédemment ; il est certain que les scrofules et le rachitisme exercent un grand empire dans les hôpitaux qui réunissent les enfants trouvés. On ne voit parmi tous ces en-

(1) Le professeur Lallemand, de Montpellier, dans ses belles recherches sur les pertes séminales, a toujours remarqué que les mouvements des *zoospermes* étaient plus vifs, plus prolongés dans ceux qui provenaient des vésicules séminales, que dans ceux qui étaient tirés des canaux déférents et surtout des testicules. Cette partie, que l'on peut appeler pour ainsi dire *vitale* de la semence, subit donc, dans les vésicules séminales, lieu de son repos, un perfectionnement progressif ; les animalcules sont plus développés à mesure qu'ils se rapprochent de l'orifice excréteur. (T. II, p. 430.)

fants de la *Grande-Maison*, que de petits individus, chétifs, étiolés, dont la figure n'exprime aucun sentiment, dont les facultés intellectuelles sont très bornées, et dont la sensibilité de relation est dans une apathie complète. Cette espèce d'inertie du physique et du moral ne se remarque à un si haut degré dans aucune autre condition de la société ; elle apparaît comme une sorte de déchéance organique dans les produits d'unions, que réprouvent la raison et la morale. La vie semble épuisée en eux, dans son principe lui-même. Ainsi, il résulte des recherches de Baumann et de Süssmilch, que la mortalité des nouveaux-nés présente les rapports suivants, *toutes choses égales d'ailleurs ;*

Morts-nés, 1 légitime, 2 illégitimes ; — premier mois après la naissance, 1 légitime, 2/4 illégitimes ; — quatrième, cinquième et sixième mois, 1 légitime, 1/7 illégitimes ; — troisième, quatrième année, 1 légitime, 1/3 illégitimes.

Le dixième seulement des enfants illégitimes parviendrait à la maturité, d'après Baumann (1). C'est ainsi que les résultats de l'observation scientifique et médicale confirment pleinement la rigueur de l'anathême proféré par les livres bibliques.

« Les rejetons bâtards ne jetteront point de profondes racines, et leur tige ne s'affermira point. Que si, avant le temps, ils possèdent quelques branches en haut, comme ils ne sont point fermes, ils seront ébranlés par les vents et la violence de la

(1) Quetelet. — *De l'Homme et de ses facultés*, t. II, p. 232.

tempête les arrachera jusqu'à la racine. Leurs branches seront brisées avant d'avoir pris de l'accroissement ; leurs fruits seront inutiles et âpres au goût (1). » Et ailleurs : « Les enfants des adultères n'auront point une vie heureuse, et la race de la couche criminelle sera exterminée (2). »

Cette triste condition physique et morale des enfants trouvés provient, on ne peut en douter, de ce que les pères qui gardent l'anonyme sont ordinairement des hommes qui vivent dans l'intempérance des plaisirs vénériens, une des causes les plus puissantes, comme nous venons de le voir, de la dégradation de la vertu prolifique. L'état sanitaire des enfants illégitimes, pris en masse, offre donc la preuve la plus saisissante des perturbations profondes qu'entraîne le libertinage dans la constitution physiologique de l'espèce.

Nous allons joindre à ces remarques quelques considérations de physiologie sociale qui ne seront point sans intérêt, et qui apporteront une nouvelle sanction à ce que nous avons dit précédemment. L'étude de l'histoire fournit une loi presque constante et invariable : c'est que les époques où se sont opérées de grandes choses, ont été précisément celles où la continence des peuples a été le plus en honneur. Toute société, au sein de laquelle une mission d'avenir civilisateur a été déposée, a eu, dès son évolution, de bonnes mœurs. De même que les indivi-

(1) *Sagesse*, chap. IV., v. 3, 5.
(2) *Ecclésiastique*, chap. III., v. 2.

dus stimulés par un désir de gloire ou d'utilité, ont besoin de se livrer à la continence pour enfanter un produit intellectuel de quelque portée, ainsi les peuples doivent éviter les excès vénériens, s'ils veulent réagir vigoureusement contre les obstacles. Tout le monde le sait, et c'est une vérité du domaine de la physiologie, que la république romaine trouva, dans l'austérité de ses mœurs, les garanties de sa stabilité. Lorsque vint l'empire, et avec lui l'affreux débordement des passions vénériennes, les premiers chrétiens voulurent, forts de leurs croyances, substituer un monde nouveau au monde antique. Ce travail exigeait de la force et de l'énergie, et ils puisèrent l'une et l'autre dans leur continence si justement vantée. Avant la victoire si rapide de ces hommes nés d'hier, selon l'expression de Tertullien, l'espèce humaine présentait le tableau de la corruption et de l'affaiblissement vital du côté de l'empire, et celui de la virilité chez les chrétiens. Bien plus, chez une même nation, on remarque que la puissance déployée par une classe d'individus, est en raison directe de son moindre débordement.

Les temps modernes, à notre avis, nous en offrent un exemple frappant, dans les événements précurseurs de la Révolution française. Au milieu de tous les excès commis par le peuple, on ne peut nier qu'il n'ait dépensé une somme énorme de force et de puissance pour sauver le pays. Les classes nobles étaient énervées par de longs excès vénériens. Les contemporains du siècle de Louis XV ont, en effet, constaté l'abâtardissement radical des hautes classes de l'époque. « En voyant, dit l'un d'eux, cette foule d'hommes qui composent les hautes classes de l'Etat, on croit voir une société de malades. On pourrait leur appliquer le bon mot d'un ancien : que dans leur ville les morts marchent. L'âge qui marquait autrefois le premier degré de force est précisément aujourd'hui celui qui indique le dernier degré de caducité. Cette capitale et le reste du royaume est remplie de vieillards de vingt-cinq ans, de citoyens qui sont prêts à mourir, tandis que les hommes des autres nations commencent à vivre. Et une preuve que c'est la débauche des femmes qui contribue à ce dépérissement, *c'est que les hommes du dernier commun*, ceux qui n'entrent pas dans la scène de la corruption générale, sont entièrement robustes (1). »

Ce fait et tant d'autres démontre une vérité qui, grâce au progrès de la science physiologique, doit un jour prendre rang dans le domaine de l'histoire. Cette vérité consiste à donner une importance majeure, dans les changements et les révolutions qui bouleversent les empires, à l'état corporel où se trouvaient les vainqueurs et les vaincus, ou, en d'autres termes, au plus ou moins de puissance organique des uns et des autres. Car il est certain qu'au milieu des fluctuations séculaires du principe d'autorité, on reconnaît sans peine que le sceptre, son symbole, se transmet toujours des mains énervées à

(1) Le *Pornographe, ou Idées d'un honnête homme sur les prostituées*, p. 233. — 1776.

des mains plus fermes; que la suprématie matérielle et morale abandonne les familles et les races abâtardies, pour passer à des populations neuves mais robustes. On serait souvent moins étonné de certains cataclysmes sociaux, si on les mettait en relation avec la décadence des corps, qui ne sont que les instruments de la puissance morale, qui n'atteint ses plus beaux développements que dans un parfait équilibre de la matière à laquelle elle a été affectée. Les mauvaises passions d'un siècle, y rendent l'édifice humain semblable à une masure qui s'écroule. Nous nous bornerons à ces considérations, dont nous pourrions facilement étendre le cercle ; mais on conçoit aisément que, malgré toute leur importance et la nouveauté de leur point de vue, elles nous conduiraient trop loin.

ARTICLE II. — *Des excès vénériens contre nature. — De l'onanisme, de l'onanisme conjugal; de leurs effets physiques et moraux; de l'inceste, etc.*

De l'Onanisme. — L'onanisme, que le savant Burdach nomme un crime contre l'espèce, nous montre, dans toute leur hideuse nudité, les tristes résultats qu'amène l'infraction aux lois physiologiques. Si, en effet, les excès vénériens non contraires à la nature affaiblissent et dégradent l'organisme, ceux qui violentent les lois universelles, augmentent encore le degré d'aberration organique. L'abus de soi-même, dit un philosophe, qui consiste à se livrer lâchement à son inclination animale, fait de l'homme un instrument de jouissance, et par là même un objet contre nature, c'est-à-dire une chose abominable, au mépris de tout ce qu'il se doit à lui-même (1). La masturbation pervertit et modifie l'instinct génésique. Elle pousse encore nécessairement à l'égoïsme et au mensonge, par l'isolement et la dissimulation, dont la nécessité continuelle se change en habitude. Il ne faut attendre ni franchise ni expansion de celui qui est dominé par cette passion abrutissante. Concentré dans ses désirs solitaires, il n'a pas désormais d'autre préoccupation ; il n'aime plus personne, il ne s'attache plus à rien ; il ne peut plus éprouver aucune émotion devant les grandes scènes de la nature ou les chefs-d'œuvre des arts ; il est encore moins capable d'une impulsion généreuse, d'un acte de dévoûment ; il est mort aux sentiments de famille, de patrie et d'humanité. S'il se corrige complètement, s'il guérit ses mauvais penchants, son cerveau conservera plus ou moins la trace des impressions qu'il a reçues dans l'enfance. De même que les organes génitaux n'acquerront jamais l'énergie dont ils auraient pu jouir, de même le corps ne peut regagner les dimensions qu'il aurait eues, s'il n'avait souffert dans

(1) Kant. — *Principes métaphysiques de la morale*, p. 17. — Paris, 1830.

son développement (1). Il n'est pas nécessaire de charger davantage sur la vérité de ce tableau.

Nous avons déjà, en parlant des âges et de la puberté, beaucoup insisté sur l'éloignement des causes de toute nature qui tendent à provoquer des désirs illicites. (V. t. I, p. 124 et suiv.) Nous devons ici revenir sur quelques-unes, et particulièrement sur celles qui agissent localement. Le plus ordinairement, les habitudes d'onanisme dérivent de l'*attouchement ;* et cette sensation, soit qu'elle soit involontaire de la part de l'enfant, soit qu'elle provienne de mains étrangères et criminelles, lui apprend bientôt qu'il existe en lui un foyer de jouissances. Donnez donc aux enfants, même dès leur premier âge, des habitudes pudiques ; qu'on leur signale les attouchements génitaux comme un objet de honte et de dangers. On a vu quelquefois de jeunes sujets renoncer à leurs tristes habitudes après qu'on leur avait fait entrevoir que les parties tombaient en gangrène à la suite de ces attouchements. Cette menace qui, au bout du compte, n'est qu'une supercherie, laisse d'ordinaire à l'esprit les plus fortes et les plus salutaires impressions. Il est arrivé quelquefois, d'après Hufeland, que des animaux domestiques, des chats, des chiens surtout, ont, en léchant les parties sexuelles des jeunes enfants, particulièrement des petites filles, tiré de la torpeur un sens qui devait dormir encore. Enfin, les familles doivent être prévenues que ce vice découle souvent d'un

(1) Lallemand. — *Des Pertes séminales involontaires*, t. III, p. 110.

véritable *enseignement*, et que les bonnes, les nourrices, en général, doivent être scrupuleusement surveillées.

Après ces causes locales et directes, viennent les mauvais exemples, les peintures obscènes, les livres immoraux : ils agissent surtout au moment de la puberté. La lecture clandestine de certains livres dans lesquels d'abjects auteurs se sont efforcés de tracer sous les couleurs les plus vives, les déplorables égarements des sens, est une circonstance non moins funeste, qui hâte la corruption des mœurs, surtout chez les jeunes filles. On peut affirmer que cette lecture des romans, qui devient avec tant de facilité l'objet d'une véritable passion pour les jeunes personnes, est aujourd'hui l'une des causes les plus actives de leur dépravation. Nous avons vu une jeune fille adonnée à la chéiromanie, qui nous a avoué avoir contracté ce goût déplorable après la lecture du célèbre roman de Diderot, *la Religieuse*. Comme déjà, à différentes reprises, nous nous sommes occupé de questions qui avaient trait à celle-ci, nous apporterons une grande brièveté dans cet article, en ayant soin d'indiquer les renvois, par lesquels le lecteur pourra compléter notre pensée.

L'hygiène entreprend la cure de l'onanisme par la surveillance (V. t. I, p. 126), et en créant de puissantes diversions physiques et morales. Les sentiments religieux offrent la plus grande ressource. Plusieurs fois, à notre connaissance, la crainte de la confession orale a produit chez de jeunes sujets une guérison radicale de ce vice. Lorsque l'on songe à l'âge où ces habitudes commencent à prendre de l'empire, et à celui où la religion catholique prescrit, comme un impérieux devoir, aux pères de famille d'initier leurs enfants à deux de ses sacrements, tout homme de bonne foi ne peut s'empêcher de trouver dans cette coïncidence d'époque une heureuse condition pour extirper ce fléau ruineux de l'adolescence. Qui peut s'empêcher de reconnaître tout ce que peuvent avoir de bienfaisant les avis du prêtre, auquel l'enfant confie un secret dont il n'a pas osé faire part à ses parents? Qui pourrait soutenir que cette touchante première communion, pour laquelle est exigée la pureté actuelle des mœurs, ne puisse conjurer à jamais ces déplorables excès ? On a vu des personnes livrées à ce vice honteux, suspendre leurs manœuvres quand elles faisaient leurs pâques, reculant devant les aveux qu'il aurait fallu qu'elles fissent au tribunal de la pénitence. Mais, nous devons malheureusement ajouter aussi, qu'il n'est que trop vrai que des confesseurs impudiques, l'opprobre du sanctuaire, ont, plus d'une fois, en faisant des questions imprudentes ou indiscrètes, jeté des semences fatales dans des cœurs encore innocents. Nous avons déjà parlé du sentiment de terreur qu'il était bon d'inspirer dans quelques cas. Mais, souvent il arrive que les paroles des parents n'ont aucun crédit sur les enfants. Ce sera alors au médecin de la famille d'user des ressources de cette intimidation; ses conseils auront un plus grand poids. A ce traitement moral, on doit joindre l'action des modificateurs physiques. On conçoit de quelle importance est, dans ce cas, l'usage habituel d'une nourriture douce, dépourvue d'excitants, pour apaiser l'orgasme vénérien, et des exercices fréquents, pour raffermir la constitution, empêcher l'accumulation de la sensibilité sur un point. Les jeunes masturbateurs n'ont pas de plus grand ennemi que l'oisiveté. Nous renvoyons, pour ce sujet, à ce que nous avons dit précédemment. (V. t. I, p. 245.)

Il est important souvent que les parents et les instituteurs aient la certitude que leurs élèves se livrent à l'onanisme ; on sait combien seraient dangereuses des admonestations sur de simples *soupçons*. Voici un moyen précieux pour découvrir cette fâcheuse habitude : la connaissance peut en être fort utile, non-seulement aux médecins, mais encore aux directeurs de pensionnats ; c'est le transport de la *pupille en haut et un peu en dedans*. Ce seul signe nous a souvent suffi, ainsi qu'à d'autres médecins, pour arracher des aveux. Son existence peut corroborer les présomptions établies sur d'autres indices.

2° De l'onanisme conjugal.

C'est dans la Genèse qu'on trouve signalé pour la première fois, un attentat commis dans le lit conjugal, violateur des lois de la nature et préjudiciable aux intérêts de l'espèce ; nous voulons parler de l'*onanisme conjugal : Semen fundebat in terram ne liberi nascerentur*, *et idcircò percussit eum (Onam)*

Dominus, quod rem detestabilem faceret (1). Nous devons indiquer, ici, les dangers de plusieurs ordres qui sont attachés à une pratique malheureusement trop commune dans l'intérieur des familles. Et d'abord, disons-le, l'expérience prouve que le but de la procréation est souvent atteint, malgré les mauvais vouloirs et les efforts criminels du mari. Qui sait si les enfants, si souvent faibles et chétifs, ne sont pas le fruit de ces actes incomplets et anormaux, où la nature outragée et plus ou moins frustrée, semble devenue impuissante à former des êtres parfaits ; et qui sait encore, si momentanément privée de sa force plastique et créatrice, la nature ne pourrait pas créer quelquefois des anomalies ou des monstruosités par défaut (2) ? Cette considération ou ce doute vivement exprimé, ne serait peut-être pas sans quelque force pour détourner les onanistes de leur criminel dessein.

Il n'est point difficile de concevoir le degré de perturbation qu'une pareille monomanie doit exercer sur le système génital de la femme, en provoquant des désirs qui ne sont point satisfaits. Une stimulation profonde retentit dans tout l'appareil ; l'utérus, les trompes et les ovaires entrent dans un état d'orgasme. L'orage n'est point apaisé par la crise naturelle ; une surexcitation nerveuse persiste. Il se passe alors ce qui aurait lieu, si, présentant des

(1) *Genes.* 38, 9, 10.

(2) Debreyne. — *Essai sur la Théologie morale considérée dans ses rapports avec la Physiologie et la Médecine.* 2e édition, p. 101.

aliments à un homme affamé, on les retirait brusquement de sa bouche, après avoir ainsi violenté son appétit. La sensibilité de la matrice et tout le système de la reproduction est tiraillé en sens contraire. C'est à cette cause, trop souvent mise en action, que l'on doit attribuer ces névroses multiples, ces bizarres affections qui ont pour point de départ le système génital de la femme. Notre conviction, à cet égard, repose sur un assez grand nombre d'observations. Il y a plus, les rapports moraux entre les époux subissent des changements fâcheux ; cette affection, fondée sur une estime réciproque, s'efface peu à peu, par la répétition d'un acte qui souille le lit nuptial ; de là, certaines aigreurs, certains ressentiments profonds qui, grossissant peu à peu, déterminent ces ruptures scandaleuses, dont le vulgaire ignore presque toujours le véritable motif. Nous verrons à la fin du chapitre suivant, que la science peut concilier sur ce point les légitimes appréhensions des pères de famille avec les lois de la morale ; que l'onanisme conjugal peut être dès-lors rendu inutile.

Nous pensons aussi que, dans l'état actuel des choses, la confession auriculaire du culte catholique est d'un grand secours. C'est la seule institution qui ait une sorte de juridiction sur ces turpitudes intimes, le seul tribunal devant lequel elles viennent se dérouler. Mais nous reproduirons encore ici la réflexion que nous avons faite ci-dessus : certaines questions indiscrètes, de trop grands détails sur les impressions génésiques peuvent déflorer une âme qui ne songeait point à mal, et mettre son innocence en péril. Disons de plus que les mauvais effets sont souvent produits à l'insu du confesseur ; il faut moins en accuser une coupable concupiscence qu'un zèle outré, et l'inexpérience. Ces dangers pourraient être facilement évités si le clergé comprenait ses véritables intérêts. Il lui suffirait pour cela d'établir deux catégories de confesseurs ; les premiers, composés de jeunes prêtres et de ceux qui n'auraient point dépassé l'âge de cinquante ans, ouïraient au tribunal de la pénitence, les hommes mûrs et les agonisants. Il leur serait défendu, sous les peines canoniques, de confesser les femmes et particulièrement les jeunes personnes, les adolescents. Ceux-ci s'adresseraient aux prêtres âgés, composant la seconde catégorie. Par cette sage modification apportée dans *la discipline ecclésiastique*, et qu'un pontife éclairé ne manquera pas d'introduire un jour, il n'y aura nul danger pour une jeune femme d'entendre les conseils d'un prêtre vénérable auquel l'ardeur des sens amortie, et une profonde connaissance du cœur humain, ne laissent voir les choses qu'à travers les voiles de la foi et de la charité. Nous savons d'ailleurs de bonne source que de jeunes lévites, désireux de conserver la pureté de parole comme la pureté d'action et de pensée, regardent comme une position fausse, la nécessité où ils se trouvent de sonder les pensées intimes, les émotions secrètes de leurs jeunes pénitentes. Nous souhaitons que l'on prenne en bonne part notre observation ; elle nous a paru juste, utile, praticable, et nous n'avons point hésité à la signaler en toute indépendance et conscience. C'est d'ailleurs le vrai moyen d'étouffer les plaintes des adversaires déclarés du culte catholique, auxquels certains scandales, renouvelés de temps à autre, fournissent de spécieux prétextes pour demander l'abolition d'une institution excellente en soi.

3° Vices contre nature.

Nous ne pouvons guère parler que sous le rapport historique de ce vice odieux, dont la pudeur rejette le nom et dont la nature abhorre l'idée. L'exemple des Etrusques et des Grecs corrompit les premiers Romains. Enivrés par la prospérité et la puissance, les plaisirs innocents leur parurent insipides; et le laps du temps et la multitude des coupables abolirent peu à peu les lois préventives qu'on avait arrachées de force. Après, la défaite de Persée, le long séjour des légions romaines dans la Grèce amena tous les désordres imaginables. C'est surtout à dater de cette époque que la dévorante luxure, dont les feux étaient entretenus par le culte des passions naturelles, sous le nom de Vénus, de Bacchus, de Priape, etc., prit un prodigieux accroissement. Ce fut alors comme une maladie contagieuse et brûlante, qui se communiqua à la jeunesse romaine avec tant de rage que plusieurs ne rougissaient pas de payer 1 talent (4,800 fr.) pour un bel esclave. D'après Polybe, qui rapporte ce fait, il admire, comme un présage certain de l'excellent naturel et des grandes vues du jeune Scipion, qu'il sut se préserver de ces vices honteux, qui n'étaient déjà que trop connus (1). J'aime à croire, dit Gibbon que le déserteur volontaire et efféminé de son sexe perdait les honneurs et les droits de citoyen. Mais la sévérité de l'opinion publique ne décourageait pas la pratique de ce vice : on confondait cette énormité, qui souillait la nature de l'homme, avec les faits moins graves de la fornication et de l'adultère, et le débauché n'était pas exposé au déshonneur qu'il imprimait sur l'homme ou la femme qui servait à ses honteuses amours. Depuis Catulle jusqu'à Juvénal, les poètes montrent assez la corruption de leur siècle : les gens de loi entreprirent vainement la réforme des mœurs, et on ne remarque de changement qu'à l'époque où le plus vertueux des Césars proscrivit le vice contre nature en le déclarant un crime contre la société.

Un nouvel esprit de législation, dont les erreurs même sont respectables, se montra dans l'empire avec la religion de Constantin (2). On regarda les lois de Moïse comme le divin modèle de la justice, et les peines qu'elles décernent furent adaptées par les princes chrétiens aux différents délits contre la morale et la religion. On déclara d'abord que l'adultère était un crime capital : on assimila ces faiblesses des deux sexes, à l'empoisonnement ou à l'assassinat, à la sorcellerie ou au parricide. Ceux qui dans la pédérastie jouaient le rôle passif ou actif furent

(1) Christ. Meiners. — *De la décadence des mœurs chez les Romains.* Tr. de Binet, p. 58.

(2) Voyez les lois de Constantin et de ses successeurs contre l'adultère et la sodomie, etc.

assujettis aux mêmes peines ; et tous les coupables de condition libre ou de condition servile, furent noyés, décapités ou jetés vivants au milieu des flammes. L'indulgence, presque générale sur ce point, épargna les adultères ; mais une pieuse indignation poursuivit ceux qui aimaient leur sexe. On l'accordera sans peine, l'influence chrétienne a rendu sous ce rapport un immense service à l'humanité. Le christianisme a véritablement rétabli les sexes et restitué l'homme à la nature. Mais nous nous réservons de donner plus loin d'autres développements à cette thèse.

Il en est de même de l'inceste, qui, quoique en disent certains optimistes, est encore de nos jours en faveur dans quelques familles de mœurs infâmes. « Longtemps, dit un magistrat, j'ai refusé de croire à l'inceste, il me semblait une pure fiction faite pour la tragédie... Mais la vie judiciaire tue, une à une, toutes les illusions du cœur. Que de pauvres mères sont venues conter en pleurant qu'elles avaient pour rivales leurs propres filles ! D'autres se disent victimes des brutales amours de leurs fils... Faut-il dire que quelquefois j'ai vu le père et la fille maltraiter la mère et la chasser honteusement de sa propre maison, pour y goûter en paix, si Dieu le permettait, leurs coupables amours ! Oh ! c'est alors que l'on sent combien est vicieuse une législation qui laisse à la justice de Dieu le soin de punir ces actes qui font tant de mal sur la terre (1) ! »

(1) *Travail et salaire*, par Tarbé (Prosper), substitut du procureur du roi à Rheims. — 1841. p. 120.

Malheur aux familles dans lesquelles se trouvent des membres possédés de cette dépravation génésique ! Comme elle se déclare de meilleure heure qu'on ne le pense, c'est à l'éducation, à une surveillance de tous les instants, à l'intimidation même, qu'il appartient de lutter vigoureusement contre cette aberration sensuelle. Redoutez par-dessus tout pour eux l'oisiveté; ce sont surtout ces êtres dépravés qui doivent être enchaînés à la glèbe d'un rude travail quotidien, et au grand air. C'est le meilleur moyen d'empêcher que les matériaux organiques ne tournent au profit des organes génitaux, dont ils favoriseraient l'activité exagérée. Le besoin urgent de réparer chaque jour de grandes dépenses causées par une gymnastique variée et progressive, diminue d'autant la sécrétion du sperme ; car l'économie ne s'occupe de la reproduction de l'espèce qu'après avoir pourvu à la conservation de l'individu. C'est un principe qu'il ne faut point oublier pour le traitement de cette véritable maladie mentale, qui semble déterminer toutes les formes des abus vénériens contre nature.

CHAPITRE II.

DU MARIAGE. — DES QUALITÉS PHYSIQUES ET MORALES QUE DOIVENT AVOIR CEUX QUI L'EMBRASSENT. — DU CÉLIBAT ; DES APTITUDES PHYSIOLOGIQUES ET MORALES POUR CET ÉTAT. — DES CONTRE-INDICATIONS FORMELLES POUR L'ÉTAT DE MARIAGE ; DE L'AGE AUQUEL ON DOIT SE MARIER. — CONSIDÉRATIONS PHYSIOLOGIQUES ET MORALES SUR LA POLYGAMIE. — VUES NOUVELLES TOUCHANT LA PONTE PÉRIODIQUE CHEZ LA FEMME ET SA FÉCONDITÉ TEMPORAIRE.

Le mariage est le but final de la fonction génératrice : c'est cette institution, dit le sage Hufeland, qui empêche la consomption rapide, produite par les excès vénériens, en excluant l'attrait de la nouveauté et en soumettant l'instinct physique à un but moral plus sublime. Il est certain, en outre, d'après les dernières recherches des physiologistes et des statisticiens, que le mariage et la chasteté favorisent la fécondité, et qu'une production moins souvent répétée donne des produits plus parfaits (1).

Le mariage comparé au célibat, présente sur celui-ci une supériorité bien marquée, concernant le bien-être et l'abondance de la population. Le célibat

(1) Voyez Parent-Duchâtelet et Marc. Ce dernier prétend que deux ou trois enfants seulement naissent de deux mille prostituées. Parent porte le nombre à vingt et un enfants sur mille. — *De la Prostitution dans la ville de Paris*, t. II., p. 305. — 1837.

n'est point du tout favorable aux intérêts de la société, d'abord parce qu'il produit beaucoup moins, et ensuite parce qu'il meurt toujours proportionnellement plus de célibataires que de gens mariés. Si l'on porte ordinairement le nombre d'enfants qui naissent dans la règle, par le mariage, à celui de quatre, il en résultera que, dans un espace de vingt-cinq à trente années, durée commune de la fécondité féminine, cent célibataires auront frustré la société de trois cent soixante citoyens. Est-il de guerre meurtrière, ajoute le médecin à qui l'on doit cette remarque, dont les résultats funestes pour la population, puissent être comparés à celui-ci (1)? Montesquieu avait déjà fait observer que les conjonctions illicites contribuent peu à la propagation de l'espèce, et l'expérience de tous les jours et de tous les pays confirme entièrement cette judicieuse remarque de l'illustre auteur *de l'Esprit des Lois*.

Les Anglais, voulant peupler Botany-Bay, y déportèrent, avec beaucoup de malfaiteurs, un grand nombre de filles publiques. Celles-ci, qui étaient stériles dans leur patrie, se trouvèrent fécondes dès qu'elles furent assujéties à un mariage sévère (2).

D'après Haigarth, le célibat, non-seulement serait défavorable à la population ou à l'espèce, mais à l'individu lui-même. Cet observateur a prouvé, par ses tables mortuaires que, proportion

(1) Marc. — *Dict. des Scienc. méd.*, t. IV, art. *Célibat*, pag. 406.
(2) Voyage de Perron, t. I, p. 302.

gardée, il est mort plus de célibataires pendant les mêmes années que de gens mariés, et que les derniers vivent plus longtemps que les premiers (1). Il est certain, en outre, qu'en cherchant à déterminer d'une manière précise l'influence de l'état civil sur le développement de la folie, on arrive à des conséquences très-défavorables au célibat. Il résulte, en effet, des recherches de M. Parchappe, que le nombre des célibataires l'emporte parmi les fous des deux sexes, surtout parmi les hommes, sur celui des gens mariés ; que le célibat et le veuvage peuvent être considérés comme une prédisposition à la folie dans les deux sexes, mais que le célibat paraît prédisposer à peu près également l'homme et la femme, tandis que le veuvage prédispose plus l'homme ; de sorte que l'état de mariage est pour l'homme, plus que pour la femme, un préservatif contre la folie. C'est ce qui nous explique les tentatives faites de tout temps par les bons législateurs, pour honorer et favoriser le mariage. Auguste fit rendre les fameuses lois Julia et Poppia Poppæa destinées à punir le célibat et qui accordaient des prérogatives à l'homme marié et à celui qui avait des enfants. Ainsi, le mariage donnait une place particulière aux théâtres. Le consul qui avait le plus d'enfants prenait le premier les faisceaux ; il avait le choix des provinces, etc. L'on pouvait parvenir avant l'âge aux magistratures, parce que chaque enfant donnait dispense d'un

(1) *Philosophical transactions*, vol. 68. p. 147.

an (1). Les lois tendaient alors à corriger les tristes effets de la corruption des mœurs, de l'égoïsme, produit par les malheurs publics qui, vers la fin de la république, avaient dégoûté les Romains du mariage, et montraient le célibat comme une existence considérable et privilégiée (2).

Mais, dans notre état actuel de civilisation, l'hygiéniste doit considérer le mariage au point de vue chrétien, c'est-à-dire comme devant être le résultat d'une vocation libre. Tous, dit l'évangéliste, ne sont pas capables de se marier, mais ceux-là seulement à qui il a été donné d'en haut. Le joug du mariage, qui rend les deux personnes inséparables, et qui ne peut être rompu que par la mort, est difficile à supporter pour la plupart des hommes légers, inquiets et remplis de défauts. Il faut donc préciser les conditions qu'il réclame.

Les incompatibilités pour le mariage, se tirent de deux sources : 1° d'une disposition toute particulière du caractère, ainsi que des facultés de l'esprit; 2° d'un état maladif du corps.

1° Incompatibilités morales.

L'homme enclin par tempérament à la débauche ne doit point chercher à devenir époux et père. S'il se corrige tardivement, il ne lui est même pas permis

(1) Aulu-Gelle, II, 15. — Tacite. — *Annal.* Lib. II, ch. LI.

(2) Troplong. — *De l'influence du Christianisme sur le droit civil des Romains*, p. 172.

de faire de sa femme et de sa famille l'objet de l'épreuve de ses résolutions mal assurées. La débauche, surtout dans les rangs inférieurs de la société, est le vice le plus funeste dans le mariage. Dès que le mari ou la femme oublient les devoirs qu'ils ont juré de remplir, ou qu'ils dépensent à s'enivrer, ou dans les dissipations, les moyens dont ils ont besoin pour l'entretien du ménage, le sort d'une telle famille est, en effet, bien malheureux et bien déplorable.

Les hommes d'un génie trop puissant, dont la supériorité déborde, qui, par leurs qualités et leurs talents, paraissent destinés à rendre des services signalés à leur pays ou à l'espèce humaine, ne sont point propres au mariage ; c'est d'eux que l'apôtre a dit : « Je veux que vous viviez sans tourment d'esprit. » Newton n'a pu s'y faire. Les vigoureuses créations de son génie absorbèrent toute la somme de vitalité qu'il eût pu dépenser pour une génération vulgaire. La prédominance du pôle cérébral l'entraîna, comme elle entraîna le célèbre Kant, qui passa sa vie au sein de la contemplation du monde métaphysique ; le ténébreux Vico qui consacra ses facultés à la recherche des lois qui président à l'existence des sociétés. En général, lorsque l'âme est trop fortement préoccupée d'un objet, lorsqu'elle est éprise d'une idée sublime et persistante, il y a vocation pour le célibat. Celui-ci est conforme, par ces motifs, à la destinée de ceux qui se vouent au culte du sanctuaire, à la méditation continue des mystères qui voilent la religion révélée. C'est en se plaçant à ce point de vue qu'est justifié, aux yeux du penseur, le célibat des prêtres catholiques. Au point de vue du monde, c'est un état forcé, contre nature, que celui imposé à ces pauvres hommes par la rigidité des dogmes du Catholicisme; c'est un état qui les torture misérablement par de vains désirs ; c'est un état qui les rend égoïstes, en étouffant dans leur âme le sentiment de la paternité : cette erreur provient de ce que l'on a confondu le célibat ordinaire avec le célibat sacerdotal. Le célibat du monde, chose digne de remarque, toutes les fois qu'il n'est point justifié par une activité plus grande, dépensée moralement ou intellectuellement, est funeste à l'individu. Aussi est-elle excusable, jusqu'à un certain point, cette mauvaise opinion de la société en général, sur le compte des célibataires oisifs qui sont, pour la plupart, de simples produits végétatifs, sans utilité comme sans agrément. Mais il existe deux sortes de célibat : le célibat naturel et le célibat spirituel. Dans l'ordre évangélique, comme dans l'ordre social, le premier est toléré, mais le second ne l'est jamais ; tout homme est obligé d'enfanter spirituellement, et cette seconde génération est la mission des prêtres catholiques. Le prêtre est, avant tout, l'homme de l'humanité ; l'exercice de l'acte procréateur qui lui fournirait une famille, lui donnerait en même temps des sentiments et des affections qui ne seraient point d'accord avec son sublime mandat.

En second lieu, chez cet homme dont l'âme est embrasée du feu sacré de ce prosélytisme qui est seul permis, de cette charité catholique qui est le maximum de la tendresse humaine, on n'a point à redouter l'aridité de cœur qui distingue les célibataires ordinaires. Ainsi, le prêtre, sentinelle avancée de l'église militante, fait tourner au profit de l'humanité toute l'énergie vitale qu'il ne dépense point en vains plaisirs égoïstes; le célibat est donc conforme à sa destination. Nous laissons aux philosophes chrétiens le soin de tirer parti, en faveur du célibat sacerdotal, d'autres arguments non moins puissants qui ont trait à la position du prêtre vis-à-vis de la société (1).

Il est d'autres hommes d'une trempe supérieure, mais profondément égoïstes, qui doivent fuir le mariage, comme un état incompatible avec leurs ambitieux desseins et leurs graves préoccupations. Tel fut William Pitt, le fameux ministre de la Grande-Bretagne. Ce froid calculateur, dont le front fut rarement épanoui par un sourire, ne trouva jamais, dans le cours de sa vie, un sentiment attractif vers le beau sexe. A ces individus opposés au mariage, il faut joindre ces êtres moroses et intraitables qui aiment à vivre à l'ombre, loin des regards de leurs semblables; chez qui l'atrabile prédomine, *fervet jecur ulcerosum*. Passons maintenant aux incompatibilités qui se tirent de l'état physique de l'individu.

2° Incompatibilités physiques.

Ces incompatibilités ont trait : 1° à une idiosyncrasie particulière; 2° à un état maladif.

(1) *De la Physiologie humaine et de la Médecine dans leurs rapports avec la morale et la société*, etc., p. 171. — Paris, 1840.

Nous rangeons, dans la première catégorie, l'homme qui, sans être malade, n'a point la force comparative de son sexe. La supériorité relative de l'homme doit être la loi fondamentale du mariage; elle est le principe nécessaire du bonheur domestique; elle l'est aussi de la moralité du mariage, car l'adultère est presque inévitable dans toutes les associations dont elle est absente. L'infraction à cette règle est l'origine de bien des drames intimes, qui vont plus tard se dérouler, avec bruit et scandale, devant la police correctionnelle. Il n'est pas besoin d'insister sur le côté moral d'une position tellement fausse qu'elle a été ridiculisée dans tous les temps; nous ne devons nous en occuper que relativement à la génération. Or, toutes les fois que la force comparative des sexes n'existe point, et qu'au contraire, l'homme est relativement plus faible, il ne perd pas seulement l'ascendant moral qui lui est naturellement dévolu, mais encore ses facultés de reproductions en sont profondément affaiblies. Cette faiblesse de complexion n'est point, à proprement parler, l'*impuissance*, mais elle en est un des degrés, et influe puissamment sur la vigueur du germe. Que l'homme ainsi organisé ne cherche point à compenser cette faiblesse par un mariage avec une femme d'une robuste santé! Qu'il renonce volontairement à des nœuds au sein desquels il ne doit trouver que du mépris et des tribulations!

Un état maladif habituel, entretenu soit par une cachexie, soit par une faiblesse radicale, est une des raisons les plus militantes en faveur du célibat.

Indépendamment des maux qui résultent pour la postérité de l'union d'une personne saine avec un sujet cacochyme, ces deux individus se trouveront sacrifiés ; c'est bien assez qu'il y en ait un. Rien, en effet, de plus avéré que cette sorte d'échange, de travail d'équilibration entre deux sujets mis dans des rapports convenables, comme dans l'état du mariage : la santé est contagieuse comme la maladie. Si l'un des sujets est malade, l'autre, continuellement exposé aux exhalations morbifiques, en éprouvera de funestes résultats : l'organisme sain se mettra bientôt à l'unisson de l'organisme malade. Car le travail de la vie produit chez tous les animaux, particulièrement chez ceux à sang chaud, une continuelle exhalaison d'effluves particuliers, ayant une odeur propre à chaque espèce, lesquels, dans l'état de santé, loin d'être nuisibles à d'autres êtres sur lesquels ils s'attachent, leur donne souvent, au contraire, une nouvelle vigueur. L'on connaît, depuis longtemps, l'avantage que retirent les vieillards de coucher avec des personnes pleines de vie et de santé. Ce même travail, dans l'état de maladie, donne lieu à des émanations de nature différente, et par conséquent nuisibles à ceux qui les reçoivent. Il s'est opéré un changement dans les fonctions naturelles et surtout dans les sécrétions. C'en est assez pour prouver combien sont coupables les parents avides qui, en vue d'*un établissement avantageux* pour leurs filles, les déposent dans un lit nuptial, contaminé par des effluves morbides, où se puise la langueur d'abord, puis la mort. Nous arrivons ainsi à préciser les maladies particulières incompatibles avec l'état de mariage. Mais cet intéressant objet, l'un des plus dignes de fixer l'attention des pères et des mères de famille, deviendra, dans la section suivante, le texte de développements approfondis. Avant de l'aborder, nous allons traiter de l'âge propre au mariage et dire quelques mots de la polygamie.

3° De l'âge auquel on doit se marier.

L'âge auquel on doit se marier a été l'objet d'incessantes méditations de la part des économistes, des moralistes et des médecins. Les premiers ont envisagé cette question au point de vue de la population et de la subsistance, les seconds eu égard aux mœurs; les derniers, enfin, sous le rapport des intérêts hygiéniques et en particulier, sous le rapport de la constitution et de la vigueur des peuples (1).

Il faut se garder de confondre, avant de procéder au mariage, la véritable maturité ou la *nubilité*, comme on le fait trop journellement, avec la puberté. Il faut, dit Burdach, que la puissance existe pendant quelque temps sans entrer en exercice, pour qu'elle puisse se développer parfaitement, déployer en entier ses effets, et se répandre sur tout l'ensemble de l'organisme. Les rapprochements sexuels prématurés sont aussi fâcheux pour l'espèce hu-

(1) Voir une dissertation de Fréd. Hoffmann, intitulée : *De ætate conjugio opportunâ.* Op. omn. t. II. Supplem.

maine que pour les animaux et les végétaux, et ils ne sont pas seulement préjudiciables pour les producteurs, mais en même temps pour les produits. Tout le règne organique est soumis à cette grande loi. Les jeunes arbres périssent facilement quand ils portent des fleurs de trop bonne heure. Les animaux n'acquièrent ni la taille, ni les formes qu'ils auraient pu avoir quand on leur permet d'obéir aux premières impulsions de l'instinct de reproduction. Les chevaux que l'on a destinés de très-bonne heure à être étalons, et qui ont commencé trop tôt à engendrer, périssent plutôt que les autres qui ont été ménagés. Ceux qui sont encore trop jeunes et qui se trouvent dans les haras pêle-mêle avec les juments, s'énervent de façon qu'on n'en peut presque plus tirer de service. La plupart des animaux ne recherchent la copulation que lorsque leur accroissement est presque terminé; s'il en est autrement dans l'espèce humaine, c'est que l'homme rapporte à lui-même une faculté qui, chez les animaux, n'est qu'instinctive et ne se rapporte qu'à la propagation de l'espèce. C'est particulièrement aux mariages prématurés, et à ce que le croisement des races ne s'opère pas d'une manière assez large, qu'il faut rapporter une remarque générale qu'on a faite depuis longtemps, savoir : que les grandes familles sont désolées par les scrofules, et qu'elles s'éteignent par les progrès héréditaires de cette maladie, principalement en Espagne, en Italie, en Angleterre; et, probablement, parmi les classes privilégiées de tous les pays.

Le législateur, dit Aristote, devant pourvoir, avant tout, à la bonne conformation du corps des sujets qu'il faudra élever, il lui convient de commencer par bien régler les mariages, ou déterminer l'âge et la complexion de ceux qu'il juge admissibles à la société conjugale. Pour donner de bonnes lois sur cette association, il faut prendre garde : 1° à l'âge et aux qualités personnelles des futurs, afin qu'ils conviennent en âge et en force ; si, par exemple, l'homme étant capable d'engendrer, la femme n'est pas stérile, ou si, au contraire, celle-ci pouvant concevoir, ce n'est pas l'homme qui est impuissant ; 2° à la succession des enfants, qu'il n'y ait pas entre eux et leurs père et mère, une trop grande distance d'âge. Car alors les enfants ne peuvent marquer leur reconnaissance à leurs parents, dans l'arrière saison, ni les parents secourir, autant qu'il le faut, leurs enfants. Mais revenons au point d'où nous sommes partis, c'est-à-dire à la bonne constitution des corps à naître que se propose le législateur. Le terme d'engendrer est, pour les hommes, à soixante ans, pour les femmes, à cinquante. Leur conjonction doit commencer dans la même proportion de ces deux âges. Celle des adolescents ne vaut rien pour leur progéniture. Dans toutes les espèces animales, les fruits prématurés de sujets trop jeunes, surtout si c'est la femelle, sont imparfaits, débiles et de petite stature. Il en arrive autant dans l'espèce humaine. On remarque, en effet, cette imperfection dans tous les pays où les personnes se marient trop jeunes ; ils ne font que des avortons. L'enfantement des jeunes filles est d'ailleurs trop pénible, et il en meurt davantage. C'est ainsi que plusieurs entendent le reproche de l'oracle aux Trézéniens, de cueillir leurs fruits avant la maturité, c'est-à-dire de marier leurs filles trop jeunes. Il est aussi à propos, pour préserver le sexe des dangers de l'incontinence, d'attendre un certain âge après la puberté pour les marier. Celles qui commencent de trop bonne heure l'usage des familiarités conjugales sont ordinairement plus lascives. D'un autre côté, rien ne retarde ou n'arrête plus vite la croissance des jeunes garçons que de se livrer trop tôt au commerce des femmes, sans attendre que la nature ait élaboré entièrement chez eux la liqueur prolifique. Il y a pour la croissance une époque précise au-delà de laquelle on ne grandit plus. Le véritable âge pour marier les filles est à dix-huit ans, et pour les mâles à trente-sept ans ou environ. Par là se fera en pleine vigueur la conjonction des corps, et la génération cessera ensuite en temps convenable pour l'un et pour l'autre. La succession des enfants à leur père sera mieux placée dans l'intervalle de la force de l'âge, s'ils naissent à propos et du déclin qui commence vers soixante-cinq ans. Tel est l'intervalle de la vie dans lequel doivent se faire les mariages (1).

On voit, d'après cet important passage du philosophe de Stagyre, quel prix la philosophie antique attachait à l'âge pour le mariage. Platon le fixait à

(1) Aristote — *Politique*, lib. VII, cap. XVII.

trente ans pour les hommes. A Lacédémone, le mariage n'était permis qu'à vingt-cinq ans pour les deux sexes. La loi Poppæa, donnée par Auguste, défendait à un homme qui avait soixante ans d'épouser une femme qui en avait cinquante : elle ne voulait pas qu'il y eut de mariages inutiles (1). Tacite loue les anciens Germains de ce qu'ils ne se marient pas avant d'avoir atteint l'âge de la pleine vigueur, *tarda venus, eòque inexhausta pubertas*. Chez eux, un jeune homme qui perdait sa virginité avant vingt ans, était diffamé. Les anciens Gaulois avaient à peu près la même manière de voir sur le mariage et la pureté des mœurs. César, en parlant d'eux dans ses Commentaires, dit : « Ils estiment fort ceux qui sont longtemps sans barbe; ils prétendent qu'ils en deviennent plus forts et plus robustes. C'est une honte parmi eux d'avoir commerce avec une femme avant l'âge de vingt ans (2). »

D'après Sadler, chaque ménage, dans les familles des pairs de la Grande-Bretagne, donne 4/40 enfants, lorsque la femme est au-dessus de seize ans ; 4/63 depuis cet âge jusqu'à vingt ans ; 5/21, de vingt à trente-trois ans, et 5/43, depuis vingt-quatre jusqu'à vingt-sept. La mortalité, toutes choses égales

(1) Selon Valère Maxime, les Romains, en se mariant, étaient obligés d'affirmer par serment, qu'ils avaient l'intention de procréer. Toute femme convaincue d'avoir cherché à éluder ce but, était notée d'infamie et ne pouvait plus se présenter à l'autel de Junon avant d'avoir expié sa faute en sacrifiant un agneau femelle, cérémonie à laquelle on devait assister les cheveux épars.

(2) *De bello Gallico*. Lib. VI, cap. XIX.

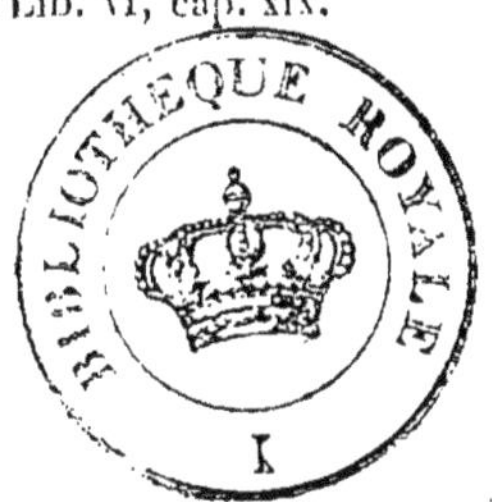

d'ailleurs, est beaucoup plus grande chez les enfants, issus de femmes très-jeunes que parmi ceux dont les mères ne se sont mariées qu'après vingt ans. Il résulte de ce qui précède que c'est après l'âge de vingt ans, que les femmes de nos climats semblent le plus aptes à la reproduction, et que les produits de la génération présentent le plus de vigueur et le plus de chances de viabilité. L'intervalle compris entre la vingtième et la vingt-quatrième année, semble, à notre avis, le plus convenable pour le mariage des femmes en France. Chez l'homme, la période de puberté, marquée par l'éveil des organes génitaux, et par la naissance d'impressions inconnues est consacrée à l'affermissement de tout le système, comme nous l'avons déjà remarqué, (T. I, p. 126). Aussi faut-il réserver tout le temps de cette période à la consolidation de l'individu, pour que la nature achève la croissance et les proportions du corps. Le mariage avant la vingt-cinquième année, est chez l'homme une fatale dérogation. C'est à trente ans qu'il est le plus apte à une saine procréation. Une autre raison, tirée de l'ordre moral, qui devrait engager les parents à ne point marier les enfants de bonne heure, c'est que ceux-ci, après s'être livrés, dans les premiers temps de l'hyménée, aux plaisirs de l'amour avec tout entraînement, se dégoûtent bientôt l'un de l'autre. L'habitude des plaisirs ainsi que leur excès en émoussent le sentiment, et les époux inconstants vont bientôt chercher ailleurs des jouissances nouvelles ; et la foi conjugale une fois méprisée, il en résulte une dépravation de mœurs, qui, faisant chaque jour de nouveaux progrès, traîne à sa suite la ruine des familles, le crime et le désespoir.

Il n'est pas moins nuisible et dangereux de faire des mariages mal assortis, comme d'unir une jeune femme avec un vieillard, une femme déjà avancée en âge avec un homme jeune et robuste, et de ne consulter en aucune manière l'inclination des époux. Ces sortes de mariages sont aussi opposées aux vues de la nature qu'au bonheur. Voici un fait péremptoire, recueilli par un accoucheur distingué, qui prouve combien un sperme vicié dans sa nature, celui d'un père dont la vie est usée par la débauche, la vieillesse, communique au nouvel être un principe de vie qui ne tarde pas à s'éteindre.

M. Guillemot attribue à cette cause les nombreux avortements d'une jeune dame qui le consultait. Son mari, quoique d'un âge mûr, portait tous les caractères de la caducité. Devenue veuve, elle se remaria, et depuis elle eut des enfants à terme sans avoir éprouvé d'avortements (1).

La décroissance des facultés de reproduction commence à quarante-cinq ans environ ; d'abord peu marquée, elle l'est davantage quelques années plus tard. Ainsi la durée des jours commence à diminuer à l'époque du solstice d'été ; mais cette diminution n'est bien sensible qu'à la fin du mois de

(1) Cazeaux. — *Traité théorique et pratique de l'art des accouchements* p. 227. — Paris, 1840.

juillet. La marque de cette décroissance, de cette espèce d'âge de retour que l'homme éprouve, peut être remarquée chez les célibataires qui se mariant trop tard, conservent néanmoins assez de virilité pour que leurs premiers enfants soient bien constitués : leur progéniture décroît à mesure qu'elle se multiplie. C'est à cinquante-deux ans environ que la faculté génératrice de l'homme est déjà trop affaiblie pour donner de bons rejetons ; à cet âge, l'homme n'est plus dans les conditions physiologiques nécessaires pour créer un être dont le premier besoin est de croître, et dont l'accroissement le plus rapide doit avoir lieu immédiatement après sa conception. A cinquante-deux ans, l'homme sage doit d'autant plus s'abstenir que, d'après son état de santé et selon la durée moyenne de la vie, il ne peut se promettre de diriger ses enfants dans aucune carrière, et qu'il n'a dans l'avenir que la triste perspective de les léguer mineurs et infirmes à la justice des hommes.

Malheureusement pour eux et pour leur postérité, on ne voit que trop souvent des individus qui ont longtemps gardé le célibat, y renoncer tardivement pour contracter une alliance d'âge disproportionné ; les sollicitudes et les chagrins qu'ils se préparent seront cuisants. Leur progéniture naît faible et sujette à beaucoup de souffrances jusqu'à sa mort prématurée. A leur naissance, les enfants sont moissonnés, ou s'ils survivent, ils offrent des signes d'une précocité de mauvais augure, puisqu'elle annonce une vieillesse hâtive, une vie qui n'aura ni jeunesse, ni âge adulte, qui s'éteindra sans avoir acquis son développement, faute de bons éléments d'organisation et d'une impulsion native assez énergique.

Les mêmes considérations sont applicables au côté maternel : lorsque la femme approche de l'âge critique, sa fécondité qui va bientôt cesser, est déjà très-affaiblie, et les fruits qu'elle porte sur son déclin renferment rarement les germes d'une robuste santé et d'une longue vie. (Voir ce que nous avons dit déjà, t. I, p. 138.)

Un homme bien expérimenté en matière d'économie politique et sociale, Francklin, a loué en des pages charmantes, les mariages qui se font à l'heure même que la nature a marquée. Un mariage fait dans les conditions, dit-il, habitue de bonne heure les jeunes gens à une vie fructueuse et régulière; il est possible même qu'on prévienne fort heureusement, en se mariant de bonne heure, quelques-uns de ces accidents, plusieurs de ces liaisons qui nuisent soit à la santé, soit à la réputation, quelquefois même à toutes deux. Entre autres inconvénients que présentent les mariages tardifs, je ne ferai remarquer que le peu de probabilités qu'ils offrent aux parents, de pouvoir vivre assez pour veiller à l'éducation de leur famille : « Les enfants qui naissent trop tard sont de bonne heure orphelins, » dit un proverbe espagnol. Triste sujet de réflexion pour les gens qui peuvent se trouver dans ce cas. Chez nous, en Amérique, on se marie communément dans le matin de la vie : nos enfants sont, dès le milieu de notre carrière, élevés et produits dans le monde ; quand vient le moment de nous retirer des affaires d'ici-bas, nous nous trouvons encore avoir à jouir d'une après-midi charmante et enfin d'une soirée qui nous offre un repos délicieux. En nous mariant jeunes, nous avons le bonheur d'avoir une famille plus nombreuse ; et comme il est d'usage chez nous, suivant le vœu de la nature, qu'une mère allaite et nourrisse elle-même ses enfants, nous avons la satisfaction d'en pouvoir élever davantage : aussi les progrès de la population sont-ils infiniment plus rapides dans nos contrées qu'en Europe (1). Un mot maintenant sur la polygamie.

4° De la Polygamie; de ses désavantages au point de vue de la population.

La polygamie est contraire à l'ordre physique, à l'ordre moral et aux intérêts de la société. L'homme polygame descend au rang de l'animal polygine, et peuple son harem en vertu de ses convoitises et non de ses facultés physiques. Voilà aussi pourquoi la polygamie est la compagne ordinaire du despotisme politique, de même qu'elle ne peut subsister qu'à la faveur du despotisme domestique, et brise, à proprement parler, tous les liens de la famille. La monogamie est naturelle à l'homme, parce que le nombre des individus est à peu près égal dans les deux sexes, et qu'elle seule rend possible l'établis-

(1) *Correspondance inédite et secrète*, t. 1, p. 13. — Paris, 1818.

sement d'une société fondée sur l'estime naturelle et la reconnaissance des droits de l'humanité. L'institution du mariage polygame, reposant sur la déconsidération du sexe féminin, asservi par le plus fort, sape la population en sapant la famille. La population, dit un économiste, ne gagne rien en quantité ni en qualité à ces unions mal assorties, même dans les rangs élevés, en dépit du choix brillant des femmes. C'est ainsi qu'à la fin de ses jours, il n'était resté au sultan Mahmoud que deux fils et deux filles d'une constitution assez délicate. Le terrible Hussein, l'exterminateur des janissaires, qui comptait, il y a quelques mois, dans son harem, vingt-huit des plus belles femmes de l'Orient, n'avait qu'un seul fils de quinze ans, auquel on n'avait encore appris, à cet âge, qu'à lire et à fumer (1). La polygamie, qui est une sorte de libertinage en grand, peut rendre compte, jusqu'à un certain point, de la différence qui existe entre la civilisation orientale et celle de l'occident. C'est ainsi qu'une simple question hygiénique tient en balance la destinée des peuples. La chasteté monagame du septentrional le rend plus robuste, plus courageux, plus industrieux et plus vivace que le méridional. Celui-ci, polygame au milieu de son harem, s'abandonne à des jouissances prématurées qui l'énervent. L'affaiblissement de son appareil cérébro-spinal est l'une des raisons de l'abrutissement, de l'esclavage comme du despotisme, et la source première des

(1) Blanqui. — *Voyage en Servie et en Bulgarie*, p. 102.

affections débilitantes (peste, typhus, choléra asiatique) qui sévissent parmi les peuples de l'Orient ou de l'Inde. De là vient encore que ces Hindous, ces Chinois, inventeurs des sciences, n'ont rien su perfectionner néanmoins, dans leur société stationnaire depuis tant de milliers d'années.

5° Dernières remarques sur le mariage considéré en lui-même.

Nous avons déjà, dans l'avant-dernier chapitre, en traitant longuement des excès vénériens non opposés à la nature, mis en relief les avantages de la continence relative dans l'état du mariage. Celse, l'élégant, le judicieux écrivain romain, nous donne encore là-dessus le précepte le plus sage et le plus fructueux. « Quant aux personnes fortes et bien constituées, dit-il, elles ne doivent pas se livrer avec trop d'ardeur aux plaisirs du mariage, ni s'en abstenir avec trop de scrupule. Ces plaisirs, pris avec modération donnent de l'activité et de la légèreté au corps, au lieu que l'excès affaiblit et énerve (1). » Mais ce sont surtout les personnes faibles, celles qui ont la poitrine délicate, qui doivent réprimer les mouvements fougueux de la chair : il n'y a pas d'écueil plus dangereux pour elles que les jouissances de l'amour ; c'est à elles particulièrement que s'adressent ces vers latins :

Principium dulce est, sed finis amoris amarus ;
Læta venire venus, tristis abire solet.

(1) *De re medica*, lib. I. c. I.

Enfin nous dirons que l'amour dans le mariage comporte, dans l'intérêt de son produit à venir, un certain degré de chasteté. Ces deux choses peuvent paraître de prime abord inconciliables, mais les personnes réfléchies nous comprendront aisément : il s'agit de la prédominance du désir des sens. Aussi après l'acte de la fécondation, la femme qui n'a pas été déréglée par le plaisir, doit tomber aussitôt dans le sommeil. Le repos de l'âme et du corps, immédiatement après la génération, favorise la fécondation. Car celle-ci peut être troublée dans ce premier moment par toute nouvelle excitation. L'apaisement du désir des sens est un des moyens qui contribuent le plus à assurer la fécondation ; parce que la vitalité des organes génitaux internes, où s'opère la conception, s'exalte à proportion du retour dans le repos des organes génitaux externes. La continuation de l'exaltation des organes génitaux externes par le plaisir, entrave et amoindrit d'une manière très-grave l'action dès-lors si importante des organes génitaux internes. (Burdach.) Pendant les premiers temps de la grossesse, la délicatesse du fœtus ne pourrait supporter sans dangers le désordre que produit souvent dans toute l'économie, l'extase de la volupté.

Nous avons tout dit sur ce point délicat. Nous aborderons une question grave, qu'aucun livre d'hygiène n'a encore traitée jusqu'à ce jour, et qui préoccupe beaucoup les pères de famille, ainsi que les membres du clergé ; ces derniers étant souvent interrogés à ce sujet. Nous exposerons sous leurs yeux, avec le plus de clarté qu'il nous sera possible, les derniers résultats des recherches scientifiques, dont l'appréciation sage et raisonnée peut exercer la plus grande influence sur la moralité et le bonheur domestiques. Nous traiterons donc cette question en nous guidant sur les travaux de MM. Pouchet et Raciborski.

Est-il au pouvoir des époux de restreindre, par des moyens que ne réprouve point la morale, le nombre de leurs enfants ? — Vues nouvelles de la physiologie moderne touchant la ponte périodique chez la femme.

En traitant plus haut de l'onanisme conjugal, nous avons fait ressortir tous les dangers qui se rattachaient à cette coupable manœuvre ; nous avons flétri également, au nom de la santé du corps et de l'âme, cette flagrante infraction aux lois de la nature. Maintenant il nous reste à demander aux lumières de la physiologie, s'il est possible de combiner les intérêts intimes du foyer domestique avec ceux de la morale et de la religion ; si l'époux sur lequel pèse le poids du jour, *res angusta domi*, peut accomplir ses devoirs conjugaux, sans avoir la pensée assombrie par la perspective inévitable de donner naissance à de jeunes êtres, qui viendront partager sa mauvaise fortune ; il y a là, on ne peut en douter, un important problème à résoudre, problème qui intéresse doublement la famille et l'économie politique.

Il est beaucoup d'hommes vertueux de nos jours qui embrassent l'état de mariage dans les vues les plus pures et les plus honnêtes ; mais leur âme se trouble bien vite, lorsque la population intérieure de leur foyer dépasse les *limites des subsistances* par l'irrésistible loi de la reproduction. Cette inquiétude atteint presque le degré du désespoir, si leurs ressources pécuniaires sont limitées, s'ils ne voient rien de rassurant dans l'avenir, si leur activité est dépassée par les obstacles que soulève une fortune adverse. Il faut être médecin, il faut avoir sondé bien des plaies vives, avoir fréquenté bien des mansardes ignorées pour comprendre tout ce qu'il y a de poignant dans une situation pareille. Ils pourraient, à la rigueur, nourrir un ou deux enfants ; mais six, huit, dix, cela dépasse souvent l'aptitude d'un père peu fortuné. *Croissez et multipliez*, est-il dit, dans la Génèse ; cela est vrai ; mais il y aurait danger à donner à ces paroles une interprétation trop absolue. Ceci ne peut s'entendre que d'une multiplication saine, légitime, dont les membrés trouveront le pain quotidien et la sécurité. Dans l'état actuel des choses, à une époque où il est si difficile, nous ne disons pas de devenir riche par des moyens honnêtes, mais d'atteindre une médiocre aisance, c'est une bien grave responsabilité assumée par un père de famille, que de céder avec trop d'insouciance et de laisser aller aux impressions du sens de la reproduction. La science n'aurait-elle point rendu à cet égard un véritable service, si elle parvenait à déterminer des périodes limitées pour la fécondation dans l'espèce humaine ; si elle parvenait à restreindre la fréquence des turpitudes conjugales, dangereuses pour tous, comme nous l'avons vu ? Mais ceci exige quelques développements.

De même que la vie générale de la femme est limitée à ses deux points extrêmes par deux périodes de stérilité absolue, ainsi sa vie sexuelle elle-même est marquée par des périodes d'intermittence, des temps d'arrêt de la force reproductive. L'intervalle qui sépare les époques peut être plus ou moins modifié par différentes circonstances, telles que le climat, le genre de vie et surtout l'état de domesticité ; mais il n'en est pas moins vrai que partout, chez les mammifères comme chez les animaux inférieurs, et même dans tout le règne organique, la faculté de la reproduction suit constamment une marche intermittente, quand elle provient de l'impulsion spontanée de la nature. Celle-ci a mis tant de rigueur dans l'observation de cette loi, que la plupart des femelles des mammifères, surtout parmi celles chez lesquelles les époques de la reproduction sont séparées par de longs intervalles, ne supportent même pas l'approche du mâle, en dehors de ces époques. Ce caractère est tellement prononcé, que presque dans toutes les langues on a donné à ces époques un nom qui traduit à peu près litteralement celui d'époques de chaleur, qu'on leur a consacré en France. Chose remarquable et qui rend encore plus admirable le plan de la création, ce sont précisément les mêmes époques qui sont destinées à la ponte ! De même que dans toutes les autres circonstances, dans celle-ci la nature a voulu mettre évidemment l'instinct en présence des moyens capables de remplir son but (1). Or, ces moyens sont le développement propre et périodique, et la sortie des œufs hors de l'ovaire des mammifères et de la femme. Les travaux de quelques physiologistes modernes ont surabondamment prouvé que lorsqu'on étudie avec soin toute la série animale, depuis les zoophytes jusqu'aux mammifères, on reconnaît que partout, à l'époque des amours, il apparaît spontanément dans les ovaires, un certain nombre d'ovules qui s'y développent plus ou moins et ensuite sont expulsés au dehors. La présence de ces ovules précède toujours la fécondation ; aussi est-il impossible de prétendre que c'est par son influence qu'ils prennent naissance. Rien n'est donc moins incontestable que le principe émis par Burdach : l'individu femelle suffit donc à lui seul pour porter l'embryotrophe dont un nombre déterminé de petits a besoin jusqu'au degré de maturité nécessaire pour qu'il puisse être fécondé. Maintenant, cette loi de la ponte spontanée peut-elle s'étendre à la femme? L'induction porte à penser, en effet, que les phénomènes de la génération, dans l'espèce humaine, suivent des lois analogues à celles qui s'observent chez les divers animaux ; mais l'expérimentation est allée bien

(1) Raciborski.—*De la Puberté et de l'Age critique chez la femme, etc. et de la Ponte périodique.*

au-delà. Deux physiologistes distingués, MM. Pouchet et Raciborski, ont constaté que chez la femme le développement des follicules de de Graaf, a lieu à mesure qu'on avance vers l'âge où se manifestent les premiers signes de la faculté la de reproduction. Ce travail loin de s'arrêter, comme on pourrait le croire, après la puberté, se continue jusqu'à l'extinction de cette faculté. Les follicules qui arrivent les premiers à la maturité disparaissent, mais sur leurs débris s'élève une nouvelle génération de follicules destinés à suivre une marche en tout semblable à celle des premiers. Ces follicules de de Graaf contiennent des œufs. A mesure que ceux-ci mûrissent, ceux-là prennent un nouvel accroissement. Dix ou douze jours avant la ponte, ils proéminent déjà à la surface de l'ovaire, tantôt sous forme d'un mamelon, tantôt sous celle d'une large protubérance ayant encore des parois demi-transparentes et renfermant une liqueur d'un blanc jaunâtre, visqueux, riche en granulations. Dans cette période, quand on fait l'ouverture du corps peu de temps après la mort, on peut distinguer assez facilement l'ovule au milieu des granulations. L'ovaire tout entier devient le siége d'une forte congestion et augmente sensiblement de volume (1).

Une seconde vérité découle encore de ces précieuses recherches, c'est que l'émission du flux

(1) Pouchet. — *Théorie positive de la fécondation des mammifères basée sur l'observation de toute la série animale.* — Paris, 1842. — Raciborski, ouv. cit. p. 405 et suiv.

caténial de la femme correspond aux phénomènes d'excitation qui se manifestent à l'époque des amours, chez les divers êtres de la série zoologique, et spécialement sur les femelles des mammifères. En effet, les mammifères, rapprochés de notre espèce, présentent des phénomènes divers parfaitement identiques à ceux qui s'observent chez la femme. L'identité entre la menstruation de la femme et l'époque des amours des mammifères étant admise, il en résulte que, comme c'est à cette époque seule que la fécondation est possible chez ceux-ci, la menstruation doit être considérée comme l'indicateur mensuel qui permet de pénétrer dans l'étude de la capacité génératrice.

La fécondation offre un rapport constant avec l'émission des menstrues; ainsi, sur l'espèce humaine, il est facile de préciser rigoureusement l'époque intermenstruelle où la conception est physiquement impossible et celle où elle peut offrir quelque probabilité. Tous les observateurs sont unanimes pour considérer la conception comme beaucoup plus facile vers l'époque qui suit la période menstruelle. Hippocrate conseillait à toutes les femmes stériles de faire une grande attention à ces moments. Boerhaave avait également remarqué que les femmes deviennent presque toujours enceintes à la fin des époques menstruelles : *Feminæ semper concipiunt post ultima menstrua et vix ullo alio tempore.* Haller s'exprime, à cet égard à peu près de la même manière (1). Tout le monde sait

(1) *Elementa phys. corp. hum.*, t. VIII, p. 302.

ce que dit l'histoire au sujet de Henri II, qui consulta son médecin sur les moyens de combattre la stérilité de la reine. Le célèbre Fernel se borna à inviter le roi à suivre exactement le précepte du Père de la médecine. Ce conseil porta ses fruits, et, après onze ans de tentatives inutiles et d'impatience, Catherine de Médicis devint enceinte et combla ainsi les vœux de la France.

Il est presque inutile de faire remarquer que toutes ces observations viennent admirablement à l'appui des faits anatomiques dont nous venons de parler plus haut. C'est, en effet, à la fin des règles qu'a lieu la ponte; ce n'est qu'alors que l'ovule de de Graaf rompue passe dans la cavité de l'utérus. Or, il est impossible de trouver des conditions plus favorables pour la conception. A toute autre époque, l'ovule reste renfermé dans la vésicule de de Graaf, sous l'enveloppe extérieure de l'ovaire, formant une barrière solide et imperméable à travers laquelle le sperme ne pourrait pénétrer en aucune manière. Cependant ce n'est point toujours immédiatement après cette époque que s'opère l'acte de la fécondation, et souvent même la fécondation proprement dite, ou l'imprégnation des ovules par le fluide séminal se produit fort longtemps à sa suite. En effet, l'imprégnation n'a point toujours lieu au moment de l'union des sexes, mais fréquemment assez longtemps après, et lorsque le produit de l'ovaire, détaché de son appareil sécréteur, vient à traverser les organes encore imbibés du fluide fécondateur. Mais il n'en est pas moins vrai que l'influence du coït doit être par conséquent d'autant plus faible qu'on s'éloigne davantage de l'époque naturelle de la ponte. Plus la distance qui les sépare est grande, plus les ovaires diffèrent par leurs conditions anatomiques de celles qui se reproduisent à chaque ponte, et il faudra nécessairement plus de temps pour les modifier convenablement. Par la même raison, la liqueur spermatique sera exposée à attendre plus longtemps avant de pouvoir se mettre en contact avec l'œuf, et trouvera ainsi plus de chances pour être altérée dans la nature (1). Le docteur Raciborski est arrivé, à cet égard, à des résultats fort intéressants. Sur le nombre de quinze femmes qui, seules, aient pu lui donner des renseignements détaillés sur l'époque de leurs règles et des rapports sexuels, il n'en a pas trouvé une seule qui fût devenue enceinte dans les moments très-éloignés des époques destinées à la ponte des ovules arrivés à maturité (2).

Ainsi l'homme sage et prévoyant, qui veut proportionner la population de sa famille à ses ressources pécuniaires, qui ne veut point engendrer des êtres voués à la pauvreté et à toutes les calamités qu'elle entraîne, fera bien de se pénétrer des vérités précédentes. C'est par ce moyen qu'il parviendra à alléger pour lui le lourd fardeau de la misère! Les deux époux n'étant plus dans la dure

(1) Les recherches microscopiques ont démontré que les animalcules spermatiques pouvaient se conserver vivants au milieu du sang et du fluide leucorrhéique.

(2) Ouv. cit., p. 478.

nécessité de garder une continence absolue, ou d'étendre, à chaque épreuve, la série de leur lignée, demeureront dans une heureuse sécurité : car c'est là, qu'on n'en doute pas, le principal écueil du bonheur domestique. Si de telles notions se répandent dans les classes populaires, le pauvre ne sera plus dans la dure nécessité de sacrifier les seules jouissances qu'il soit appelé à goûter sur cette terre.

CONCLUSIONS.

De tout ce que nous venons de dire, il reste donc acquis pour l'hygiène intime du foyer domestique : 1° que la femme a, comme les femelles d'animaux, des époques déterminées pour la reproduction; 2° qu'il y a des époques où la conception est impossible; 3° que le rapprochement des sexes, pratiqué six à sept jours après, offre des chances pour la nullité du résultat; 4° que les chances augmentent si on éloigne encore du temps des règles, l'époque de ce rapprochement; 5° que l'époux qui désire restreindre le nombre de ses enfants doit s'abstenir des plaisirs conjugaux pendant une période de chaque mois qui varie entre dix et quinze jours, et qui comprend les jours avant-coureurs des règles, ceux pendant lesquels elles coulent, et enfin ceux qui suivent immédiatement l'éruption menstruelle. Nous devons ajouter que le coït pouvant accélérer quelquefois la ponte, quand il est pratiqué aux approches destinés à cette fonction, il est prudent de s'en abstenir, dès que l'épouse ressent les symptômes avant-coureurs de sa fonction périodique.

SECTION II.

Du mariage considéré comme source et comme préservatif des maladies héréditaires.

Nous l'avons dit, dans le cours de cet ouvrage : En ayant égard au principe de l'hérédité morbide, à cette loi souffrant peu d'exceptions, qui veut que l'enfant issu de parents malades ou vicieusement affectés, soit solidaire d'une partie ou de la totalité de leurs maux, l'hygiène proteste contre des alliances matrimoniales, qui auraient pour résultat la production d'un germe auquel la force plastique imprimerait une vicieuse impulsion. Elle enseigne aux individus placés sous le poids d'une maladie ou d'une infirmité héréditaire et qui veulent se perpétuer, à rechercher un accouplement où la force plastique qui doit couver l'embryon ait un caractère *antagonistique* à la leur. C'est, en ce sens, que les prévisions de l'hygiène peuvent exercer une heureuse réaction sur la tendance initiale de la force plastique. Là est en grande partie le secret de vaincre les maladies héréditaires. Or, les alliances conjugales sont les seules voies par lesquelles la réaction de l'homme puisse s'exercer sur l'empiétement de ces terribles calamités ; les moyens ordinaires de la médecine sont impuissants, il faut le confesser en toute sincérité. L'hygiène dévoyée dans ses procédés ordinaires, doit donc aller à la recherche de secours puisés dans le sein même de la famille.

Nous allons donc nous fixer sur l'hérédité morbide en général, sur les maladies véritablement héréditaires, sur les secours précaires qu'offre actuellement l'hygiène contre leur existence. Enfin, nous rechercherons si la famille ne possède point, dans le choix raisonné des alliances, un puissant instrument pour conjurer le développement des maladies constitutionnelles, originellement acquises.

CHAPITRE I.

DE L'HÉRÉDITÉ EN GÉNÉRAL. — QUELLES SONT LES MALADIES QUE L'ON DOIT RÉPUTER VRAIMENT HÉRÉDITAIRES ? ALIÉNATION MENTALE ; ÉPILEPSIE, NÉVROSES DIVERSES ; MALADIES DU COEUR ; GOUTTE, GRAVELLE ; DARTRES, CANCER ; TUBERCULES, SCROFULES ; RACHITISME ; MALADIES VÉNÉRIENNES, ETC. TRANSMISSION DE LA PRÉDISPOSITION MORBIDE. — DU TRAITEMENT HYGIÉNIQUE ET MÉDICAL DES MALADIES HÉRÉDITAIRES. — DE L'ALLAITEMENT.

De l'Hérédité en général. — Les pères de famille devraient toujours avoir présente à la mémoire cette sentence d'un des plus grands médecins de la France : *Ut bonorum hæreditates, ita et malorum successiones ad posteros perveniunt* (1) : « Les maux comme les biens se transmettent par héritage. » La source où l'être prend naissance, a dit encore Fernel, exerce sur les destinées de la vie, une influence incalculable, et ceux qui ont puisé cette vie au sein de la vigueur, doivent être réputés fort heureux. Il est peu de médecins qui n'aient souvent gémi sur l'extension que prennent, au milieu des populations, certaines maladies meurtrières et marquées du sceau fatal de l'hérédité. Il en est peu qui n'aient eu l'occasion d'assigner pour cause, soit à la phthisie pulmonaire qui ravage toute une famille, soit à l'épilepsie qui l'attriste, soit à la maladie cancéreuse qui lui fait subir d'horribles tortures, une alliance matrimoniale imprudemment contractée. On voit alors dans le monde, ceux que Dante vit avec effroi dans les sombres demeures : ils blasphêment le temps de leur naissance et la semence de leur semence et de leur enfantement (2).

Toutes les fois que la constitution des humeurs se trouve viciée, quel que soit le genre de cette altération, le sperme de l'homme aussi bien que la liqueur contenue dans l'œuf de la femme, doivent indispensablement se ressentir de ce vice général.

(1) Ballonius. — *Consil. med.* Cons. III, 2. *Junge Fred.* Hoffmann. — *Dissertatio physico. medica de affectibus hereditariis.* Supplem. sec. t. I. p. 549.

(2) *Divina comedia.* inferno, cant. III.

La matière séminale, en effet, prenant sa source dans le sang, et en étant comme l'essence, doit donc en retenir la nature ; or, si le sang est infecté de quelque virus particulier, la matière séminale sera aussi viciée, et par conséquent le germe participera au virus dominant de son père. Il ne faut pas se persuader que cette étincelle d'un feu primitif puisse souvent s'altérer ou s'éteindre, et elle ne peut pas changer aisément de nature; c'est un levain qui fermentera et qui s'augmentera à mesure de l'évolution et de l'accroissement du germe.

Maintenant il est difficile, dira-t-on, d'expliquer comment la liqueur fécondante que le père ou la mère fournit, peut contenir le germe d'une maladie quelconque, et notamment d'une affection qui ne doit se développer que dans la succession des âges, à dix-huit, à vingt, à trente ans même, et au-delà. Mais on ne peut nier que les semences végétales, dont la forme, le tissu et toutes les qualités intrinsèques diffèrent si fort de leurs productions futures, contiennent néanmoins la cause efficiente de la germination de plantes semblables, portant les mêmes fleurs, les mêmes fruits, et qui plus est, étant douées de la même odeur, du même goût et ayant les mêmes propriétés. La faculté de l'organisation végétale est, pour ainsi dire, comme un atôme dans la petite graine qui en est pourvue ; et la propriété de la reproduction d'une diathèse est également concentrée dans le germe, dont nous ne pouvons connaître ni la forme ni la manière d'exister. Il est certain que la même main qui calque si scrupuleusement la physionomie du fils sur celle du père et de la mère, doit passer aux ressemblances intérieures, et rendre avec la même exactitude, organe pour organe, viscère pour viscère, constitution pour constitution. Il est certain que les enfants reçoivent en héritage de leurs parents, outre la ressemblance des physionomies, plusieurs autres qualités extérieures et visibles, qui sont autant de preuves de l'influence toute puissante du père et de la mère sur l'organisation totale de leur progéniture. Il est assez ordinaire de voir qu'un mari et une femme, tous deux d'une belle figure et de taille avantageuse et bien proportionnée, mettent au monde de beaux enfants qui prospèrent et grandissent comme eux. Le célèbre Haller se vantait d'appartenir à une de ces heureuses races, dont les individus, par leur stature imposante, semblent nés pour commander aux autres hommes, et l'on peut dire de lui, que la grandeur de son corps répondait à celle de son génie (1). Faut-il ajouter que les parents ont non-seulement le pouvoir de transmettre à leurs enfants les simples vices de conformation extérieure, mais qu'ils leur communiquent aussi le mode spécial de leur organisation la plus intime, et qu'ils influent par-là jusque sur leur constitution morale ? Enfin, il ne faut point oublier que l'enfant hérite des dispositions maladives de celui de ses parents auquel il ressemble le plus : les maladies héréditaires suivent très-généralement les ressemblances.

(1) *Element. physiol.*, lib. 30, sect. II, § II.

Nous devons ajouter, pour compléter ce que nous venons de dire de l'hérédité en général, que très-souvent il arrive qu'une génération entière est exempte d'une maladie héréditaire que l'on voit se développer chez la génération suivante. On ne peut expliquer cette impuissance temporaire du germe morbide, qui se développe ensuite avec une plus grande intensité ; mais c'est un fait positif : *Silente sæpè morbo in genitore dùm ex ævo derivatur in nepotem* (1). Joindrons-nous à ces considérations, le témoignage des traditions religieuses antiques, qui sont unanimes concernant le dogme de l'hérédité morbide ?

Le Très-Haut, d'après Moïse, menace le vice du père d'une expiation funeste, retentissant jusqu'au sein des générations à venir. « Je suis le Dieu fort et jaloux, qui venge l'iniquité des pères sur les enfants, jusqu'à la troisième et quatrième générations, dans tous ceux qui me haïssent, et qui fais miséricorde, dans la suite de mille générations, à à ceux qui m'aiment et qui gardent mes préceptes (2). »

Les religions orientales insistent, à chaque instant, dans leurs préceptes, sur les conséquences terribles de l'hérédité morbide. Manou, le plus fameux législateur de l'Inde, veut qu'on séquestre de la communauté des Brahmines, les individus atteints d'affections transmissibles par l'hérédité.

(1) Boerhaave. — Aphoris. 1077.
(2) *Exod.* chap. xx, v. vi et suiv.

On va voir, par les citations suivantes, combien ses idées étaient exactes sur les maladies réputées héréditaires.

« Un phthisique, un épileptique, un homme affligé d'une inflammation des glandes du cou, un lépreux, un méchant, un fou, un aveugle, et enfin un contempteur des Védas, doivent être exclus.

» Que les hommes dont la conduite est répréhensible *ou qui doivent leurs infirmités ou leurs maladies à des fautes commises dans une naissance précédente ;* qui sont indignes d'être reçus dans une assemblée honorable, et les derniers de la classe sacerdotale, soient exclus des deux cérémonies par tout judicieux Brahmane (1). »

Dans les chapitres que nous consacrerons, à la fin de cet ouvrage, à l'hygiène des religions, nous reviendrons sur cet intéressant objet.

Nous allons actuellement passer à l'examen des maladies héréditaires.

ARTICLE I. — *Quelles sont les maladies que l'on doit regarder comme vraiment héréditaires ?*

On peut dire, avec Etmuller, que les maladies chroniques dont le caractère est fixe et tenace, et

(1) *Lois de Manou*, liv. III, v. 162, 167. Traduction de Loiseleur Deslongchamps.

dont l'art ne triomphe qu'après de longs combats, sont celles qui sont le plus propres à prendre racine dans les familles, et à s'y perpétuer par la génération (1). Ce sont celles-là, en effet, qui opèrent dans les individus les impressions les plus profondes, qui pénètrent la substance entière du corps humain, qui vicient les fluides. Prenons chacune d'elles séparément.

De toutes les maladies, dit Esquirol, l'aliénation mentale est la plus éminemment héréditaire. Quoique notée 337 fois sur 1,375 aliénés, je suis persuadé que cette cause prédisposante est encore beaucoup plus fréquente (2). Sur 14,362 aliénés, admis dans divers établissements, l'influence de la prédisposition héréditaire a pu être constatée 1,682 fois La folie est plus souvent transmissible par la mère que par le père ; les enfants qui naissent avant que leurs parents aient été fous, sont moins sujets à l'aliénation que ceux qui sont nés après. Le docteur Baillarger vient de prouver tout récemment, dans un Mémoire lu à l'Académie royale de médecine, que la folie de la mère est plus fréquemment héréditaire que celle du père, dans la proportion d'un tiers ; que les garçons tiennent à peu près aussi souvent la folie de leur père et de leur mère ; mais que les filles, au contraire, héritent au moins deux fois plus souvent de la folie de leur mère que de celle de leur père. En faisant l'applica-

(1) Op. om. *Institut. med. Path. thes.* 25.
(2) Ouv. cit. t. II, p. 683.

tion de ces résultats au pronostic à porter sur les enfants nés de parents aliénés, on arrive aux conclusions suivantes : 1° la folie de la mère, sous le rapport de l'hérédité, est plus grave que celle du père, non-seulement parce qu'elle est plus fréquemment héréditaire, mais encore se transmet à un plus grand nombre d'enfants ; 2° la transmission de la folie de la mère est plus à craindre pour les filles que pour les garçons ; celle du père, au contraire, plus à craindre pour les garçons que pour les filles ; 3° la transmission de la folie de la mère n'est guère plus à craindre pour les garçons que celle du père ; elle est, au contraire, deux fois plus à redouter pour les filles (1).

L'*épilepsie* est une des maladies les plus franchement héréditaires : les médecins, tant anciens que modernes, sont unanimes sur ce point. Zacutus Lusitanus cite le cas d'un homme qui avait huit enfants et trois petits-enfants, qui tous étaient épileptiques comme lui (2). Selon J. Copland, il faut souvent chercher chez les grands parents, les oncles, les tantes du malade, cette influence héréditaire. Sur cent dix malades observés par MM. Boucher et Casauviellh, trente-un étaient nés de parents épileptiques (3). La propension au *suicide* semble

(1) *Gazette médicale de Paris*, p. 226, ann. 1844.

(2) *Praxis. admiranda*, lib. 1. obs. 36. — Junge-Stahl, *de hæredit dispos.* ad var. affection. — Copland. — *Dictionary of pratical medecine*, art. Epilepsia.

(3) *Mémoire sur l'Epilepsie* dans archiv. gen. de méd., t. IX. — 1845.

quelquefois comme héréditaire parmi beaucoup de membres d'une même famille. On voit des oncles, des tantes, des cousins, deux, trois, cinq, six frères, accomplir la résolution la plus désespérée. C'est souvent aussi à une période déterminée de leur vie, que ces infortunés cèdent à la violence de leurs pensées, en accomplissant la fatalité de leur destinée.

Après ces deux maladies, qui jettent de grandes douleurs dans la vie humaine, il faut parler de cette classe d'affections multiples, issues de la même famille, mais variées dans leurs formes, et qui sont vaguement désignées sous le nom d'*affections nerveuses*. Le fonds commun à ces affections, parmi lesquelles nous rangeons l'hypochondrie, l'hystérie, la mobilité nerveuse, etc., est une sorte de diathèse originelle, acquise par le fait du père ou de la mère. Nous avons actuellement sous les yeux, dit le docteur Brachet, dans son *Traité de l'hypochondrie*, l'exemple d'un homme, dont le caractère bizarre a fini par passer à l'hypochondrie maniaque, et de son fils qui, âgé de vingt ans, a déjà dans le caractère et dans les idées la même bizarrerie que son père (1).

Des faits nombreux ne permettent pas de douter que les *maladies du cœur* ne soient ou ne puissent devenir héréditaires. La quarante-septième proposition de l'ouvrage de Lancisi sur les anévrismes est consacrée tout entière à prouver l'hérédité des ma-

(1) *Traité complet de l'Hypochondrie*, p. 352. — Lyon 1844.

ladies du cœur; il y rapporte que dans une même famille, l'aïeul, le grand-père, le père et le fils ont été successivement affectés d'anévrismes du cœur. Dans l'un des mémoires de l'Institut de Bologne, Albertini parle d'une femme déjà fort âgée, qui avait eu cinq frères morts à la fleur de l'âge, de maladies du cœur, et qui elle-même luttait depuis plus de trente ans contre une maladie semblable.

L'hérédité, ajoute Corvisart, dans les maladies, ne peut être révoquée en doute. On l'a admise pour plusieurs; je crois ne pas trop avancer en disant qu'on doit l'admettre pour le plus grand nombre, même pour certaines qui, par leur nature, semblent en être le moins susceptibles; plus j'ai apporté d'attention dans mes observations, plus je me suis convaincu de cette vérité. Les maladies organiques surtout, ont ce caractère, et les lésions du cœur sont loin de faire exception à cette règle presque générale (1).

Les maladies humorales qui, après les affections cérébrales et nerveuses, doivent être placées au plus haut de l'échelle des maux héréditaires sont : la goutte, les dartres, les vices rachitiques, scrofuleux, et cancéreux. Tous les praticiens modernes n'ont fait, à l'égard de la première, que confirmer de plus en plus, par leurs observations, ce qu'en pensèrent Hippocrate, Galien, Cœlius Aurelianus, qui la mirent à la tête des maladies héréditaires. Dans la ville que j'habite, dit Pujol de Castres, il est une

(1) *Essai sur les maladies organiques du cœur*, p. 364.

famille ancienne et très-honnête qui, dans l'espace d'environ cent ans, a communiqué à dix autres familles auxquelles elle s'était alliée, cette maladie douloureuse, dont elle était en possession de temps immémorial.... Chacune de ces familles ainsi inficiées, sait fort bien comment et à quelle époque la goutte est entrée chez elle; et par les goutteux il lui est facile de remonter à la source de cette infection (1). On sait quelles affinités pathologiques existent entre la goutte et la gravelle. Celle-ci est également héréditaire : Fernel, Franck et Prout, ont cité des familles où régnait *insita renum calculosa constitutio*, et dont tous les membres étaient affectés de gravelle. Le dernier de ces médecins parle d'une famille dont le grand-père et le père sont atteints, tous les deux, d'un calcul lithique, et dont le petit-fils, âgé de douze ou treize ans, est très-disposé à la même affliction, comme le prouve son urine qui dépose souvent une grande quantité d'acide lithique sous forme de sédiment pulvérulent ou cristallin (2). L'hérédité du cancer ne peut être mise en doute, quoiqu'en disent certains auteurs. Madame Deshoulières, si célèbre par ses poésies et ses idylles succomba, ainsi que sa fille, héritière d'une partie de ses talents, à un énorme cancer du sein. Madame de la Vallière et la duchesse de Châtillon sa fille moururent de cette affection. Portal a vu, dans une même famille, trois sœurs succomber à une affec-

(1) *Œuvres de médecine prat.*, t. I, p. 213.

(2) Will. Prout. — *Traité de la Gravelle*, p. 184. — 1822.

tion cancéreuse (1). A propos des causes du cancer, nous ne pouvons passer sous silence les recherches de M. Tanchou ; les résultats auxquels ce médecin est parvenu, quoiqu'étrangers à la question de l'hérédité, sont trop conformes à l'esprit de cet ouvrage pour ne pas les consigner en ce lieu.

La cause de cette affreuse maladie qui augmente d'année en année, paraît être la cause de la civilisation. Ce qui tend à le prouver, c'est qu'elle est presque inconnue en Amérique et en Afrique. En Egypte, on la trouve chez les femmes turques et nullement chez les Fellahs. De plus, cette maladie n'est pas rare sur les animaux domestiques et sur ceux de nos ménageries, tandis qu'il est encore sans exemple que le cancer se soit développé chez les animaux à l'état sauvage.

L'hérédité est la cause des maladies scrofuleuses; cette cause même serait, d'après un médecin habile, qui a étudié spécialement les scrofules, la seule qu'il ait pu reconnaître et constater (2). Les études auxquelles ce praticien s'est livré sur les causes dites pathologiques et sur les causes extérieures occasionnelles, lui ont démontré qu'elles étaient vaines et controuvées; tandis que ses recherches sur la santé des parents qui engendrent des enfants scrofuleux lui ont donné des résultats constamment les

(1) Lugol. — *Recherches et observations sur les causes des Maladies scrofuleuses.* — Paris, 1844.

(2) *Considérations sur le traitement et la nature des Maladies de famille*, p. 90.

les mêmes. Il a toujours trouvé la relation la plus intime entre la santé des parents et celle de leurs enfants. Le docteur Lugol ayant, à propos des maladies scrofuleuses, étudié toutes les nuances de l'hérédité, nous ne croyons mieux faire qu'en consignant ici les principaux résultats auxquels il est parvenu.

Non-seulement l'hérédité est évidente dans la famille, dont elle augmente singulièrement la mortalité, mais elle l'est encore par le développement parallèle des scrofules dans les diverses branches issues d'une origine commune. Lorsque le père ou la mère se marient plusieurs fois, les enfants de chaque lit offrent une santé particulière. Ils sont scrofuleux toutes les fois que l'un des parents ascendant est affecté de scrofules, et cette transmission cesse d'avoir lieu lorsque les père et mère sont également purs de maladies héréditaires.

M. Lugol a fait très-bien sentir la parenté des maladies scrofuleuses avec les tubercules pulmonaires. En effet, la phthisie pulmonaire et les scrofules ont également une origine héréditaire; elles sont, l'une et l'autre, générales dans la famille, et y occasionnent la même mortalité. Mais ce qui renforce la similitude de ces deux maladies, c'est que : 1° les scrofules ont le plus souvent une origine tuberculeuse; 2° que ces deux maladies coïncident ordinairement dans la même famille; 3° que presque tous les scrofuleux sont tuberculeux pulmonaires. Dans les familles scrofuleuses, on perd des enfants de la poitrine, et réciproquement dans les familles tuberculeuses pulmonaires, quelques enfants succombent à des maladies scrofuleuses. Ce sont des faits qui sont connus de tous les praticiens.

Des parents dont la jeunesse a été scrofuleuse, mais qui jouissent présentement d'une bonne santé, engendrent souvent des enfants scrofuleux. On sent de suite l'immense portée de ce résultat clinique, pour les hommes qui ont à cœur d'empêcher, par des alliances heureuses, que le vice scrofuleux se perpétue dans les familles. Quoique restauré à l'époque de son mariage, quoique dans un état relativement beaucoup meilleur, l'individu qui a été scrofuleux dans son enfance, est dans le cas d'avoir une progéniture infectée du virus écrouelleux. Celui-ci, comprimé dans l'organisme du père, semble se rallumer dans celui de ses enfants. M. Lugol cite l'exemple frappant d'un homme qui présentait, dans son enfance, des signes de scrofules qui ont disparu momentanément à l'âge de la puberté. Non-seulement il paraît guéri, mais il acquiert une force physique plus qu'ordinaire. Voyez néanmoins sa postérité : elle est de quatre enfants, dont deux meurent en bas âge, et les deux qu'il a conservés sont tous deux scrofuleux, etc. Aucun de ses en-enfants n'a encore atteint l'âge de la puberté. Je ne connais aucun autre fait, ajoute le médecin qui le rapporte, qui prouve autant que celui-ci à quel point le tempérament de naissance reste radicalement le même, quelques améliorations qu'il puisse éprouver par l'influence salutaire de la puberté, et à quel point nous perpétuons notre race selon la santé que nous avions en naissant (1).

Des parents qui ne paraissent pas être scrofuleux, mais qui ont des frères et sœurs qui le sont, ont très-souvent eux-mêmes une postérité scrofuleuse. Ceci démontre combien l'être collectif que l'on nomme famille, peut conserver à l'état latent le germe d'un vice originaire. Lorsque celui des scrofules existe dans une famille, il n'atteint pas tous les enfants au même degré; ses caractères extérieurs, très-prononcés sur le plus grand nombre, peuvent l'être beaucoup moins ou même manquer sur quelques-uns. Quand un homme ne paraît pas scrofuleux, ses frères et sœurs l'étant, il est certain qu'il jouit d'un état de santé relativement meilleur; de bonnes règles d'hygiène peuvent fortifier encore davantage sa santé, et le rendre propre à engendrer des enfants sains. Mais dans les cas de ce genre, les plus avantageux que l'on puisse observer, il est néanmoins à craindre que les enfants ne soient scrofuleux.

Les considérations précédentes peuvent s'appliquer, en tout, à la *phthisie pulmonaire*, qui a tant d'affinités avec le vice scrofuleux. L'on peut affirmer, sans crainte, dès aujourd'hui, que c'est à la transmission héréditaire, qu'est due en grande partie la funeste propagation de cette maladie. Mais loin d'admettre, à l'exemple de certains auteurs (ce qui anéantirait la portée de l'hygiène et la rendrait illusoire), que les parents, dans ce cas, trans-

(1) Lugol. — Ouvr. cit. p. 165.

mettent à leurs enfants une disposition organique qui doit *nécessairement*, à une certaine époque de la vie, donner lieu au développement de tubercules; nous pensons que la phthisie n'est héréditaire qu'en ce sens, que les parents transmettent à l'enfant une conformation, une organisation qui le rend plus disposé qu'un autre à être atteint de phthisie. L'observation permet encore d'établir que la prédisposition congénitale aux tubercules, reconnaît souvent pour cause : 1° l'âge trop avancé ou trop précoce des époux ou de l'un d'eux; 2° le mariage entre individus d'un tempérament lymphatique, *surtout s'ils appartiennent à la même souche;* 3° le mariage entre individus débiles, affaiblis par des excès, par des maladies antérieures, par la misère. Il faut remarquer en outre que la propagation héréditaire de la phthisie est singulièrement favorisée par les circonstances suivantes : 1° les phthisies accidentelles, acquises, peuvent se transmettre par voie héréditaire; 2° la prédisposition héréditaire augmente avec le nombre des générations; 3° il suffit que l'un des parents soit lymphatique, débile, pour que l'enfant soit prédisposé à la phthisie, quelque robuste que soit la constitution de l'autre conjoint. Ceci devient majeur, et on le comprendra aisément, pour ce qui a trait au mariage. Il ne faut point se fier à la disparition momentanée de la phthisie dans la famille. Il arrive quelquefois, en effet, que cette maladie, après avoir fait périr une ou plusieurs générations, disparaît pendant une ou deux autres générations, pour se remontrer avec une nouvelle intensité chez la génération suivante. Et, chose non moins remarquable, c'est ce qui fait aussi que l'influence héréditaire est d'autant moins à craindre que l'apparition de la phthisie, dans la famille, remonte à une époque plus rapprochée. Nous allons passer à l'étude du *virus vénérien*, considéré comme transmissible par voie d'hérédité et affligeant, par ses transformations, la famille de nombreuses diathèses.

Depuis plusieurs années, notre attention est fixée sur ce grave sujet. Des observations cliniques nombreuses, auxquelles nous attachons une grande importance, puisqu'elles ont été recueillies dans l'espace de dix ans, à l'Hôtel-Dieu de Lyon, vaste agrégation de maladies lymphatiques et chroniques, permettent à l'auteur de soutenir cette proposition : « L'influence occulte, héréditaire du virus vénérien est la cause la plus puissante, sinon l'unique, des maladies qui atteignent les classes pauvres, et par-dessus tout, de la diathèse scrofuleuse. » Cette dernière est considérée, peut-être avec de justes raisons par plusieurs auteurs, comme une transformation du virus syphilitique dans l'espèce humaine : l'identité du siége anatomique de l'une et l'autre affection porterait à penser qu'il en est ainsi. Mais ce dont l'observation clinique ne permet pas de douter, c'est qu'une affection syphilitique même légère, guérie par les remèdes appropriés, peut placer l'individu qui l'aura contractée dans des conditions propres à engendrer des enfants scrofuleux. Les scrofules seront alors non l'héritage direct d'une maladie scrofuleuse dont le père est atteint, mais bien le résultat transformé d'une ancienne affection syphilitique. Nous avons reconnu fréquemment que les pères de jeunes enfants, réduits au dernier degré de la cachexie scrofuleuse, avaient contracté la maladie vénérienne sans être scrofuleux eux-mêmes. Dans beaucoup de cas, il nous a été possible, en nous transportant au domicile des malades, de reconnaître que les circonstances hygiéniques auxquelles étaient soumis ces malheureux, n'étaient point du nombre de celles qui sont réputées génératrices de l'affection scrofuleuse, telles que l'humidité, le défaut d'insolation, la mauvaise nourriture, etc. Voici le tableau des résultats que nous avons obtenus dans ces recherches :

Sur cent dix-sept scrofuleux, reçus à diverses reprises dans plusieurs services, quatre-vingt-cinq étaient nés de parents ayant eu la syphilis, et non scrofuleux ; cinquante-deux de ces enfants habitaient des demeures salubres, étaient bien nourris. D'autres faits, plus nombreux, viendront bientôt fournir de nouveaux arguments à ce point d'hygiène sociale, qui intéresse à un si haut degré la moralité des populations. Il suit de là qu'un homme de bien, ayant des projets d'établissement légitime, ne peut pas envisager comme une faute légère et sans conséquence les atteintes de l'affection vénérienne. Celle-ci d'ailleurs est transmissible avec les caractères qui lui sont propres, et le produit de la conception en porte le hideux stygmate. « La foi nous oblige, dit le plus illustre et le plus expérimenté des accoucheurs français, de croire que l'âme de l'enfant qui est au ventre de sa mère est taché du péché de notre premier père, aussitôt qu'elle lui est infuse, et l'expérience journalière nous montre que son petit corps porte aussi, dès ce temps-là, la peine des fautes dont il n'est pas coupable, quand la mère est affligée de la maladie vénérienne. Car nous voyons tous les jours des enfants dont les pères et les mères en sont infectés, naître pleins de pustules et de vilains ulcères, et assez souvent mourir avant que de venir au jour, ou peu de temps après être nés. Nous avons eu des personnes très considérables qui nous ont donné de suffisantes preuves par leur propre exemple (1). Il n'est pas rare de constater souvent, de nos jours, ce que Mauriceau avait observé.

Mais outre les affections héréditaires dont nous venons de parler, il en est une foule d'autres, variées à l'infini dans leurs formes et qu'on doit logiquement imputer à l'hérédité morbide. Nous avons remarqué ailleurs (t. I, p. 177 et suiv.), qu'une des successions les plus ordinaires, et on peut même ajouter des plus infaillibles, que les enfants recueillent de leurs parents, est le tempérament. Or, tous les tempéraments, lorsqu'ils sont surtout directement prononcés, disposent prochainement les sujets en qui ils se trouvent, à certaines espèces de maladies, qui dès qu'elles viennent à se déclarer, ne peuvent être regardées que comme la suite naturelle, le développement, ou si l'on veut, comme le maximum

(1) Mauriceau. — *Des Maladies des femmes grosses*, liv. Ier, p. 181. — 1721.

de chaque tempérament. Cela étant, on n'aura pas de peine à convenir, que toutes les maladies auxquelles on se trouve spécialement disposé par un tempérament héréditaire, méritent proprement et d'une manière particulière le nom de maladies héréditaires. Fréd. Hoffmann pensait qu'on doit réputer transmises par les parents, toutes les affections morbifiques qui sont le fruit naturel de la constitution spéciale que les enfants ont reçue d'eux : *Fibrarum vitia... et indè pullulantes morbi plerùmque ad liberos propagantur* (1).

Ainsi, un homme qui a reçu de ses ancêtres un tempérament bilieux, porte toujours au dedans de lui un penchant décidé à toute la classe nombreuse des maladies bilieuses, à toutes les affections du foie et des autres viscères qui sont en communauté de fonctions avec lui. Toutes ces maladies, dit Pujol de Castres, lorsqu'elles surviennent dans un tel individu, ne sont pas proprement accidentelles : on doit les considérer comme un accroissement ou plutôt une ramification d'un germe antérieur et héréditaire.

On peut en dire autant de chacune des affections qui sont la suite naturelle des autres espèces de tempérament échues par droit de succession. Les hémorrhagies, les coups de sang et les inflammations locales qui surviennent si familièrement aux constitutions sanguines, sont par conséquent des

(1) *Dissert. physico-medic. de affectibus hereditariis.* Op. om. supplem. sec. t. I, p. 549.

maux vraiment héréditaires et qui doivent être envisagés comme tels par le médecin. Si le tempérament que l'on a tiré de ses aïeux est faible et lymphatique, on aura des anasarques, des congestions froides, des empâtements lymphatiques des viscères, et toute sorte d'épanchements séreux. Par la même raison, les divers genres d'affections cérébrales et nerveuses, qui sont le fruit ordinaire du tempérament mélancolique, ont aussi leur origine dans la disposition constitutionnelle des parents, et sont encore aussi des maux héréditaires.

ARTICLE II. — *Du traitement hygiénique et médical des maladies héréditaires.*

Dans la première partie de cet ouvrage, en traitant des constitutions, des tempéraments et des âges, nous avons étudié et passé en revue les différentes modifications hygiéniques, à l'aide desquelles on pouvait conjurer le développement d'une affection originelle, et espérer de l'arrêter dans son point de départ. Tout ce que nous avons dit alors, se rattachant d'une manière stricte à la question qui nous occupe en ce moment, nous prions le lecteur de s'en pénétrer de nouveau ; ici, nous entrerons dans des considérations particulières que nous ne pouvions pas aborder précédemment. Pour travailler avec quelque espoir de succès à combattre chez un sujet le développement d'une maladie héréditaire dont il a reçu l'empreinte avec la vie, on doit le prendre dès sa plus tendre enfance, et le traitement prophylactique qu'on doit lui faire subir est nécessairement long et a besoin quelquefois d'être prolongé durant toute la vie. Cependant alors ces maladies n'existent point encore, et se trouvent cachées dans leurs causes prédisposantes, comme les rudiments de la plante dans la graine qui doit la reproduire, ou même comme le poulet dans l'œuf qui n'a pas été fécondé.

Lorsqu'un enfant a reçu de sa mère le germe d'une maladie héréditaire, il est de toute nécessité d'avoir recours à une nourrice étrangère, dont l'organisme et les prédispositions originelles soient en opposition avec la santé de la mère. Ceci exige une délicatesse de choix, une perspicacité dont le médecin de la famille est seul capable. Le lait d'une mère délicate et faiblement constituée, ne ferait, quoique on en dise, que confirmer et augmenter de plus en plus la débilité héréditaire de son fils. C'est bien assez pour l'enfant d'avoir vécu neuf mois dans un corps frappé d'une maladie constitutionnelle ; il faut le placer dans des conditions tout-à-fait antagonistiques à celles au milieu desquelles ses père et mère ont vécu. C'est pour cela que non-seulement il faut avoir recours à une nourrice étrangère, mais encore faire élever l'enfant à la campagne, loin des foyers paternels, si sa famille habite une cité. Les caresses de parents phthisiques, leur cohabitation pouvant de plus en plus lui nuire, il faut, pour ainsi dire, violenter la nature pour réparer les torts qui peuvent être regardés comme son ouvrage (1).

(1) Baumes. — *De la Phthisie pulmonaire*, t. II, p. 145.

La nourrice devra être, autant qu'on le pourra, jeune, vigoureuse et habituée aux travaux rustiques. Son lait acquerra une propriété encore plus tonique et plus restaurante, si à ces travaux accoutumés et à son régime simple et frugal, elle joint l'usage d'une quantité médiocre de vin, toujours tempéré par beaucoup d'eau. Nous allons traiter en ce lieu, pour ne plus y revenir, de quelques particularités relatives au choix des nourrices et à l'allaitement considérés en général et non-seulement au point de vue des affections héréditaires.

1° Du choix des nourrices et de l'allaitement en général.

Ici, s'offre à nous une question préjudicielle souvent débattue dans la famille, et souvent résolue en sens contraire, ou du moins d'une manière trop absolue. Cette question, c'est celle-ci : L'allaitement maternel est-il toujours préférable ? Doit-on toujours faire en sorte que la mère nourrisse son propre enfant ? Essayons de répondre à ces deux questions, qui ne sont, à le bien prendre, que les deux termes d'une même proposition :

Il est certain que lorsque la femme le peut physiquement, il est de son devoir d'aplanir toutes les difficultés qui pourraient surgir de sa position sociale ou de ses habitudes. Si sa santé le lui permet, si elle est forte, elle doit, dans l'intérêt de son enfant, et dans le sien propre, fouler aux pieds tous les obstacles extérieurs à elle-même. Si, en un mot, elle est femme du monde, elle doit pour un temps se constituer nourrice. Voilà ce que l'on peut dire d'une manière absolue, toutefois, à une seule exception près, comme nous allons le voir. En saine hygiène, nous l'avons déjà remarqué, il est important, surtout, de se conformer au plan de la nature, à ses lois harmoniques. Or, rien n'est moins contestable que ce principe, savoir : Que c'est entrer dans le sens des lois naturelles que de continuer la nutrition d'un être, dont on a, en quelque sorte, déjà édifié les matériaux organiques avec sa propre substance. Quant à l'exception unique que nous avons signalée, elle se tire non pas de l'état actuel de la mère, mais de ses précédents ou plutôt des précédents de sa famille. Ceci, comme on le voit, rentre dans le domaine des maladies héréditaires. Ainsi, une femme est grande, jeune, belle et forte; son lait abondant a toutes les qualités requises; elle possède toutes les qualités morales pour l'état de nourrice qu'elle prétend exercer avec dévoûment, avec tout cet admirable trésor d'abnégation maternelle. Eh bien! malgré tout cela, malgré tous ces avantages, nous ne conseillerions point à cette femme de persévérer dans sa résolution; nous la dissuaderions même de toutes nos forces, s'il était avéré pour nous qu'une affection essentiellement héréditaire fût du chef de sa famille; si nous savions positivement que l'aliénation mentale, l'épilepsie, ou des affections pulmonaires, ont décimé, à plusieurs reprises, quelques-uns de ses membres. Quoique cette mère n'ait elle-même aucune atteinte de ces maux, il nous suffit de connaître les mystérieuses lois des affections héréditaires pour recommander, d'après le principe que nous avons signalé plus haut, d'enlever l'enfant, pendant les premiers mois de sa vie, du milieu de sa famille; il lui faut à tout prix une nourrice étrangère; un lait qui lui donne des molécules organiques différentes de celles propres à la généralité des membres de sa famille. Voilà la seule exception à l'allaitement pour les mères, dont la santé apparente est irréprochable. Abordons maintenant une autre question dont on se préoccupe beaucoup depuis quelque temps; c'est l'influence que le non-allaitement exerce sur la santé de la femme.

On a sans doute beaucoup exagéré les dangers attachés au défaut d'allaitement de la part des mères. On a dit que les affections utérines les plus dangereuses, les plus rapides dans leur marche fatale, se déclaraient de préférence chez les femmes qui s'étaient soustraites au devoir de la lactation. Mais les faits dont on s'est servi pour étayer cette proposition, ont-ils toute la valeur désirable? Si on veut bien y réfléchir, on verra que ces observations reposent presque toutes sur des pétitions de principe. On voit telle femme mourir d'un cancer au sein, à la matrice, et qui n'a point nourri. On se hâte d'établir une relation de cause à effet, mais on oublie que si cette femme n'a point allaité, c'est que ses forces, ses conditions physiologiques s'y opposaient; c'est qu'elle était placée sous le poids d'une affection générale qui devait être mortelle. Il ne faut pas perdre de vue, d'ailleurs, que lorsque l'organisme est affaibli par une cause quelconque, la sécrétion laiteuse est peu abondante et se tarit bien vite. Avec cela on a beaucoup de peine pour expliquer les prétendues répercussions de l'humeur laiteuse sur les viscères intérieurs. Ces phénomènes se comprennent bien mieux chez les femmes vigoureuses, bien constituées, qui sont *réellement organisées pour être nourrices*, et qui renoncent à cette pratique dans la crainte de sacrifier quelques chose à leurs plaisirs. C'est véritablement chez ces dernières qu'il y a danger. Mais ce que l'on peut affirmer, d'après les lumières fournies par la plus saine observation médicale, c'est que les femmes médiocrement dotées sous le rapport sanitaire, habitant les grandes villes, font mieux de ne point nourrir; que loin d'avoir aucun danger à courir pour elles-mêmes, elles ont plus de chances de se fortifier, en n'allaitant pas. Il est, en effet, des mères qui n'étant point malades à proprement parler, n'ont point, cependant, les conditions affectées pour être bonnes nourrices. Telles sont ces femmes frêles, étiolées, dont la fibre est molle, le sang appauvri; qui ont les dents mauvaises, les gencives saignantes, sont sujettes à des éruptions croûteuses à l'intérieur des narines ou vers les aîles du nez; celles dont l'appétit est médiocre. Or, comme en fait d'allaitement il faut toujours recourir au mieux, nul ne pourra contester qu'une nourrice étrangère, parfaitement saine, n'ait de grands avantages par rapport au nourrissage de l'enfant. Celui-là, d'ailleurs, non seulement pêche par la qualité chez les mères qui s'obstinent à vouloir nourrir, et qui offrent les attributs dont nous venons de parler, mais encore par la quantité. C'est ainsi qu'on est souvent obligé de venir en aide par l'*allaitement artificiel*, à cette disette du sein maternel ; on sustente l'enfant par de petits potages, etc. Nous pensons donc qu'à notre époque on a peut-être trop exagéré la nécessité pour les femmes de nourrir elles-mêmes leurs enfants ; qu'on ne tient pas assez compte des exceptions très nombreuses, où l'allaitement étranger doit être préféré. Passons maintenant aux règles principales qui doivent guider les parents dans le choix d'une nourrice.

Nous avons déjà esquissé une partie des qualités qui constituent la bonne nourrice ; nous ajouterons les suivantes : Elle doit être habituellement bien portante et née de parents sains ; ses mamelles, bien développées, ne poivent point contenir un lait ayant plus de cinq ou six mois. C'est un préjugé de croire qu'un nouveau nourrisson renouvelle un lait de dix à douze mois : une nouvelle couche peut seule donner un lait nouveau. Si l'enfant doit être nourri à la campagne, il est de la plus haute importance que l'habitation de la nourrice soit saine, bien aérée et dans une bonne exposition. Logés à un rez-de-chaussée humide, les enfants périssent du carreau.

L'on tiendra aussi à ce que la femme à laquelle on va confier l'existence d'un enfant ait beaucoup d'ordre et de propreté, qu'elle ait un peu d'aisance, et qu'elle ne soit pas obligée de se livrer habituellement à des travaux pénibles qui appauvriraient nécessairement son lait. La placidité de caractère de la nourrice est une condition essentielle. Deyeux et

Parmentier ont eu l'occasion d'examiner le lait d'une nourrice sujette à des attaques de nerfs, et chaque fois qu'elle éprouvait des attaques, son lait devenait transparent, visqueux. Tout dans son hygiène morale doit concourir à apporter le calme : les mêmes observateurs ont remarqué que les chèvres donnaient de mauvais lait quand on maltraitait leurs nourrissons.

C'est ici qu'il convient de revenir sur le sevrage et sur l'époque à laquelle on doit l'effectuer, et d'ajouter quelques nouvelles observations à ce que nous en avons dit précédemment. (T. I, p. 98 et suiv.) Considéré sous le point de vue de la physiologie et de l'hygiène publique, l'allaitement prolongé est une chose trop méconnue dans la famille; ses avantages y sont trop peu appréciés. C'est l'allaitement incomplet ou vicieux, en effet, qui est la source du plus grand nombre des maladies de l'enfance; c'est lui qui moissonne des milliers d'enfants dans tous les pays; c'est lui qui, par contre, donne lieu à une exubérance de population, en multipliant, contre toutes les lois naturelles, les époques de nouvelles conceptions.

C'est un devoir des mères de famille de ne sevrer que tard les enfants qui ont reçu de leurs parents une santé frêle et délicate. Plus leur constitution est débile, plus leurs organes digestifs ont besoin de temps pour acquérir la force nécessaire à la digestion des aliments solides; et plus par conséquent, l'époque du sevrage doit être retardée. Jamais il ne devrait leur être offert d'autre aliment que le lait, avant qu'ils aient atteint le trentième mois, époque où la première dentition étant finie, ils se trouvent munis des instruments nécessaires à la mastication. J'ai vu, dit Pujol de Castres, plusieurs sujets qui, à raison d'une constitution totalement ruinée, ont tété pendant trois et même quatre années entières. Dans les derniers temps de cette longue lactation, le lait de deux femmes suffisait à peine à leur nourriture. Non-seulement ce régime purement laiteux les a préservés de dangers pressants, auxquels leur pitoyable état les exposait sans cesse, mais encore par son moyen leur santé s'est raffermie; et leur constitution a acquis quelquefois une vigueur à laquelle je ne me serais jamais attendu. En général, parmi nous, on sèvre trop tôt les enfants. Nos ancêtres les gardaient plus longtemps à la mamelle; c'est, en grande partie, ce qui les rendait si sains et si vivaces. Jamais peut-être les frères Machabées, qui se distinguèrent si fort par leur fermeté, sous Antiochus., n'eussent été des héros, si leur mère aussi tendre que généreuse n'eût fortifié leur constitution, en les nourrissant de son lait, pendant les trois premières années de leur vie. Nous devons ajouter, malgré les assertions de ce médecin distingué, que l'allaitement trop prolongé a aussi ses inconvénients chez les enfants robustes. Ce mode d'alimentation n'est bientôt plus en rapport chez l'enfant, avec les besoins d'un accroissement rapide. Aussi voit-on des enfants qui, dans les premiers mois de leur naissance, jouissent d'une santé robuste, tomber dans le dépérissement qui persiste jusqu'à ce que le sevrage les ait fait soumettre à un régime mieux approprié à leurs besoins. On doit tenir compte de l'âge du lait, qui perd de ses qualités nutritives en vieillissant. On a aussi envisagé l'allaitement prolongé sous un point de vue social.

L'allaitement prolongé, avons-nous dit, aurait une portée immense sous le point de vue de l'économie politique de la population. Un médecin, auteur d'un ouvrage rempli d'idées neuves et originales, préconise sous ce rapport l'*allaitement triennal*.

L'allaitement triennal, dit-il, rendrait le plus grand service à ces pauvres femmes, dont la position sociale exige qu'elles contribuent, pour leur part, aux moyens de soutenir une famille. La discontinuation prématurée de l'allaitement est habituellement suivie d'une autre gestation. La naissance d'un enfant chaque année, ou tous les vingt mois, diminue les profits du travail ou augmente les dépenses. Les frais indispensables du moment de la parturition et ceux qu'entraîne l'entretien de plusieurs enfants, incapables de rien gagner, précipitent les classes ouvrières dans les abîmes de l'indigence ; tandis que souvent, faute de donner à l'enfant précédemment né, les soins qui lui sont dûs, une grossesse annuelle amène la maladie et la mort de l'un des enfants ou des deux à la fois. Avec l'attention et l'affection concentrées sur un seul enfant, ces crises seraient moins fréquentes, puisque l'allaitement naturel conserverait mieux leur santé. Les préparatifs de l'accouchement n'étant nécessaires que tous les quatre ans, si l'enfant précédent vit encore, les épargnes auraient le temps de s'accumuler et les parents seraient moins gênés par cet événement qui fait époque dans leur vie. D'ailleurs, des grossesses fréquentes ne sont pas seulement une source de misère et de pauvreté dans les classes industrielles ; mais la promptitude avec laquelle se succèdent les naissances, inspirent de l'effroi à bien des pauvres mères qui, indépendamment des douleurs de l'accouchement, redoutent les difficultés de pourvoir à la subsistance de leurs futurs enfants (1).

Nous reprochons à ces considérations qui paraissent spécieuses en apparence, de ne point être assez d'accord avec l'intérêt général de la société qu'elles ont en vue surtout. Elles ne tiennent pas compte de la débilitation qu'un allaitement trop prolongé peut amener chez la mère et chez l'enfant. Et puis l'accomplissement de ce long devoir est réclamé de la part de personnes même qui sont le plus défavorablement placées pour le remplir. Ne sont-ce point, en effet, les femmes d'artisans, logées dans des rues étroites et humides, qui sont le plus dans la nécessité de confier leurs enfants à des nourrices de campagne? Poursuivons les autres moyens de traiter les maladies originelles.

Il est nécessaire de bien remarquer que, pour avoir une espérance raisonnable de succès dans le traitement préservatif de toutes les maladies hérédi-

(1) Loudon. — *Solution du Problème de la population et de la subsistance, soumise à un médecin dans une série de lettres*, p. 311.

taires en général, il faut le mettre en usage dès la première enfance, et ne pas attendre qu'en grandissant et en s'affermissant avec le corps, le vice ait pris une consistance et une fixité, qui le rendraient ensuite indestructible. (V. t. I, p. 71.) Comme il est question, dans ce genre de traitement, de changer l'état constitutionnel des enfants, d'opérer en eux une seconde formation, on doit prendre la direction de tous les actes de leur vie.

Après la lactation, la prophylaxie des maux héréditaires, dérive, pour l'enfant, des principes de l'hygiène générale ; des soins que l'on doit apporter à son éducation, etc.

Nous allons esquisser le traitement hygiénique de quelques maladies héréditaires dont la forme, les allures particulières, nous ont empêché de fixer spécialement la nature et le point de départ.

2° Du traitement de quelques maladies héréditaires en particulier.

Affections goutteuses et rhumatismales. — Il est bien nécessaire sans doute de s'occuper de bonne heure de donner une constitution forte et vigoureuse aux jeunes sujets qu'on a droit de croire infectés de vice caché. Mais ce ne serait point faire assez ; à ce premier soin doit s'en joindre un autre, celui de soustraire l'enfant dans les âges suivants, à l'action de toutes les causes occasionnelles qu'on sait être capables de favoriser le développement de ces cruelles maladies. L'expérience a appris que l'usage indiscret et prématuré des plaisirs du mariage, l'abus des liqueurs spiritueuses, la nourriture trop succulente, une vie inoccupée et inactive, sont singulièrement propres à précipiter l'évolution du germe goutteux. Vivre dans un air sec et salubre, se nourrir sobrement, à des heures réglées, user souvent de la brosse et du bain, ne s'occuper que modérément des travaux de cabinet, éviter les secousses des passions violentes, et plus encore les longs chagrins, sont aussi, pour les adultes, autant de moyens d'écarter efficacement loin d'eux toute atteinte de la goutte héréditaire.

Affections scrofuleuses; tuberculeuses. — En traitant du tempérament lymphatique (v. t. I, p. 215), nous avons longuement traité des modificateurs qui avaient le plus d'influence pour arrêter la dégénérescence de ce tempérament, et particulièrement les scrofules. Les mêmes vues se retrouvent dans une multitude d'endroits de notre ouvrage, tels que l'*aération*, le *climat*, etc. C'est un point sur lequel nous avons le plus insisté.

Affections scorbutiques. — Pour préserver les sujets de toute affection scorbutique héréditaire, outre qu'il est toujours nécessaire de renforcer dans les premiers temps de la vie, leur constitution par une éducation austère, on doit encore leur faire éviter avec soin tout air stagnant et marécageux. La propreté habituelle, une atmosphère sèche et tempérée, un régime végétal, un air rural, des exercices modérés et soutenus, et un usage réglé des boissons vineuses, leur conviennent spécialement.

Affections cutanées. — Chez les enfants menacés de maladies héréditaires de la peau, les lotions d'eau froide, les bains frais, quelquefois entremêlés aux bains chauds, à la manière des Russes, les frictions sèches de la peau, l'usage habituel des laiteux et des végétaux savonneux, la propreté des vêtements, et la résidence ordinaire dans une atmosphère sèche et médiocrement chaude, sont les moyens prophylactiques les plus appropriés.

Affections cancéreuses. — Quoique la science médicale soit à peu près dépourvue de toute ressource contre ces déplorables maladies, l'hygiène, cependant, offre quelques présomptions, quelques vues disséminées, qui ne sont point sans importance.

Ainsi, un grand nombre d'auteurs considèrent les climats chauds comme favorisant la production des cancers. Quelques-uns vont jusqu'à affirmer que la rapidité de la maladie du cancer, peut s'estimer en raison de l'élévation de la température, *et vice versâ.* Selon eux, des personnes affectées de cancer, passant du Nord au Midi, auraient vu leur maladie s'aggraver et prendre une marche plus prompte ; tandis que d'autres, au contraire, ayant quitté le Midi ponr se rendre dans le Nord, auraient ressenti des douleurs moins vives, plus rares ; et le cancer, chez ces individus, aurait exercé une influence moins funeste sur la constitution. Nous pensons donc, quelque douteuses encore que soient ces influences, que le médecin prudent devra prescrire au malade une habitation dont l'atmosphère ne soit ni froide ni humide. Les passions tristes, concentrantes, les chagrins prolongés ont été justement regardés comme des causes fréquentes de la maladie cancéreuse. La personne prédisposée devra donc arranger sa vie de manière à neutraliser, le plus possible, les causes de douleurs morales. L'hygiène de la peau, d'après les règles que nous avons prescrites, est pour elles de toute nécessité. Il est aussi bien avéré que les causes locales, les coups, les frottements continuels sur les parties, ont une action très-marquée sur le développement des cancers.

Affections nerveuses. — Nous n'avons point à nous occuper ici spécialement de la prophylaxie de ces affections générales ; leur traitement hygiénique ressort de tout ce que nous avons déjà surabondamment développé dans le cours de cet ouvrage, et de ce qui ressortira de l'hygiène morale.

Pour nous résumer, nous dirons que trop souvent l'expérience médicale nous apprend combien sont précaires les moyens hygiéniques les plus suivis et les mieux entendus, pour empêcher le développement de germes morbides, chez un individu qui a eu le malheur d'apporter en naissant quelques uns de ces germes. L'art aux prises alors avec un *fait accompli* dans l'organisme, perd le fruit de ses tentatives et de sa constance. Aussi, ne nous bornons-nous pas seulement à demander à l'hygiène contre l'hérédité morbide quelques formules banales, quelques recettes stériles. Allons plus avant, et demandons davantage ; demandons à l'art s'il ne peut point indiquer des moyens capables d'anéantir, même dans la totalité des familles, les germes destructeurs ; s'il ne peut point libérer de tout venin les races inficiées, de façon qu'elles puissent désormais se perpétuer sans perpétuer en même temps leurs infirmités. C'est ce que nous allons faire dans le chapitre suivant.

CHAPITRE II.

DU MARIAGE CONSIDÉRÉ COMME PRÉSERVATIF DES MALADIES HÉRÉDITAIRES. — RÈGLES A SUIVRE DANS LA FAMILLE POUR L'ASSORTIMENT DES MARIAGES. — DE L'ANTAGONISME DES TEMPÉRAMENTS ET DE CERTAINES QUALITÉS PHYSIQUES ET MORALES, CONSIDÉRÉ COMME MOYEN DE PRÉVENIR LES MALADIES HÉRÉDITAIRES ET DE PERFECTIONNER L'ESPÈCE ; PREUVES TIRÉES DE LA PHYSIOLOGIE ET DE L'HISTOIRE.

Nous ne craignons point de l'avancer, il y a dans les idées que nous allons développer, dans les vues que nous allons soumettre (et cela malgré tout le degré de parfaite démonstration qui leur manque, comme elle manque à tout sujet encore inexploré), un intérêt énorme pour l'humanité, digne de fixer l'attention des bons esprits ; il y a là les germes de cette seule et vraie médecine, la MÉDECINE PRÉVENTIVE et PERFECTIVE, que l'avenir semble nous réserver par des voies inconnues. Tandis que jusqu'à ce jour la réaction de l'homme contre les plus grands maux dont il soit atteint, s'exerce au moyen de secours précaires, inconstants, dont la nature est mal déterminée ; il peut aller directement vers le *nœud gordien*, ce *fameux principiis obsta*, qu'on ne semble jusqu'à ce jour lui recommander que comme une amère ironie. La réaction intelligente de l'homme peut, en se servant du mariage hygiéniquement, avoir prise sur la tendance initiale de la force plastique, qui prépare et développe les germes de l'hérédité. C'est, comme on le voit, trancher le nœud gordien. Nous l'avons dit déjà : en ayant égard au principe de l'hérédité morbide, à cette loi souffrant peu d'exceptions, qui veut que l'enfant, issu de parents malades ou vicieusement affectés, soit solidaire d'une partie ou de la totalité de leurs maux, l'hygiène proteste contre des alliances matrimoniales qui auraient pour résultat la production d'un germe auquel la force plastique imprimerait une vicieuse impulsion. Elle enseigne aux individus placés sous le poids d'une maladie ou d'une infirmité héréditaire, et qui veulent se perpétuer, à rechercher un accouplement, où la force plastique qui doit couver l'embryon, ait un caractère *antagonistique* à la leur. C'est en ce sens, que les prévisions de l'hygiène peuvent produire une heureuse réaction sur la *tendance initiale* de la force plastique. Là, est en grande partie le secret de vaincre les maladies héréditaires.

Ajoutons encore que la difficulté, dans la réalisation d'une telle chose, est loin d'être insurmontable. Les pères et mères de famille sur le point de marier leurs enfants, établissent des enquêtes sur des sujets mille fois plus difficiles et mille fois plus délicats. Et puis n'oublions pas qu'une chose paraît plus difficile, à proportion du peu d'attention qu'on lui a apportée jusqu'alors. C'est surtout pour ouvrir une carrière nouvelle aux principes que nous soutenons, pour les faire apparaître au grand jour, que nous leur avons consacré ce chapitre.

ARTICLE I. — *Règles à suivre, dans la famille, pour l'assortiment des mariages et rendre ceux-ci propres à l'extinction des maladies héréditaires, et au perfectionnement physique et moral de l'homme.*

Quelque peu avancée que soit jusqu'à ce jour cette haute question de physiologie et d'hygiène sociales, on peut cependant poser à son égard un principe capital, que voici : Si une famille attaquée d'un vice héréditaire quelconque, voulait s'assujétir avec persévérance à ne jamais s'allier qu'à des familles saines, et établies dans des climats tout différents de ceux qu'elle habite elle-même, ce vice héréditaire s'affaiblirait à chaque génération, et se trouverait absolument anéanti à la quatrième. Quelle plus flatteuse perspective à offrir à la sollicitude des parents, pour les exciter à adopter avec des restrictions l'usage utile et précieux de croiser toujours les races dans les mariages de leurs enfants ! On a constaté que le goître et le crétinisme, maladies héréditaires et endémiques, pouvaient disparaître tout-à-fait par un heureux assortiment des alliances.

Voici, suivant Fodéré, médecin qui a fait l'étude

la plus approfondie de ces affections, l'ordre le plus constant que suit la propagation du crétinisme :

1° Si un mâle goîtreux, fils de goîtreux, à demi crétin, épouse une femme aussi demi-crétine, leur enfant est tout-à-fait crétin ; 2° si, au contraire, un mâle crétin au deuxième degré, épouse une femme bien constituée de corps et d'esprit, de cette union naîtra un enfant qui ne sera que fort peu crétin ; et si celui-ci s'allie, comme son père, l'enfant qu'il aura sera encore moins crétin que lui; et ainsi successivement, en croisant toujours les races, le crétinisme pourra s'éteindre tout-à-fait dans cette famille ; 3° mais si les races ne continuent pas à se croiser, et que, au contraire, le fils épouse une femme aussi crétine que lui, alors l'enfant ressemble au grand-père et non au père (1).

Ces principes sont applicables à toutes les maladies héréditaires que nous avons fait connaître précédemment : la nature étant invariable dans sa marche et dans les lois qui fixent ses productions.

1° *Règles à suivre dans les familles pour assortir les mariages.*

Afin de ne rien laisser au hasard pour accomplir, en toute sécurité, un acte sur lequel repose l'avenir d'une ou de plusieurs générations, il est bon de remonter le plus haut qu'il sera possible, dans l'histoire médicale de la famille, et d'y rechercher, pour ainsi dire, le type originel de la santé des

(1) *Du Goitre et du Crétinisme*, p. 309.

parents ascendants. Cela demande sans doute, de la part des familles des attentions inquiètes, des recherches suivies et bien réfléchies ; mais ce travail est de toute rigueur. Ce premier problème étant une fois résolu, il faudra en résoudre un autre, moins compliqué, à la vérité : il ressortira de la comparaison du degré de force, de santé respectives des deux futurs conjoints. Il faudra peser, dans ce cas, leurs affinités physiologiques, si nous pouvons nous exprimer ainsi ; les différences dans leurs tempéraments, dans leurs modes d'être affectés. Nous reconnaîtrons facilement qu'une telle appréciation, qui roule en partie sur des données physiologiques et médicales, ne peut être laissée au libre arbitre du père de famille. Malgré son activité et son bon vouloir, ne pouvant juger que par des caractères superficiels, par des renseignements incomplets, soit de l'état sanitaire de sa propre famille, soit des prédispositions du sujet auquel il veut unir son fils ou sa fille, sa sollicitude sera sujette à des mécomptes, dans le choix de l'individu chargé de perpétuer son nom avec son existence. L'intervention directe d'un homme de l'art est ici nécessaire : il faut, à tout prix, un ami véritable, et mieux que cela, un médecin de la famille.

Il faut, autant que possible, raisonner, au point de vue physiologique, le mariage qu'une famille se propose. S'il est d'usage, dans les deux parties qui sont sur le point de contracter une alliance, de s'appesantir longuement sur le degré de convenances sociales, sur les affaires d'intérêt ; de prendre des garanties légales pour la conservation du patrimoine, il est bien plus urgent encore de prendre des sûretés pour l'avenir sanitaire de la progéniture qui est le but final de tout mariage. L'application des lumières de la physiologie au choix des alliances, donne un premier principe qui est : l'antagonisme raisonné des tempéraments. Il est bien clair, en effet, que si l'on veut corriger leurs extrêmes dans les familles, et les rendre des tempéraments moyens, on ne saurait mieux faire que de les croiser par les mariages, en unissant, par exemple, les sujets lymphatiques aux sujets bilieux, et les sanguins aux nerveux, etc. Le produit de ces sortes de mélanges doit donner des tempéraments mixtes, des tempéraments qu'on pourra appeler vraiment tempérés : et par cet artifice, toutes les maladies auxquelles les tempéraments extrêmes donnaient auparavant des dispositions héréditaires, seront en un petit nombre de générations, tout-à-fait et nécessairement abolies (1).

Un second principe ressort de l'application de la science médicale au croisement des races : l'antagonisme des maladies et des prédispositions originelles. Il faut, dans certains cas, opposer les maladies les unes aux autres, les mettre par là en une espèce de combat singulier, dans lequel elles puissent s'attaquer et se détruire mutuellement. Cette proposition peut surprendre d'abord, et même paraître paradoxale : mais au fond, elle n'a rien que

(1) Pujol. — Ouv. cit. p. 348.

de naturel et de très conforme aux lois de l'économie animale : la prédisposition aux maladies caractérisées par l'atonie, la langueur, est efficacement combattue par la prédisposition aux maladies contraires, qui se traduisent par une sorte d'excitation fébrile.

Ainsi, des sujets nés dans des familles où la faiblesse de constitution est héréditaire, où la cachexie domine, devront s'unir à des individus robustes, mais qui, par droit d'hérédité, semblent spécialement destinés aux affections inflammatoires. Pourquoi, dit Portal, ne pas chercher dans des familles à la fibre solide et à physique, pour ainsi dire impassible, des individus pour unir à ces machines frêles et délicates, qui ne se meuvent presque que par des convulsions? Il faut toujours, si l'on veut obtenir un produit moyen, réunir par les mariages, le plus et le moins, le trop et le trop peu, l'excès et le défaut.

Ce principe qui se tire des contrastes physiologiques, doit également trouver son application, lorsqu'il s'agit de caractères purement physiques. Il faut avoir, en ce sens, une grande attention à la différence ou à la réciprocité des figures de l'homme et de la femme, et corriger, s'il est possible, les défauts de l'un par les perfections de l'autre. On doit éviter de faire des mariages disproportionnés par la taille; il ne faut pas unir un petit homme avec une grosse femme, ou un gros homme avec une grosse femme; parce que le produit serait mal proportionné ou difforme. Il y a des nuances qu'il faut suivre dans la nature, des règles dont il est dangereux de s'écarter quand on aime le beau. Il ne faut donc pas, dit Vandermonde, assortir un borgne avec une femme qui a l'usage de ses deux yeux ; un homme bien fait avec une boîteuse, ou ce qui est encore plus à craindre un sourd avec une aveugle. Tous ces assemblages sont contraires à la belle nature, et le produit qui en doit résulter ne peut être du beau. Ces défauts deviennent héréditaires et se perpétuent de race en race, de façon qu'il est très-difficile de les détruire ; il faut plusieurs générations choisies pour les effacer (1).

Il est notoire, par exemple, que l'aliénation mentale et l'épilepsie sont héréditaires dans une famille; chez quelques parents ascendants, on a vu tantôt la folie la plus franche, tantôt des bizarreries de caractère, tantôt des maladies convulsives. On dira dans ce cas qu'un père ferait mieux de ne pas marier son fils ou sa fille. Mais les représentations les plus sensées échouent devant la force de sa volonté. Ce mariage est un mal ; il s'agit d'en atténuer le plus possible les mauvais effets. Si le père ne se fait pas illusion, quelle sera donc sa conduite à tenir pour qu'un mariage auquel il tient pardessus tout, ne soit pas, pour sa postérité, une source de contagion? Evidemment, il ne peut unir son fils et sa fille à un sujet que lui recommandent seulement et les convenances sociales et la position de fortune.

(1) *Essai sur la manière de perfectionner l'espèce humaine*, t. I, p. 86. — Paris, 1756.

Il devra pardessus tout rechercher une famille où règne, de temps immémorial, un état de calme et de régularité dans le rhythme de la vie nerveuse, dont les membres se distinguent, en général, par la solidité du jugement, la modération dans les idées. C'est dans le sein d'une famille où les sujets sont plutôt apathiques que doués d'une imagination brillante, plutôt froids qu'emportés, qu'il trouvera l'époux ou l'épouse qui sont destinés à contrebalancer le développement et les ravages de la surexcitation nerveuse, inhérente dans sa propre famille. C'est ainsi qu'un mariage, bien entendu au point de vue sanitaire, peut devenir un correctif de bien des maux et quelquefois un véritable remède.

La même conduite est à tenir pour les autres maladies héréditaires, dont on veut étouffer le germe dans la famille. Quelle prudence, et quelle circonspection sont nécessaires dans le choix d'un époux, pour la jeune fille prédisposée, et par sa famille et par sa propre constitution à la phthisie pulmonaire! Dans ce cas, la première chose à faire, c'est de recourir à une famille pure de tout vice scrofuleux et rachitique; au milieu de laquelle la consomption pulmonaire n'a apparu qu'à de rares intervalles, comme un phénomène isolé (car de nos jours, il serait impossible de trouver une seule famille où cette cruelle maladie n'ait point fait quelques ravages). Après cela, on devra opposer, autant qu'il sera possible, d'après les principes émis précédemment, le tempérament au tempérament, la constitution à la constitution. Si le sujet a la poitrine étroite et aplatie, si les muscles qui la recouvrent sont flasques et émaciés, ce serait une imprudence blâmable que de ne point rechercher à l'unir à une personne douée d'un beau développement de la charpente thoracique.

Disons quelque chose de la transmission à la femme, d'une affection constitutionnelle, héréditaire chez le mari ; ce mode singulier de transmission mérite d'être connu. La femme qui s'allie à un homme d'une faible constitution, appartenant à une famille où règne la phthisie pulmonaire, court les plus grands risques, et peut, elle-même, succomber à cette affection, lors même qu'elle n'y serait nullement prédisposée. Voici une observation authentique qui nous a été transmise par un de nos confrères les plus éclairés :

« M. X..., issu d'une famille où la phthisie a fait périr successivement son père et plusieurs de ses frères et sœurs, présente lui-même les indices d'un tempérament très lymphatique et d'une constitution appauvrie. Cependant, grâce à son travail et à ses talents, il a pu s'élever à une position sociale, qui lui a permis d'opposer les bons soins de l'hygiène à la prédisposition originelle. Celle-ci est demeurée à l'état de germe, sous l'influence d'une bonne nourriture, de bons vêtements, d'une bonne habitation, etc. M. X... se marie à une demoiselle appartenant à une famille très saine, douée elle-même des plus beaux attributs du tempérament bilioso-sanguin, brune, forte. A peine est-elle enceinte, qu'elle commence à dépérir ; les caractères de la phthisie se dessinent de jour en jour, et deviennent plus marqués vers la fin de la grossesse. L'accouchement accompli, elle succombe après avoir donné le jour à un enfant scrofuleux. »

De pareils exemples sont peut-être plus fréquents qu'on ne le pense; et sans avoir recours à l'hypothèse de la contagion de la phthisie (hypothèse que nous ne rejetons point complètement, du reste), quelques données puisées dans la physiologie peuvent les expliquer. Dans ces cas, l'on doit supposer que l'embryon, produit par l'organisme du père, est atteint de la viciation héréditaire; la mère recevant le sang qu'elle lui a fourni d'abord, subit peu à peu les atteintes de l'infection; le fœtus qu'elle nourrit et qui se développe dans ses entrailles, est littéralement pour elle un foyer d'infection. On conçoit aisément que la maladie cancéreuse, la syphilis, puissent se transmettre de la même manière. Bien plus, des faits positifs, mais inexplicables, qui se rapportent à la génération, portent à croire à la possibilité des résultats suivants : Un principe morbide, comme la syphilis, par exemple, communiqué une fois au corps d'une femme, peut exercer son influence sur plusieurs ovules et continuer à se manifester sur les fruits des grossesses à venir, lors même que la fécondation a eu lieu par un homme en parfaite santé, et que la mère s'est trouvée exempte de toute maladie. Ainsi, lorsque la jument arabe du comte Morton fut saillie par le *Quagga*, non-seulement le mulet qui fut engendré porta les caractères du père, mais lorsque par la suite cette même jument fut saillie par un autre arabe, et en eut des poulains à plusieurs époques, deux de ces poulains offrirent des qualités particulières, manifestes du *Quagga*, en même temps qu'ils eurent des marques de leur origine arabe (1). Le physiologiste anglais Mayo rapporte qu'un fait semblable a été observé par Giles sur une portée de cochons qui fut de la même couleur qu'une portée antérieure, engendrée par un sanglier (2). Il peut donc se faire qu'une veuve bien portante, mariée en secondes noces, à un époux irréprochable sous le rapport sanitaire, ait, de cette union, des enfants entachés d'un vice héréditaire, inhérent à son premier époux. On peut dire qu'aujourd'hui les observations scientifiques tendent à détruire la sécurité trop générale dans laquelle se trouve le public touchant la transmission de la phthisie pulmonaire *d'un époux à l'autre*. Le docteur Fournet, dans son *Traité de la phthisie pulmonaire*, parle d'un médecin qui a vu sa femme, jeune encore, succomber à cette cruelle affection, et qui, lui-même, avait éprouvé, pendant tout le temps de sa cohabitation et surtout à la fin, tous les signes rationnels d'un commencement de phthisie; ces symptômes ont disparu graduellement peu de temps après la mort de sa femme pour ne pas revenir. On doit à M. Guérin l'observation suivante, qui est bien propre à frapper les esprits : «Une femme mourut de phthisie pulmo-

(1) *Philosophical transactions*, p. 21. — 1821.

(2) *Outlines of physiology*. 3ᵉ édition, p. 376.

naire au troisième degré, après avoir couché avec son mari jusqu'à ses derniers moments. Celui-ci, d'une constitution robuste, issu d'une famille, où jamais il n'y avait eu de phthisiques, épousa en secondes noces une personne également bien constituée et née de parents sains. Après dix-huit mois de mariage, il succomba à une phthisie pulmonaire des mieux caractérisées. La seconde femme n'avait cessé de cohabiter avec lui jusqu'à sa mort. Peu de temps après, elle se remaria ; mais, deux ans après ce second mariage, elle mourut de phthisie. Son second mari, fortement constitué, issu d'une famille où l'on n'avait jamais vu d'exemples de phthisie, succomba à son tour à cette affection quelque temps après la mort de sa femme. »

Il est des familles dans lesquelles règne une sorte de diathèse scorbutique, où l'appauvrissement des qualités plastiques du sang se traduit de différentes manières ; chez quelques membres, ce sont d'abondantes épistaxis, des saignements de gencives qui sont fongueuses et ulcérées ; chez d'autres, c'est une coloration blafarde de tous le téguments, qui sont parsemés de temps à autres de petites taches brunâtres ; une disposition particulière aux hémorrhagies des membranes muqueuses se remarque chez tous, et particulièrement chez les femmes. On peut dire alors que ce qui domine, dans la vie médicale de cette famille, et ce qui y modifie les organisations, c'est un défaut de consistance dans les principes du sang, et dans la tension de la fibre. De là, la propension aux maladies que les anciens désignaient sous le nom de *flux séreux*, et qui sont marquées par la déliquescence de toutes les humeurs. Ces familles sont d'ordinaire décimées par les hydropisies dont le siége est si multiplié.

Ce serait un devoir, pour ces dernières familles, de se recruter parmi celles qui présentent des attributs physiologiques tout contraires, et dont la vie pathologique est dominée par des phénomènes opposés. Ainsi, il est des individus en qui se remarque une constitution sanguine-athlétique, transmise par voie d'hérédité. Chez ceux-ci un sang riche et abondant, une respiration active, entretiennent le molimen inflammatoire, attisent les stimulus et tiennent toujours la vie suspendue sur le danger des congestions actives. On conçoit facilement que les enfants qui proviendraient des mariages entre les individus, appartenant à ces deux catégories, offriraient une constitution et un tempérament mieux équilibrés : ils représenteront vraiment un produit moyen où se trouveraient réunis le trop et le trop peu, le plus et le moins, l'excès et le défaut. C'est ce que Pujol a formulé d'une manière peut-être un peu trop originale et avec des expressions que nous trouvons surannées de nos jours. « Le feu d'une tête chaude, dit-il, doit être tempéré par les glaçons d'une tête froide, un poumon humide et un poumon sec, un poumon délicat et un poumon robuste et peu irritable, doivent, pour l'union matrimoniale, donner des poumons moyens et solides, qui seront également éloignés du spasme et de l'atonie, des obst uctions chaudes et des obstructions froides, de l'inflammation et de l'hydropisie. Pour ce qui est des intempéries du foie, de l'estomac et des autres viscères, on peut recourir avec confiance aux mêmes ressources prophylactiques (1). »

Ces principes sont journellement appliqués avec succès dans l'hygiène vétérinaire ; ils doivent l'être aussi sûrement dans l'hygiène humaine. Dans l'appareillement des animaux, dit un agronome distingué, on ne doit pas s'occuper exclusivement des individus ; on doit encore faire attention à leur race, sous le rapport de toutes les qualités qu'on désire reproduire, et de tous les vices que l'on craint ; et spécialement à celle de la femelle pour la taille, la fécondité, les formes du tronc et du bassin, pour tout ce qui tient, en un mot, à la vie intérieure ou en reçoit les influences ; à celle du mâle, pour la force musculaire, les dimensions de la poitrine et la forme de la tête et des membres ; à l'une et à l'autre pour le tempérament. Les tares du corps, ainsi que les vices du caractère, vont très-souvent en empirant ; on doit donc les proscrire, non-seulement dans la génération actuelle, mais encore dans les générations ascendantes. Les tares héréditaires sont plus à craindre que les tares accidentelles (2). Ces données s'appliquent de tout point à l'espèce humaine. Nous allons, dans l'article suivant, donner une plus grande évidence à ces faits, et revenir encore sur l'importance que la famille

(1) Ouv. cit t. II, p. 187.

(1) Girou de Buzareignes. — *De la Génération*, p. 226.

doit y attacher, en présence surtout de l'insuffisance, qu'on peut dire nécessaire, des ressources de la législation.

ARTICLE II. — *De l'assortiment des mariages fondé sur l'antagonisme des tempéraments et de certaines qualités physiques et morales, considéré comme moyen de prévenir les maladies héréditaires et de perfectionner l'espèce. — Dangers des alliances contractées dans le sein de la même famille. — Exemples.*

Plus nos réflexions se sont appesanties sur ce sujet, plus nous en avons reconnu toute l'importance. Il n'est aucune question politique ou industrielle qui soit plus grosse d'avenir, et dont la solution réserve plus de bienfaits à l'espèce humaine. Mais aussi on ne peut se dissimuler que les vues sur lesquelles nous allons revenir ici, ne peuvent s'accomplir que dans un avenir lointain ; que pour le présent, elles sont aux prises avec des difficultés sérieuses, des préjugés enracinés ; qu'elles rencontrent dans nos mœurs actuelles, dans les éléments de notre état social, une vive opposition. C'est le cas de dire encore que la science physiologique devance de beaucoup, par la somme des vérités qu'elle contient dans son sein, la civilisation présente, et que celle-ci, quoique adhérant à demi aux vérités proclamées, ne se sent pas le courage d'en faire l'application. Quoi qu'il en soit, c'est à la science qu'il appartient de préparer les voies d'une législation sur l'importante question de l'hérédité des maladies dans les familles. La propagation de ces maladies par le mariage ressort si souvent et avec tant d'évidence de l'observation médicale qu'on ne peut nier qu'un des grands intérêts de la société ne soit de régler le mariage à des conditions qui éloignent les causes héréditaires, celles surtout qu'une expérience constante nous apprend être transmissibles des parents à leurs descendants. On a multiplié, dit le docteur Lugol, les formalités administratives qui précèdent l'accomplissement du mariage; mais la loi ne s'est réservé aucun droit de s'enquérir si les individus qui se marient sont dans un état de santé qui leur permette de procréer des enfants bien portants, capables de rendre des services à l'Etat, et qui, dans tous les cas, ne retombent pas à sa charge, comme cela n'est que trop commun dans les classes indigentes. Nous voyons journellement accomplir, sous nos yeux, des mariages qui portent le germe de toutes les infirmités que peuvent produire la phthisie, les scrofules; des mariages qui troubleront certainement toute l'existence des époux par des maladies héréditaires et la mortalité que celles-ci occasionneront parmi les enfants. Est-il un avenir plus redoutable? La société devrait cependant veiller sur les enfants avec la sollicitude d'un père de famille. Cette sollicitude devrait s'exercer des deux parts :

la société est tutrice des enfants, comme l'homme est tuteur des siens propres. Ces idées sont d'une telle simplicité qu'elles devraient être reconnues de tout le monde; elles ne sont cependant ni dans nos mœurs, ni dans nos lois écrites (1).

Il existe dans notre Code une lacune fâcheuse. A voir la sollicitude avec laquelle la loi a pris en main les intérêts des enfants (car c'est surtout en vue des enfants que le Code civil prononce l'indissolubilité du mariage), on ne saurait comprendre comment elle ne s'est pas occupée, avant toutes choses, de leur assurer le premier des biens, c'est-à-dire la santé. Le bonheur domestique par la famille est brisé, lorsque l'un des époux apporte dans la communauté, le germe de maladies héréditaires. Le mariage n'est interdit que dans un seul cas, le cas de la démence, et cela non à cause de la transmissibilité de la maladie, mais uniquement parce que le consentement n'est pas libre.

Presque tous les médecins dont le nom fait autorité dans la science, n'ont point hésité à appeler l'attention du législateur sur les terribles effets, pour l'espèce, de certaines unions matrimoniales, permises par des institutions trop tolérantes. Le bien général, dit Corvisart, semblerait provoquer à cet égard des lois hygiéniques, comme le moyen le plus sûr et le plus prompt de préserver l'espèce humaine de l'affreuse contagion des maladies héréditaires (2).

(1) Lugol. — Ouv. cit, p. 168.

(2) *Traduction* d'AVENBRUGER, p. 168.

Ne serait-il pas utile, dit un autre médecin, qui pendant sa vie s'est occupé de la médecine dans ses rapports avec la législation, que tout individu prêt à contracter un mariage, produisît un certificat de santé qui lui serait délivré par des médecins judiciairement constitués et assermentés ? Ce projet, ajoute le docteur Marc, n'offrira de ridicule qu'à ces esprits à la fois légers et superficiels qui ne pourront ou ne voudront en saisir toute la portée (1). Loin de nous, sans doute, la pensée de méconnaître ce que la haute dignité de notre espèce réclame de liberté pour les individus mis en état social ; mais la législation n'enfreint-elle point les lois de la physiologie, et, par conséquent, de la nature, quand elle permet, par exemple, les mariages entre les personnes saines et les personnes affectées de maladies héréditaires (2). La médecine est unanime sur ce point ; les difficultés surgissent seulement du mode d'application des lois. Celles-ci, en effet, ne sauraient exercer ce genre de juridiction, sans porter une grave atteinte à la plus pure et la plus utile des conquêtes de la civilisation moderne, la liberté individuelle.

Mais puisque le législateur recule à l'idée d'intervenir directement dans une question aussi délicate, puisqu'il est effrayé des obstacles qu'il rencontrerait sur sa route, il n'en est pas de même de la famille, qui, mieux éclairée sur ses véritables

(1) *Diction univers. des scienc. méd.*, t. VI, art. *Copulation.*

(2) Adelon. — *Physiologie de l'Homme*, t. IV, p. 105.

intérêts, devrait se placer d'elle-même sous la juridiction naturelle des lois de la propagation. Qu'elle ne laisse plus à des considérations de fortune ou d'ambition le soin de présider despotiquement aux mariages ! Une riche écrouelleuse, un noble suspect de phthisie entrant dans des maisons saines, les infectent bien plus qu'ils ne les enrichissent. L'honneur ou le bien-être qui en rejaillit sur les races futures, ne les empêche nullement de languir, de souffrir, de se consumer, et de maudire, en finissant, les nœuds intéressés et mal assortis qui ont fait leur malheur. Il faut inculquer dans l'esprit des familles comme on y inculque les vérités morales et religieuses, que leur avenir sanitaire repose en entier sur le choix raisonné des alliances. Celui-ci, qui n'est autre chose que le croisement judicieux des races, est le moyen le plus facile et le plus généralement applicable pour éteindre dans les familles le germe des maladies héréditaires ; par là, les excès et les défauts se balancent, se compensent et s'entredétruisent. Il peut être démontré, en effet, que si un homme ou une femme frappés d'une maladie héréditaire , s'allient à une personne très-saine, il naîtra de cette union des enfants contaminés à un degré moindre ; si ces enfants continuent à se croiser avec des races saines, leur postérité pourra n'avoir plus que des dispositions aux maladies de ses ancêtres, et ces dispositions pourront même s'effacer par un régime convenable. Mais si, au contraire, cette postérité s'allie de rechef avec une race cacochyme, loin d'avancer vers la santé, ses enfants reculeront et pourront se retrouver au même point que leur aïeul ou leur bisaïeul.

Mais pour que ce plan soit suivi par une succession assez constante de générations, il faut que les parents soient bien convaincus de l'importance des préceptes que nous venons d'énoncer, et c'est aux médecins seuls qu'il peut appartenir d'en faire connaître la nécessité. Les dangers attachés aux alliances contractées dans le sein de la même famille, vont nous montrer indirectement l'utilité générale d'un certain croisement raisonné des races. Ce sont, en quelque sorte, des preuves physiologiques apportées à l'appui.

Des alliances contractées dans le sein de la même famille; de leurs dangers.

D'après une règle commune à presque toutes les nations policées, la famille ne doit pas trouver dans son propre sein les éléments d'une famille nouvelle. On a remarqué que les familles nobles s'éteignaient rapidement, et, si les aristocraties ne se recrutaient pas de noms nouveaux, leurs rangs seraient, en quelques siècles seulement, renversés par la mort. En 1583, le conseil souverain de la ville de Berne avait accordé le droit de bourgeoisie à 387 familles; sur ce nombre, 279 s'éteignirent en deux siècles : en 1793, il n'en restait plus que 108 (1). Le sang a

(1) *Recherches sur la population et sur la faculté d'accroissement d l'espèce humaine*, par William Godwin, t. liv. 1. Traduction de Constancio.

horreur de lui-même dans ce rapport des deux sexes ; c'est par le sang étranger qu'il veut se perpétuer. De même, en effet, que le grain récolté dans un champ, n'y trouve pas les conditions d'une belle et féconde germination, ainsi l'espèce humaine a besoin d'un sang nouveau pour produire de bons rejetons. La nature, en effet, a donné au monde organique, avec la faculté de se reproduire, celle de s'altérer et de se perfectionner ; en répandant partout le bon et le beau, elle semble nous avoir laissé le pouvoir de les modifier de mille manières différentes, sans cependant nous écarter de l'empreinte originaire. C'est à l'activité de l'homme qu'il appartient de réveiller la nature, de rehausser son ouvrage en perfectionnant la forme des individus ; il lui faut transporter les graines et les fleurs, changer les animaux de climats, leur donner des mâles étrangers et des femelles d'un autre pays, mêler, croiser les races, et, par ce moyen, entretenir une espèce de commerce général entre tous les êtres de l'univers.

Ainsi, les institutions canoniques chrétiennes, d'où dérive, en grande partie, la moralité de notre législation moderne, ont-elles donné la preuve d'une sage prévoyance, fondée sur une science profonde des lois de la vie, en prohibant l'union matrimoniale entre certains degrés de parenté. Le Christianisme, dans les premières époques de son établissement, travailla beaucoup à élargir le cercle des empêchements matrimoniaux. Les empereurs chrétiens portèrent leur plus grande attention du côté où le mal était le plus pressant ; ils lui firent une guerre soutenue, voulant que dans tout l'empire, la famille reposât sur la base d'affections pudiques, et que le lien de la parenté fût, en quelque sorte, spiritualisé. Constance, par une loi donnée à Antioche, en 339, et adressée à la province de Phénicie, défendit, sous peine de mort, le mariage entre l'oncle et la fille du frère ou de la sœur. Quant aux mariages entre cousins-germains, les traditions du Christianisme en avaient empêché l'usage entre les fidèles ; mais le paganisme n'y voyait rien d'illicite. Théodose-le-Grand fut le premier empereur chrétien qui s'occupa de faire pénétrer les prohibitions chrétiennes dans les lois civiles : il crut même nécessaire d'armer ses lois prohibitives d'un grand appareil d'intimidation. Il ne s'agissait de rien moins que de la mort et du feu (1). Il y avait aussi dans ces prohibitions un haut degré de moralité ; car souvent l'espoir du mariage enhardit la passion et fascine la faiblesse. Or, la passion doit être privée de cette arme, la faiblesse doit être prémunie contre cette embûche.

Il est certain que la dégénération est frappante lorsque les proches parents s'unissent entre eux : leurs mariages sont inféconds, ou ils mettent au monde des enfants débiles. Plus le nombre des familles qui se recrutent entre elles est grand, plus la déchéance organique est prompte. Les maladies hé-

(1) Voir Troplong. — *De l'influence du Christianisme sur le droit civil des Romains*, p. 202.

réditaires prennent alors un nouvel accroissement; et celles qui prennent accidentellement naissance dans un individu ne tardent pas à attaquer des familles entières. Cet effet se remarque surtout dans les classes amollies par l'opulence et l'oisiveté. Paw rapporte, d'après un auteur portugais, que les nobles de ce pays ne formant d'union qu'entre eux pour conserver *la pureté du sang*, sont presque tous devenus stupides. Foderé a fait les mêmes remarques pour les juifs de l'Italie.

On concevra facilement, d'après l'esprit qui règne dans nos recherches et dans nos travaux, combien nous avons dû avoir à cœur d'éclairer par nous-même cette question. Nous allons donc dresser ici le douloureux bilan de nos enquêtes à cet égard; on verra s'il est quelque chose de plus triste et de plus affligeant. Nos observations sont au nombre de trente-neuf; treize ont été recueillies dans le cercle de nos connaissances les plus intimes, les vingt-six autres ont été fournies soit par des renseignements authentiques ou par nos propres malades.

Dans la première catégorie, nous trouvons deux oncles qui ont épousé leurs propres nièces; trois tantes qui se sont unies à leurs petits-neveux; le reste a trait à des alliances entre cousins-germains ou petits-cousins. Or, huit de ces mariages ont été stériles, quoique les époux ne fussent pas d'âge trop disproportionné; quatre ont engendré des enfants scrofuleux, moissonnés à la fleur de l'âge, et dont aucun n'a dépassé quatorze ans. La dernière de ces alliances malencontreuses a, il est vrai, mis au jour, un rejeton vivace, mais qui est affligé d'un *icthyose*, d'une espèce de lèpre dégoûtante qui l'a arrêté dans sa carrière et dans ses projets d'établissement. Nous ajouterons de plus, que sur les enfants scrofuleux et rachitiques qui n'ont point eu en quelque sorte le droit de vivre, deux étaient nés avec des doigts surnuméraires, comme si la nature eût pris à tâche d'associer la difformité à la faiblesse originelle.

Sur les vingt-six observations de la seconde catégorie, nous trouvons onze alliances malheureuses; elles ont eu lieu entre cousins et cousines : un enfant épileptique est issu d'un de ces mariages; trois autres ont engendré des enfants morts hydrocéphales ou dans les convulsions. Parmi les sept autres, nous comptons deux unions stériles, et les cinq dernières ont produit deux rejetons dont l'état sanitaire offre beaucoup à désirer. Quatre seulement, pour compléter le nombre de vingt-six, ont eu des mariages féconds, dont les produits paraissent jouir d'un état de santé médiocre.

Les physiologistes qui font jouer un rôle essentiel à l'électricité dans les mystères de la fécondation, s'expliquent facilement de semblables phénomènes. D'après eux, deux corps dont les courants électriques ont une même direction, s'attirent; ils se repoussent lorsque cette direction est opposée : il n'y a donc, d'après cette loi, de réunion possible entre les animalcules que dans un même sens ou sous une même direction. D'après une autre loi, les attractions électriques ne s'exercent qu'entre deux corps électrisés différemment ; car les fluides de noms différents s'attirent, et ceux de même nom se repoussent: il n'y a donc encore de réunion possible qu'entre des animalcules hétérogènes et *formés sous les influences de deux vies différentes*. C'est pour cela que la fécondation est d'autant plus assurée dans une même espèce, qu'il y a plus d'intervalle entre le tempérament ou l'état actuel du mâle et celui de la femelle ; et qu'en général les accouplements consanguins ne réussissent pas ou réussissent mal (1).

Il nous reste, enfin, pour achever de lever tout doute possible de l'esprit du lecteur, à puiser nos preuves directes dans le sein même de la physiologie générale et particulière.

ARTICLE III. — *Preuves tirées de la physiologie et de la pathologie concernant l'amélioration que produit dans le système organique, un judicieux croisement des races. — Conséquences pratiques qui en découlent pour l'espèce humaine.*

Plus qu'un autre, nous sommes convaincu de la nécessité de l'étude des lois physiologiques spéciales de l'homme, pour ce qui a trait à l'espèce humaine, et de la subordination très-éloignée de celles des animaux ; mais nous pensons aussi que, sous le rapport des faits purement organiques, ces lois offrent entre elles de grandes similarités ; que l'on

(1) Girou de Buzareignes. — *De la Génération*, p. 205.

peut tirer de certains faits de la physiologie comparée, faits qu'il nous est plus facile d'étudier, d'analyser sous toutes leurs faces, des inductions légitimes au sujet de la physiologie humaine. La physiologie comparée a fait, pour ainsi parler, toucher au doigt et à l'œil, l'avantage qu'il y a pour les races animales à les croiser, à rechercher de temps à autre des étalons étrangers, dont la nouvelle énergie vitale se transmette aux produits. Elle a vu ces derniers perdre peu à peu leurs attributs de force et de puissance, se réduire aux conditions d'espèces inférieures, lorsqu'on négligeait de recourir à ces accouplements salutaires qui renouvellent le sang et réparent les forces. En Colombie, dans quelques lieux élevés, où l'on élève des chevaux et où l'on n'a pas eu soin de renouveler la race par des croisements, la taille de ces animaux, qui vivent cependant dans de bons pâturages, paraît avoir diminué, et leur poil est devenu si touffu qu'il les rend presque difformes (1).

La physiologie comparée dans ses rapports avec l'agriculture, possède des principes certains, presque invariables, pour atteindre le but qu'elle se propose par le croisement des espèces animales. Il n'est pas rare, en effet, dans nos pays, de voir former de nouvelles races de moutons, de bœufs, chez lesquelles prédominent certains caractères particuliers estimés par tels ou tels éleveurs. Cela se fait de deux manières; d'une part, en croisant des

(1) Prichard. — *Histoire naturelle de l'Homme*, t. I, p. 48.

races déjà établies et bien connues; de l'autre, et c'est plus fréquemment le cas, en choisissant pour les reproduire, dans tout un troupeau, les individus qui présentent déjà à un plus haut degré que les autres les particularités recherchées, et en procédant ainsi pendant plusieurs générations successives. Dans ces cas, la variété naturelle ou congénitale qui apparaît, peut-être pour la première fois dans un individu, se perpétue en vertu de la transmission héréditaire des caractères, qui est une loi de l'économie animale.

On trouve un exemple frappant de ce fait dans la formation d'une nouvelle race de moutons dans l'état des Massachussets, exemple cité par plusieurs auteurs qui se sont occupés de cette question :

En 1791, dans la ferme de Seth-Wright, une brebis mit bas un jeune mâle qui, sans cause connue, se trouva avoir le corps plus long et les jambes plus courtes que le reste de sa race; les jambes de devant étaient crochues. La conformation de cet animal, le rendait incapable de sauter par dessus les clôtures, on voulut tenter de propager la particularité qui le distinguait, et l'expérience réussit; on obtint une nouvelle race de moutons que l'on nomma, d'après la forme du corps, la race loutre. Lorsque le père et la mère appartiennent à cette race, les agneaux qui en naissent héritent de cette particularité de forme. C'est à ce qu'il paraît un fait constant (1).

(1) Prichard. — *Histoire naturelle de l'Homme*, t. I, p. 61.

Il existe donc manifestement chez toutes les espèces d'êtres organisés une tendance à la reproduction, par voie de génération, des particularités corporelles qui sont une fois survenues dans une lignée. Cette vérité, on le sentira sans peine, a une portée incalculable, lorsqu'on en fait l'application à l'hygiène de l'homme. C'est, du reste, par les déviations d'un type commun que la formation des diverses races humaines a son point de départ ; c'est par l'hérédité que les caractères physiques de quelques peuplades sont devenus permanents. On sait que les variétés sont plus nombreuses et plus remarquables, dans les animaux, chez les espèces passées à l'état de domesticité, et qui continuent à se propager dans des conditions quelquefois bien différentes de celles qui leur étaient naturelles dans l'état libre et sauvage. Toutes les espèces d'animaux que l'on a trouvées capables de se plier à la domesticité sont donc divisées en un grand nombre de races diverses, tandis que parmi les habitants indomptés et indomptables des déserts, on trouve comparativement très peu de diversité. Le chien, qui, depuis les temps les plus reculés, est le compagnon de l'homme, et l'a suivi dans tous les climats, est peut-être l'animal qui présente les variétés les plus nombreuses et les plus caractérisées. Le monde organique contient toutes sortes de variétés, c'est à nous de les débrouiller du chaos, d'opérer une sorte de création en combinant avec intelligence les différentes productions de la nature.

Les Indiens de la Guyane savent habiller les perroquets et peindre leur plumage comme ils veulent, en leur faisant pousser des plumes jaunes, rouges ou vertes. Ils savent faire de ces oiseaux des variétés admirables (1). L'illustre physicien Réaumur a tenté les mêmes expériences et a réussi quelquefois (2).

Voici d'autres faits, plus importants encore : c'est la transmission héréditaire d'habitudes données dans l'origine aux parents, dans un but déterminé et au moyen d'une certaine éducation.

Les chevaux qu'on élève dans les fermes du plateau de la Cordilière, sont dressés à l'amble et au pas relevé; ce mode de progression ne leur est pas naturel, mais on les y accoutume de bonne heure, et tant qu'on les monte, on a le plus grand soin de ne jamais leur permettre de prendre un autre pas. Il arrive fréquemment qu'après un certain temps, les jambes de ces chevaux s'engorgent; alors, s'ils sont d'ailleurs d'une belle forme, on les lâche dans les pâturages comme étalons. Il résulte de là une race chez laquelle l'amble est l'allure naturelle. On donne à ces chevaux le nom d'*Aguilillas*. M. Roulin, qui a passé six ans en Colombie, a observé le développement d'un nouvel instinct dans la race de chiens que l'on trouve chez les habitants des bords de la Magdeleine, et que l'on emploie à la chasse du

(1) De La Condamine. —*Relation du voyage à la rivière des Amazones*, p. 147.

(2) *Art de faire éclore, etc.*, p. 147.

pécari. L'adresse du chien, dit-il, consiste à modérer son ardeur, à ne s'attacher à aucun animal en particulier, mais à tenir toute la troupe en échec. Or, parmi ces chiens, on en voit maintenant qui, la première fois qu'on les mène au bois, savent déjà comment attaquer ; un chien d'une autre espèce se lance tout d'abord, est environné, et quelque soit sa force, il est dévoré en un instant. La circonspection de ces chiens, si habiles chasseurs, est un fait héréditaire (1).

Les descendants de nos animaux domestiques héritent d'une manière remarquable des habitudes acquises de leurs parents. Cela se voit chez tous les animaux ; mais chez les chiens, c'est vraiment porté à un degré étonnant : l'animal semble hériter non-seulement des passions et des inclinations, mais encore des haines de la famille dont il sort. Ces penchants caractéristiques des races n'ont donc d'autre origine que les habitudes acquises par les premiers parents, habitudes dont les descendants héritent, et qui deviennent chez ceux-ci ce que j'appellerai des penchants instinctifs héréditaires (2).

Ces faits, ainsi que bien d'autres que nous pourrions indiquer, prouvent incontestablement que lorsque les animaux domestiques ont été placés dans certaines conditions, en vertu desquelles leur nature a subi une modification particulière, et lorsqu'ils ont obéi pendant plusieurs générations à une nouvelle

(1) *Mémoires du Muséum*, t. XVII, p. 201.

(2) Prichard. — Ouvr. cit. p. 95.

loi, *l'habitude devient pour la race*, comme une seconde nature. Or, ce que nous observons pour les races d'animaux inférieurs, s'observe aussi pour les races humaines. Nous avons vu ailleurs, que chez les nations qui occupent, depuis des siècles, les hauteurs des Andes de l'Amérique du Sud, la poitrine est plus développée, les poumons sont plus larges que parmi les tribus du plat pays. Cette particularité de constitution, devenue transmissible, a été produite par les circonstances locales dans lesquelles la race des Quichuas, se trouvait destinée à vivre.

L'histoire naturelle fournit encore une loi bien importante par l'application qu'on en peut faire à l'hygiène, pour prévenir les maladies héréditaires. C'est la tendance de chaque espèce à reconquérir ses caractères primitifs, son type particulier, lorsque les circonstances extérieures, qui l'avaient entraînée à des déviations, ne pèsent plus sur elle. Voici un fait des plus remarquables, observé par le docteur Roulin.

En Europe, on trait généralement la vache depuis le moment où elle devient féconde, jusqu'à celui où elle cesse de l'être. Cette pratique, incessamment répétée chez tous les individus, pendant une longue suite de générations, a produit sur la race ce résultat, que la sécrétion du lait y est devenue une fonction constante dans l'économie animale ; les mamelles ont acquis une ampleur plus qu'ordinaire, et le lait continue d'y affluer, alors même que le nourrisson est enlevé.

En Colombie, l'abondance du bétail et diverses autres circonstances ont interrompu cette habitude : Or, remarque M. Roulin, il n'a fallu qu'un petit nombre de générations, pour que *l'organisation, libre de contraintes, remontât vers son type normal.* Cette observation nous prouve que la permanence du lait, chez nos vaches d'Europe, n'est qu'une modification de l'économie animale (1). M. Roulin a vu des cochons marrons, dans les plaines ou *Llanos* qui s'étendent à l'est de la Cordilière des Andes, notamment sur la rive gauche du Méta, pays où les conguars et les jaguars sont cependant très-nombreux. Ces animaux, errant en toute liberté dans les vastes forêts du Nouveau-Monde, ne se nourrissant que de fruits sauvages, étant revenus, en un mot, au genre de vie de leurs premiers ancêtres, en ont aussi repris en partie les caractères physiques. Leur aspect, en effet, rappelle, à bien des égards, celui du sanglier de nos forêts : leurs oreilles sont redressées, leur tête s'est élargie, relevée à la partie supérieure ; enfin, leur couleur n'offre plus ces variétés que l'on trouve dans les races domestiques. Voilà deux faits qui démontrent incontestablement les oscillations en sens contraire des formes organiques, sous l'influence des habitudes acquises.

Or, une maladie héréditaire qui afflige une famille, depuis un certain nombre d'années, n'est elle-même qu'une déviation du type originel. C'est un

(1) Prichard. — Ouvr. cit. t. II, p. 46.

accident fortuit, étranger au type essentiel de l'organisme, qui sera redressé, dès qu'un certain nombre de générations aura subi la salutaire épuration du croisement raisonné des races. Poursuivons la recherche de principes expérimentaux puisés non plus dans l'étude des croisements des types inférieurs de l'animalité, mais dans l'espèce humaine proprement dite. Ici les arguments doivent avoir un plus grand poids.

La physiologie, non contente d'observer les caractères des races à l'état élémentaire, a cherché l'action que ces races exercent les unes sur les autres en se croisant. Voici quel a été le résultat de ses informations : toutes les races humaines ont la faculté de se reproduire entre elles. La nature a pourtant mis certains obstacles au rapprochement de leurs extrêmes. L'union d'un individu de la race éthiopique avec une femme blanche, est douloureuse, antipathique, le plus souvent improductive. La condition inverse est, au contraire, favorable au mélange des sexes ; l'union du blanc avec la femme noire, est facile, sympathique et presque toujours féconde. Si l'on interprète avec intelligence les vues de la nature, on trouve qu'elle a mis un dessein dans ce point d'arrêt et dans cette barrière matérielle : la Nature *veut l'élévation des races, elle ne veut pas leur abaissement*. Or, dans le premier cas, le produit descend vers la race éthiopique ; dans le second, c'est-à-dire dans le cas de l'union de l'homme blanc avec la femme noire, le produit est élevé vers la race caucasique. On entrevoit déjà que le mélange des races, dans certaines limites fixées par la nature, est un des moyens de perfectionnement de l'espèce humaine. Quand le mélange de deux individus de races diverses est fécond, la race supérieure fournit au moins les deux tiers à la nature de produit (1).

Le mélange des familles humaines, qui présentent toutes quelque chose d'identique, le type constitutif de leur nature commune, en quelque chose de divers, la modification de ce type, doit opérer les innombrables combinaisons de tous les developpements effectifs par lesquels se manifestent les puissances virtuelles que renferme le type général, le type essentiel de l'homme. C'est dans cette communion universelle de tous les peuples que l'organisation, successivement modifiée, présentera une série de perfectionnements où s'éteindront les mauvaises aptitudes des types inférieurs, car la victoire reste toujours aux qualités essentielles de la nature humaine, dans ce vaste conflit organique de la propagation. Quelques économistes de premier ordre aperçoivent dans cette tendance le fait culminant de la civilisation moderne. Voici comment s'exprime l'un d'eux : « La mise en rapport des deux civilisations orientale et occidentale, est, sans contredit, le plus large sujet dont l'esprit humain puisse s'occuper ; c'est l'événement qui, aux yeux de l'humanité, est le plus gros d'espérance. »

(1) Serres (de l'Institut). — Cours du Muséum, 1845. Voy. *Revue des Deux-Mondes*. Avril.

De même que pour l'individu et la famille, la loi de la propagation tend à faire rechercher, par un heureux accouplement, deux individus opposés par certains contrastes physiologiques ; ainsi, pour l'heureux équilibre du monde, pour son enfantement civilisateur, il faut que les races opposées se recherchent et s'unissent. C'est un fait dont la raison, comme, d'ailleurs, tout ce qui a trait à la solennelle fonction de la propagation, est environné de mystère, mais qui n'en est pas moins attesté par l'histoire. Ainsi, le Nord et le Midi ont toujours réagi l'un sur l'autre. Le Midi a agi sur le Nord, en lui envoyant les germes de la civilisation sans lui imposer sa race ; et le Nord pour réveiller la civilisation endormie dans le Midi, lorsque les populations y étaient énervées, y a vomi des essaims d'énergiques barbares, *audax Japeti genus*. C'est ainsi que s'occomplit la grande prophétie sur Japhet: « *Et inhabitat in tabernaculis Sem.* »

Je regarde, dit un des plus grands hommes des temps modernes, l'invasion des pays de l'Orient et de l'Occident, par le Nord, comme un mouvement périodique, arrêté dans les desseins de la Providence, qui a ainsi régénéré le peuple romain par l'invasion des Barbares.

L'émigration des hommes polaires est comme le fleuve du Nil qui, à certaines époques, vient engraisser de son limon les terres amaigries de l'Egypte. J'ai trouvé la Russie rivière, je la laisse fleuve. Mes successeurs en feront une grande mer destinée à fertiliser l'Europe appauvrie, et ses flots déborderont malgré toutes les digues que des mains affaiblies pourront leur opposer (1).

Le passé est presque garant de ces paroles prophétiques. Le monde romain fut régénéré par les essaims d'énergiques Barbares que le Nord, cette fabrique du genre humain, selon l'expression du Goth Jornandès, vomit sur lui. Le pur sang des Romains s'était corrompu par les mélanges des races esclaves et dégénérées de l'Orient. Sous ce rapport, la succession d'Attale, roi de Pergame, amena de grands désastres. Tous les trésors dont le peuple romain hérita dans cette occasion, ne firent point à l'Etat un tort aussi irréparable que la foule prodigieuse d'esclaves qui furent amenés en Italie par millions, par nations entières des pays vaincus et et des villes conquises. L'effet de cet entassement d'esclaves, dans un même lieu, fut non-seulement de dépeupler les autres contrées de la terre, et d'empoisonner les mœurs des Romains; mais encore d'abâtardir les vraies races. Aussi, lors du Bas-Empire, les illustres familles étaient éteintes; la domination n'était plus exercée par les familles patriciennes, mais par les cochers du Cirque et les maîtres d'armes.

Ce fait prouve, et nous pourions en citer mille autres dans l'histoire, que certains mélanges, ceux, entre autres, de races dégénérées à races dégénérées,

(1) *Testament de Pierre-le-Grand.* Cette pièce, citée par tous les journaux, est-elle bien sortie de la plume du grand Czar? Cela est douteux. Quoi qu'il en soit, nous l'avons citée parce qu'elle renferme des idées vraies, des considérations profondes.

sont des plus funestes, et entraînent une extinction rapide. Chardin remarque que les Perses, ce peuple jadis si brillant et si renommé par la beauté de son sang, avait dégénéré peu à peu par le mélange du sang tartare, et n'offrait plus que des visages difformes et des corps mal proportionnés. Ils n'ont dû leur retour à leurs anciennes prérogatives, qu'aux belles Géorgiennes, dont ils ont soin, depuis quelques siècles, de fournir toujours leurs harems (1). Ce qui arrive pour les nations, en grand, a lieu, en petit, chez les familles. Pendant un temps, les Brahmes de l'Inde ont perfectionné la nature par un heureux croisement des races. Ils avaient le droit de choisir dans d'autres castes les femmes les plus belles. Aussi, d'après ce choix, cette caste, par une suite d'alliances avec la beauté s'est élevée à une forme presque idéale (2). A une époque moins éloignée de nous, Frédéric-le-Grand, roi de Prusse, avait conçu le plan de perfectionner les formes humaines. Parmi ses troupes, il avait choisi les hommes les mieux faits et s'en était composé une garde. Il mariait et dotait les beaux hommes à de belles femmes.

C'est par le mélange des races que l'on trouve la solution de certains problêmes de politique qui, sans cela, demeureraient couverts d'obscurité. Ainsi, l'agitation de l'Espagne, l'instabilité de ses

(1) Chardin. — *Voyages en Perse*, t. IV, p. 98.

(2) Alphonse Leroy. — *De la Nutrition et de son influence sur la forme et la fécondité des animaux sauvages et domestiques*. Mémoires de la Société médicale d'émulation, t. I, p. 418.

gouvernements, trouvent leur raison suffisante dans les races diverses qui ont peuplé la Péninsule. Ces races ont laissé des traces tellement profondes de leur nationalité que, loin de créer un peuple homogène, connu sous le nom générique d'Espagnol, elles ont fait, d'après elles, le Catalan industrieux, le Valencien rusé, l'Andalou volage et paresseux, le Castillan fier et grave, le Biscayen hidalgo, l'Aragonais opiniâtre et soupçonneux, le Basque indomptable, etc. La nature, d'accord avec les hommes, ou plutôt modelant les hommes sur la configuration géographique, est venue pour maintenir séparé ce que le hasard avait fait distinct. La Péninsule se trouve coupée par ses montagnes en un grand nombre de belles et larges vallées, dont chacune a son peuple. Elle forme douze royaumes ou grandes provinces ayant douze capitales, jalouses les unes des autres, avec des usages, des mœurs et des lois différents. Trois choses dominent dans la Péninsule : l'idée monarchique, l'amour de la province et l'orgueil individuel. Ainsi, ne nous étonnons point si les meilleurs historiens attribuent principalement à cette cause la déchéance politique de cette belle contrée. Philippe IV, dit l'un d'eux, héritier de la faiblesse de son père, perdit le Portugal par sa négligence, le Roussillon par la faiblesse de ses armes et la Catalogne par l'abus du despotisme. De tels rois ne pouvaient être longtemps heureux dans leurs guerres contre la France. Si nos divisions et nos fautes leur donnaient quelques avantages, ils en perdaient le fruit par leur incapacité. De plus, ils commandaient à des peuples que leurs priviléges mettaient en droit de mal servir; les Castillans avaient la prérogative de ne point combattre hors de leur patrie; les Aragonais disputaient sans cesse leur liberté contre le conseil royal; et les Catalans qui regardaient les rois comme leurs ennemis ne leur permettaient pas même de lever des milices dans leur province (1).

CHAPITRE III.

EXAMEN D'AUTRES QUESTIONS HYGIÉNIQUES QUI SE RATTACHENT AU BIEN-ÊTRE DE L'ESPÈCE. — REMARQUES SUR L'HYGIÈNE DE LA GROSSESSE; INFLUENCE DU MORAL DE LA MÈRE SUR L'ENFANT QU'ELLE PORTE DANS SON SEIN. — HYGIÈNE DE LA FEMME EN COUCHE; DE L'ALLAITEMENT ARTIFICIEL. — RÉFLEXIONS GÉNÉRALES ET DERNIÈRES SUR LES LIMITES DE LA FACULTÉ PROCRÉATRICE. — DE LA STÉRILITÉ.

Nous ne reviendrons point sur ce que nous avons déjà dit, soit en traitant des âges de la femme, soit à propos des aliments, des exercices (v. t. I, p. 115, 387, etc.) de certaines particularités hygiéniques applicables à la femme pendant son état de grossesse.

(1) Voltaire. — *Essai sur l'Hist. générale des nations*, etc., t. V, p. 14, première édition.

Nous répéterons seulement ici, comme complément de cette partie de l'hygiène physique, qu'il importe beaucoup, de nos jours, de rendre les jeunes personnes capables d'accomplir leurs devoirs dans l'état du mariage, et qu'on ne s'en préoccupe point suffisamment. Parmi les moyens à mettre en usage, se rangent en première ligne les exercices. Indépendamment de toutes les autres considérations, les médecins grecs, aussi bien que les médecins modernes, ont remarqué que les femmes habituées aux exercices corporels, ressentent moins les douleurs de l'enfantement que celles qui ont été élevées dans la mollesse. L'aptitude à remplir la fonction de grossesse s'acquiert par les pratiques hygiéniques. La femme enceinte, en s'assujettissant, surtout pendant les derniers mois de la gestation, à un exercice régulier, se met à l'abri des engorgements veineux des viscères abdominaux, circonstance qui détermine particulièrement les dangers des suites de couche.

C'est ici le lieu d'examiner l'influence de l'esprit de la mère sur le développement de son fruit, sur le fœtus, et de reconnaître si tout est faux dans cette opinion du vulgaire, qui attribue à l'imagination de la mère le pouvoir de produire sur le fœtus une aberration dont la forme doit correspondre à celle que l'esprit de la mère s'est représentée. Nous dirons que tout ce que la raison et l'expérience permettent d'admettre à cet égard, c'est qu'une passion vive quelconque, ressentie par la mère, peut exercer sur le conflit organique entre elle et l'enfant une influence brusque, par suite de laquelle la formation du fœtus s'arrête à quelqu'une des périodes qu'elle parcourt dans son évolution successive. Il n'est pas douteux, dès-lors, que des enfants monstrueux le soient devenus par suite d'une émotion morale éprouvée par la mère. Ce principe doit conduire à certaines précautions hygiéniques, tirées en partie de l'ordre moral.

L'extrême susceptibilité du système nerveux chez les femmes enceintes doit nous convaincre de la nécessité de les empêcher d'être témoins de scènes de grande souffrance ou de malheur, telles que des maladies et surtout des affections convulsives. On doit aussi les éloigner d'autres femmes en travail, car le spectacle d'une femme en douleur d'enfantement, doit faire naître de la crainte non-seulement chez les personnes naturellement craintives, mais encore chez les femmes qui déjà, dans plusieurs délivrances, ont montré du courage et de la résignation. Les femmes doivent, pendant la grossesse, éviter le danger des maladies contagieuses, car ces affections, pour lesquelles, du reste, elles paraissent avoir moins de disposition que hors l'état de gestation, exposent à un avortement; et lors même que les femmes enceintes ne sont pas atteintes de ces maladies, il est à craindre que les enfants n'en soient affectés, comme le prouvent plusieurs exemples de variole chez les nouveaux-nés.

Pendant la gestation, les femmes doivent, autant que possible, éviter l'aspect d'objets dégoûtants, car, quoique ces objets ne portent pas de préjudice à l'enfant, l'esprit de la femme n'est que trop disposé à la pensée inquiétante qu'il pourrait en résulter une difformité ou monstruosité du fruit qu'elle porte. Quant à ce sujet, bien que je sois éloigné, dit un accoucheur célèbre, de me constituer le défenseur de l'une ou de l'autre opinion sur les effets de l'imagination maternelle sur les formes du fœtus, ou de me poser le champion de ces contes absurdes et ridicules au moyen desquels on s'efforce de prouver cet effet, je ne puis pourtant pas me dispenser de déclarer que, dans l'état actuel de nos connaissances, il ne répugne point à la raison de croire qu'une impression violente, sur l'esprit où le système nerveux de la mère, puisse exercer un effet fâcheux sur le fœtus, et qu'il est du moins toujours conforme à la prudence et à la sûreté d'agir comme si cet effet existait. Car (pour me servir ici des paroles de Morgagni), quoique je ne puisse ajouter foi à ces exemples (de l'influence de l'imagination de la mère sur la production des monstruosités), je dois convenir cependant qu'il y a des cas où il me serait pénible de ne pas partager une opinion généralement reçue et professée par les hommes les plus distingués (1).

Quelques mots maintenant sur l'hygiène de la femme en couche. Elle doit être placée dans une chambre vaste, bien aérée, modérément chaude et

(1) Montgomery. — *An exposition of the signs and symptoms of pregnancy, the period of human gestation and the signs of delivery.* — London, 1837 ; in-8°, I chap.

exempte d'odeurs bonnes ou mauvaises. En été, on aura soin d'ouvrir chaque jour portes et fenêtres. Pendant qu'on renouvellera l'air de l'appartement, on aura soin de couvrir l'accouchée et de fermer les rideaux, pour que les courants d'air n'aient pas accès auprès d'elle. Le reste du temps, les rideaux ne seront pas fermés. La chambre doit être tenue très-propre. Quant au repos que doit garder l'accouchée, nous avons insisté déjà sur ces avantages. (V. t. I, p. 451.) La première sortie doit se faire en plein air et en plein jour. La plupart des femmes, mues par un sentiment religieux, vont à l'église lors de leur première sortie; ces temples étant toujours humides et froids, elles en reviennent souvent avec le germe d'une maladie inflammatoire qui ne tarde pas à se développer. Le médecin doit conseiller de renvoyer cette cérémonie religieuse, appelée les *relevailles*, à une époque plus reculée.

Les aliments que l'on donne aux femmes doivent être doux et de facile digestion. Nous n'avons pas besoin d'ajouter que l'excitabilité du système nerveux est telle chez les nouvelles accouchées, qu'on doit éviter avec le plus grand soin toute émotion morale vive; éloigner d'elles tout ce qui pourrait l'impressionner. L'hygiène du nouveau-né consiste dans l'allaitement, et dans la protection où on doit le placer vis-à-vis des vicissitudes atmosphériques. Nous ne reviendrons point sur ce que nous en avons déjà dit. Mais il est une réforme administrative que des médecins ont appelée, dans ces derniers temps, et pour laquelle nous faisons des vœux sincères. La disposition de notre Code qui oblige à déclarer la naissance des enfants, et même à les présenter à l'état-civil dans un délai de trois jours, à compter de celui de l'accouchement, expose ces jeunes créatures à des dangers réels et qui ont été signalés. Le docteur Loir, dans un Mémoire, lu récemment à l'Académie des sciences morales et politiques, a proposé de remplacer cette disposition législative par une autre qui soit plus en harmonie avec les exigences de l'hygiène. Voici donc ce qu'il propose : « N'est-il pas possible, dit-il, de faire pour les nouveaux-nés, ce que l'on fait pour les morts, d'envoyer constater les naissances à domicile ? et cela de la manière suivante : L'officier de l'état-civil, ou la personne chargée de le représenter, viendrait au domicile de l'enfant constater la naissance et le sexe, après quoi il n'aurait qu'à remettre aux parents un bulletin imprimé, avec lequel les parents iraient seuls (sans l'enfant) à la Mairie, faire dresser l'acte de naissance. »

De l'allaitement artificiel.

Nous avons déjà, à différentes reprises, traité de l'allaitement et de ses bonnes conditions. Nous ne nous nous arrêterons, ici, que sur l'*allaitement artificiel*, déplorable pratique qu'on voit encore de temps à autre en usage dans des familles, plus désireuses de rechercher l'économie et la commodité que l'intérêt véritable de leurs enfants. Quelques faits exceptionnels de réussite que l'on puisse opposer à l'opinion qui le condamne, celle-ci ne repose pas moins sur les lois les plus évidentes et les plus imprescriptibles de la nature, et sur des masses de faits. Il y a dans les hôpitaux d'enfants-trouvés deux manières de nourrir les enfants à la mamelle. La première consiste à leur donner un aliment avec une cuillère ou une bouteille, et l'autre à les confier à des nourrices ; dans quelques grandes villes, où l'on suit le premier système, la mortalité est presque inconcevable ; à Paris, où l'on en fit une fois l'essai, il en mourut, la première année, dix sur douze. M. le docteur Merriman affirmait à sir Astley-Cooper que dans la population entière de l'Angleterre, parmi les riches, les pauvres et les bourgeois, il ne survivait, pendant dix-huit ou vingt mois, que deux sur dix des enfants élevés à la main. Un ecclésiastique français, l'abbé Gaillard, a dignement consacré plusieurs années de sa vie à l'investigation de ce sujet. Il nous apprend que dans les maisons où les enfants étaient exclusivement nourris au biberon ou à la cuillère, jamais un domestique ni une servante ne nièrent que la plupart des décès ne dussent être attribués à d'autre cause qu'à la privation du lait de leur mère. A Parthenay, où l'on exige que les enfants soient confiés à des nourrices étrangères, il n'en est mort, pendant cinq ans, que trente-cinq sur cent ; tandis qu'à Poitiers, où l'on ne faisait usage que de biberons, le nombre des décès, se montait à la même époque, à quatre-vingt sur cent, chaque année. Dans un hôpital que, par délicatesse, il ne nomme pas, où l'allaitement n'était point permis, il ne survivait à la fin de l'année, que vingt-neuf enfants sur cent vingt-sept (1). Le résumé des investigations de M. Villermé sur le système de non lactation, est de sept mille cent cinquante-quatre décès avant la huitième année sur sept mille sept cent soixante-seize enfants. On peut donc conclure en toute assurance que sur la totalité des enfants privés de soins et du lait maternel, il en meurt de soixante-quinze à quatre-vingt par cent avant la fin de la troisième année, et que le nombre de ceux ainsi élevés qui décèdent avant d'arriver à un âge où ils peuvent gagner leur vie est au moins de quatre-vingt-quinze sur cent.

Ainsi l'allaitement artificiel doit être complètement rejeté.

Nous avons terminé l'étude de l'hygiène relative aux fonctions de la reproduction. Nous avons essayé de répandre sur ce sujet le plus de lumières qu'il nous a été possible; nous avons voulu faire en sorte que la famille pût faire une application facile des vues que nous avons présentées. Nous ne l'ignorons pas, cette partie, pour être traitée encore plus complètement, eut mérité de notre part, et comme complément, des études particulières sur la population; mais, outre que ce sujet très vaste dans ses proportions, rentre dans le domaine de l'économie politique, nous pouvons dire que les éléments fonda-

(1) *Résultats du défaut d'allaitement des nouveaux-nés*, par l'abbé Gaillard. (Annales d'hygiène. — 1838.)

mentaux de cette question se trouvent disséminés dans les différentes parties de cet ouvrage, en tant qu'ils concernent l'hygiène. De plus amples détails nous feraient sortir de notre plan, et nous écarteraient de la nature de ce livre.

Ici, nous sentons le besoin de revenir sur les principes restrictifs que nous avons posés, à l'égard des fonctions reproductives dans certaines circonstances. Plus nous y avons réfléchi, plus ils nous ont paru sages et en harmonie avec les prescriptions religieuses. Si quelques esprits timorés voyaient là une sorte de déviation de ce qu'on appelle *cours providentiel de la société*, nous les prions d'apporter de plus amples méditations sur ce point. Or, il est incontestable, comme nous l'avons déjà remarqué, que ce n'est pas tout que de faire des enfants; il faut les élever. Elever un enfant, c'est fournir à tous ses besoins, des aliments, du feu quand il fait froid, un abri contre l'intempérie des saisons, des vêtements appropriés à toutes les températures, les secours de la médecine en cas de maladie, et finalement tous les soins que peut réclamer sa position. En d'autres termes, l'éducation d'un enfant, telle que nous l'entendons, ne se compose pas seulement de la nourriture, mais aussi de tout ce qui lui est utile ou nécessaire pour vivre, jusqu'à ce qu'il soit en état d'y suppléer par lui-même. Or, le travail de l'homme est borné, comme ses facultés, et comme nul ne peut se donner plus de facultés qu'il n'en a reçues de la nature, nul ne peut en étendre indéfiniment le produit. Il peut-être parfaitement établi que, quelques soins qu'il se donne, les sueurs d'un père ne pourront alimenter qu'un certain nombre d'enfants. S'il en fait plus qu'il n'en peut faire vivre, ils souffriront tous et les plus faibles paieront pour les plus forts. Les pères de famille imprévoyants, agissent comme ces tristes conquérants qui lèvent une nombreuse armée sans s'occuper des fournitures de toute espèce qui lui sont nécessaires.

Maintenant, dira-t-on, une des prescriptions de la loi religieuse, c'est la multiplication du type humain, convié à d'immortelles destinées ! Vous restreignez, de cette sorte, la germination physique et spirituelle du plus beau des chefs-d'œuvre de la Divinité ! Il y a deux choses à répondre à cela. Il faut d'abord laisser à Dieu le secret de ce qui n'existe point. Cette accusation aurait toute sa valeur, si on l'appliquait à l'embryoticide, à cette doctrine affreuse, généralement répandue dans l'antiqnité, qui refuse de reconnaître à l'embryon des droits imprescriptibles à la vie. Ici la question change de face ; toute manœuvre capable d'étouffer le genre humain dans sa première ébauche même, est un meurtre véritable. Il faut songer, de plus, que l'imprévoyance dans l'acte de la procréation, tend évidemment à compromettre la moralité, et, par conséquent, le salut à venir d'êtres qui ne trouvent point de moyens d'existence assurés. La misère entraîne généralement au vice et au crime ; c'est un fait qu'on ne peut contester. Lorsque Dieu nous commande de multiplier et de remplir la terre, cela signifie seulement que nous devons obéir à cet ordre, en nous conformant aux lois immuables prises par lui pour la continuation de notre race ; c'est la conservation de sa santé, c'est son bonheur, c'est sa longévité. Voilà ce qui est exigé de nous comme créatures raisonnables et non pas la multiplicité de naissances, produites aux dépens de nouveaux-nés, en les frustrant de l'aliment qui leur a été destiné. Le commandement à nos premiers parents de croître, de multiplier, de peupler la terre, a été, sans doute, souvent mal compris par beaucoup de théologiens et de législateurs, qui ont perdu de vue le point essentiel, que quand Dieu leur fit ce commandement, il leur avait accordé l'abondance de toutes choses, les poissons de la mer, les oiseaux de l'air, les fruits de la terre, le pouvoir sur tous les autres animaux. Il y avait naturellement abondance de toutes choses pour plusieurs génértaions après Adam et Eve, et conséquemment après Noé et le petit nombre de personnes qui, avec lui, sont sorties de l'Arche. Mais le commandement que Dieu jugea convenable de faire à nos premiers parents, à Noé, et, par la suite à sa famille, fut, dans la sagesse du Tout-Puissant, changé lors de la promulgation du Décalogue. A cette époque, les moyens de subsistance ne pouvaient suffire à l'immense population existante. Dans le Décalogue, nous voyons le droit de propriété clairement reconnu ; dans toutes les lois données sur le mont Sinaï, l'on découvre positivement une contrainte morale (1). Ainsi, la question reste telle

(1) Loudon. — Ouv. cit. p. 216.

que nous l'avons posée : Le mariage ne devrait point avoir lieu sans une perspective probable des moyens de subsistance, tant pour les parents que pour les enfants. La multiplication du genre humain est un bien, considéré d'une manière absolue ; mais le pauvre, écrasé sous le poids d'une mauvaise fortune, non-seulement est en droit d'apporter, dans sa sphère, des limites restrictives à cette multiplication, mais agit encore avec une prévoyante moralité, lorsqu'il se guide d'après les principes que nous avons émis.

De la stérilité.

Nous ne pouvons terminer cette partie, consacrée à l'hygiène des fonctions de reproduction, sans dire quelque chose de la stérilité, qui jette souvent une grande désolation dans le sein de la famille. Cette maladie, car c'en est une véritable, dépend de diverses causes. Tantôt elle dépend d'un vice primitif de conformation chez la femme, tantôt d'une détérioration de la constitution, par suite de la négligence des parents à observer les règles hygiéniques réclamées dans le jeune âge. Elle peut venir, comme nous l'avons dit précédemment (V. p. 99), des excès du mari dans la première jeunesse ; ces excès ayant affaibli ou détruit la puissance des organes de la génération. Enfin, la cause la plus fréquente, chez la femme, c'est un désordre général dans les actes de la vie nerveuse, amené par une vie dissipée, s'écoulant au sein du luxe et des divertissements. Chez ces femmes, la matrice irritée, atteinte d'un véritable état spasmodique, expulse l'ovule, sans qu'on s'en aperçoive, dès les premiers jours de la conception. On a vu quelquefois un changement de fortune rendre féconde une femme jusqu'alors stérile. Un médecin anglais cite le fait suivant :

« Une femme n'avait pas eu d'enfants, dans la prospérité, et dès qu'elle fut devenue pauvre, quoiqu'elle ne fût pas privée de viandes, elle se vit, en peu d'années, mère d'une nombreuse famille. Avant son revers de fortune, elle menait, du matin au soir, une existence somptueuse et dissipée, à Londres, éprouvant le dépit de n'être pas admise dans une classe au-dessus de sa condition ; mortifiée de ce que ses charmes, ses bijoux, ses dîners splendides, ses bals n'étaient point en vogue parmi l'aristocratie (1). »

C'est, le plus souvent, à l'hygiène qu'il faut s'adresser pour remédier à cette affliction. (V., t. I, Bains de mer.) On a vu des femmes stériles, que l'influence de la navigation avait rendues fécondes. Souvent un changement de résidence, de climat a une grande efficacité. Larrey, dans ses *Mémoires de Médecine militaire*, mentionne plusieurs cas où la stérilité des femmes de soldats disparut par le changement de climat entre la France et celui de l'Egypte. Enfin, les époux ne doivent pas perdre de vue les exemples que nous avons rapportés. (V. p. 112.) (2)

(1) Loudon. — Ouv. cit. p. 306.

(2) En traitant de l'hygiène de la première enfance, nous n'avons

QUATRIÈME PARTIE.

HYGIÈNE MORALE

OU DES

MODIFICATEURS MORAUX.

L'hygiène morale a pour but de placer le corps humain dans les meilleures conditions de bien-être et de santé, par un sage emploi des facultés de l'âme. Et comme l'âme et le corps ne font qu'un ensemble, qu'un tout naturel, qu'il y a entre les parties une parfaite et nécessaire communication, ce bien-être corporel se réfléchit sur le système moral. De sorte que ce que l'un a donné, l'autre le reçoit avec usure.

Par la loi de solidarité des organes et des forces morales et physiologiques, cette remarquable pro-

point eu l'occasion de parler de la *vaccine*, dont les bienfaits ont surmonté tous les préjugés. On peut dire à présent que c'est un des premiers *devoirs* des pères de famille d'y faire participer leurs enfants. La vaccine, dit M. Bousquet, en écartant la petite-vérole, écarte un des écueils les plus funestes à l'enfance ; elle prolonge donc l'existence en général, et elle ménage une longue vie, à ceux qui, doués d'ailleurs d'une bonne organisation, n'avaient à redouter que cette cause de mort à l'entrée de leur carrière.

position, émise par Joseph de Maistre, n'a rien d'outré : « Les vices moraux peuvent augmenter le nombre et l'intensité des maladies, jusqu'à un point qu'il est impossible d'assigner ; et réciproquement, le hideux empire du mal physique peut être resserré par la vertu jusqu'à des bornes qu'il est tout aussi impossible de fixer. » Nous espérons mettre cette vérité en évidence dans la suite de ce livre, et démontrer que toutes les passions mauvaises, auxquelles l'Evangile livre un combat à mort, sont des causes de détériorations physiques.

Ainsi, on le voit, la différence entre les procédés de l'hygiène morale et ceux de l'hygiène physique, qui concourent simultanément à la même fin, l'amélioration et le perfectionnement du système organique humain, se trouve dans l'origine et le point de départ. La première réagit sur le corps par l'âme ; la seconde réagit sur l'âme par le corps. Ce n'est pas tout, l'hygiène morale tient compte encore du milieu où l'homme se trouve placé, en tant que sujet libre et pensant. Elle apprécie la manière de vivre des individus entre eux ; le bon ou le mauvais usage qu'ils font habituellement, soit des bienfaits de la nature, soit des avantages de la société ; tout ce qui, en un mot, constitue les *mœurs*. Elle fixe donc, en un mot, le bon emploi que l'homme doit faire de ce que nous appelons *modificateurs moraux extérieurs à l'homme*, tels que le genre d'éducation, l'influence des lettres et des sciences, certaines habitudes sociales, etc. Et cela doit être, puisque, comme nous l'avons déjà remarqué, il n'est aucun fait, si minime en apparence, dans le plan général de la vie humaine, qui ne puisse rentrer dans les attributions de l'hygiène, et dont celle-ci ne puisse, à la rigueur, préciser les avantages ou déterminer les inconvénients.

De même que nous avons vu l'hygiène physique préconiser l'usage de modificateurs bons, d'une manière absolue, tels qu'une aération et une nourriture salubres; ainsi, l'hygiène morale enseigne à placer l'âme dans une pure atmosphère de sentiments moraux; à perfectionner les organes ou l'instrument matériel par une forte et saine éducation, dont le principe n'est autre chose que la réaction triomphante de l'âme sur le corps. Elle tend à perfectionner le physique par le moral, non-seulement sous le rapport de la force, mais encore sous celui de la beauté des formes; l'exemple suivant, pris entre mille, peut donner une idée de cette tendance nouvelle de la perfectibilité. Le fonds de la physionomie est un assez sûr indice du caractère et des aptitudes individuelles, et tient en partie à la fréquente répétition de certains signes en rapport avec les passions dominantes, et qui, à la longue, impriment littéralement leur trace sur la peau et dans les chairs du visage. C'est donc là un effet certain du spirituel sur le physique. Nul doute que l'influence agissante d'une bonne doctrine, contraignant les individus à la pratique d'obligations morales et de devoirs, ne puisse modifier cette condition physiologique de l'être humain.

Voici un exemple qui frappera d'autant plus,

que chacun a eu, ou aura l'occasion de l'observer : la laideur est héréditaire dans une famille qui se livre aux vices et à de mauvais penchants ; tous ses membres ont, à un certain degré, cette physionomie repoussante, cachet d'habitudes perverses. Il arrive, toutefois, qu'un ou deux de ces individus ont pu, par des circonstances fortuites, sortir de l'ornière du crime et de la débauche. En même temps qu'ils contractent des habitudes d'ordre et de moralité, on voit leurs traits perdre peu à peu cette rudesse grossière. Si le type de laideur ne s'efface point complètement, du moins elle sera tempérée par une teinte de douceur et de bienveillance qui l'empêchera d'être repoussante. Mais nous ne doutons pas qu'à la longue, on ne puisse voir cette laideur disparaître entièrement dans les générations successives qui se seront adonnées à la vertu. C'est une bien admirable chose que cette loi de la nature qui veut que le beau idéal physique soit en rapport direct avec le beau idéal moral.

Enfin, un des attributs propres à l'hygiène morale, et qui lui donne une immense supériorité sur les autres sciences qui ont la conduite de l'homme pour objet, c'est d'employer les modificateurs matériels pour produire, par des états particuliers du corps, une influence sur les idées et les penchants. Cette ressource dont la morale pure est dépourvue, appartient à une science qui, fondée sur la physiologie humaine, possède la clé de bien des phénomènes, dont les plus saillants sont ceux-ci : Toute partie du corps qui entretient des relations vives de sympathie avec les organes centraux, quand elle vient à être violemment excitée, peut déterminer une action vive dans le cerveau, et par suite dans l'âme, ou, si son action diminue, produire une diminution du pouvoir de l'âme, ce qui entraîne le délire ou l'état soporeux. Le caractère se ressent aussi des influences de ce genre, car une gêne prolongée des fonctions d'organes importants dispose à la mauvaise humeur et à l'abattement, qui ne sont autre chose qu'un état de contrainte de l'âme. Les animaux présentent des dispositions différentes dans leurs états organiques, suivant qu'ils sont timides ou hardis, lâches ou courageux. Chez l'homme, les dispositions changent avec l'état des organes, de sorte qu'un individu, résolu et de sang-froid, peut éprouver un tel changement de caractère, par suite d'un état passager de son système. Le mode de nourriture influe aussi, par l'action qu'il exerce sur les organes, sur les états passionnés qui se manifestent. De ceci découle, de la part de l'hygiène morale, l'institution d'un régime, d'une diététique spéciale pour la cure des passions mauvaises et la bonne direction des penchants en général. C'est l'hygiène morale proprement dite, base fondamentale de toute bonne éducation, mais que la routine et les préjugés ont écartée jusqu'à nos jours de tout système de pédagogie.

Cette quatrième partie comprendra deux sections. Dans la première, nous étudierons les modificateurs moraux inhérents à l'homme lui-même, c'est-à-dire le produit de ses facultés morales et intellectuelles réagissant sur son organisme. A cette première section, se rattachent les passions, les vices moraux, le bon ou mauvais emploi de l'intelligence. Après avoir précisé les effets physiologiques de ces choses, nous reprendrons les données de l'hygiène physique, pour instituer une diététique particulière, applicable aux mouvements passionnels et aux désordres moraux.

La seconde section comprendra les modificateurs moraux extérieurs à l'homme, c'est-à-dire le produit direct du milieu social où il se trouve. Leur action se répète sur l'organisme, après avoir modifié primitivement les facultés de l'âme. Telle est la manière d'agir de l'éducation, de la culture de l'esprit ou de l'ignorance, de la littérature, de la science, des arts, du luxe, de tout ce qui, en un mot, influe sur les mœurs. De là découle l'appréciation hygiénique de ces modificateurs multiples qui constituent ce qu'on nomme la civilisation. Enfin, nous terminerons par l'étude comparée des principales religions, sous le rapport hygiénique. Nous prendrons dans le point de départ de nos recherches, pour type, les trois grandes divisions de la tradition universelle : le Brahmisme, l'Islamisme, et enfin le Christianisme, que nous étudierons dans sa source, ou Judaïsme, et dans son complément, la Loi Nouvelle.

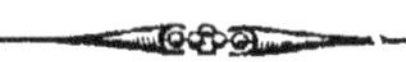

SECTION I.

Des modificateurs moraux propres à l'homme; des passions.

CHAPITRE I.

QUELQUES VUES SUR LES RAPPORTS DU PHYSIQUE ET DU MORAL. — SUR LA QUESTION DE LA LIBERTÉ MORALE. — DE L'HYGIÈNE CÉRÉBRALE, OU DE L'ÉDUCATION. — DES PASSIONS EN GÉNÉRAL; DE LEUR DIVISION. — PASSIONS OPPRESSIVES : CHAGRINS, DOULEUR MORALE, REMORDS, HAINE, ENVIE, ETC. — DE LEURS EFFETS PHYSIOLOGIQUES. — PASSIONS EXPANSIVES : JOIE, CONTENTEMENT INTÉRIEUR, ETC. — PASSIONS SOCIALES : ORGUEIL, AMBITION, ETC. — VUES GÉNÉRALES SUR LE TRAITEMENT MÉDICAL DES PASSIONS.

Aucune autre question, dans tous les temps, n'a plus agité le monde des intelligences que celle des rapports du physique et du moral ; et aucune autre, il faut bien le dire, n'a été plus stérile, tant que les hommes auxquels il n'est donné de voir les choses que par un miroir et en énigme, se sont bercés dans des spéculations chimériques pour trouver le lien existant dans la sphère d'union de l'être spirituel avec la matière. Ceux de nos lecteurs qui ont consacré du temps à cette étude, savent assez combien peu elle laisse de satisfaction après elle. Mais, si l'on a soin de rejeter tout ce qui est du domaine de l'hypothèse, de l'imagination, pour embrasser la réalité des choses ; si l'on étudie franchement les manifestations morales et leur lois, on entrevoit facilement l'utilité d'une semblable étude. Elle conduit à reconnaître que l'homme peut perdre à la fois sa liberté et sa santé, par l'invasion des passions sensuelles dans son domaine moral. La question des rapports du physique et du moral, au point de vue de l'hygiène, est plus simple qu'on ne le pense généralement, et surtout qu'on ne l'a faite dans beaucoup de livres, où l'on a pris à tâche de la noyer dans des détails et des digressions superflus. Voici ce qu'il en est. De même que nous avons reconnu, dans les fonctions de la vie nutritive, certains faits généraux échappant aux propriétés connues de la matière, certains phénomènes vitaux, tels que ceux de consensus, de synergie, d'individualité organique, inexplicables au moyen des organes qu'ils maîtrisent, mais dérivant d'un pouvoir unitaire sur l'organisme ; ainsi, pour ce qui a trait à l'entendement, il faut s'élever au-dessus de la substance animale et reconnaître les faits principes qui en constituent l'essence.

Le cerveau humain est le support du moral, comme les organes de la vie plastique sont les supports du principe vital. Sans ce support, point de manifestations morales, c'est-à-dire point d'actions ; car, en dernière analyse, le moral doit se manifester en actions, comme la vie se manifeste en fonctions. La pensée agit par le cerveau pour se réaliser au dehors, et si l'instrument est bon, les manifestations seront énergiques ou puissantes. De plus, comme la loi de perfectibilité qui régit les organes de la vie de relation régit également le cerveau, ce dernier peut se perfectionner et se perfectionne réellement. Il y a dès-lors action du principe spirituel sur l'instrument et réaction de l'instrument sur le principe spirituel, qui double ses forces par l'exercice. Or, l'exercice suppose l'organe. Voilà pour l'hygiène des facultés morales pour l'éducation. Ici nous nous trouvons en face d'un problème souvent agité et que nous ne voulons point éluder : il s'agit des prédispositions natives irrémédiables, doctrine que les travaux de quelques physiologistes ont tendu à propager.

D'après eux, il existerait chez quelques individus des penchants atroces, qui deviennent la source de crimes inouïs ; d'après eux, ces êtres si misérablement nés, ne peuvent être mis au rang des aliénés proprement dits, mais ne méritent pas d'être punis suivant toute la rigueur des lois, car il est évident qu'ils sont entraînés presque irrésistiblement et sont comme sans liberté morale. Cette doctrine, qui peut-être trop souvent a arrêté le bras de la justice contre de vrais coupables, est fausse, étant le fruit d'une observation incomplète de la nature morale.

D'abord, on ne peut affirmer que les hommes apportent en naissant des dispositions moralement bonnes ou moralement mauvaises ; les hommes ne naissent ni vicieux ni vertueux, mais flottent du bien au mal, et commencent tous par être *enfants*. C'est précisément à cette époque, que nous pouvons appeler *crépusculaire* de la vie morale, qu'intervient l'éducation, avec ses souveraines conséquences. Si les sentiments dominent, dans cette période, les forces de l'organisation humaine contribuent à servir à leur développement ; s'ils sont étouffés, l'organisme cérébral, esclave d'ailleurs, ne servira plus qu'aux manifestations instinctives et brutales. C'est bien alors que la liberté morale se trouve *opprimée* par une organisation incomplète. Dans cette dégradation de l'âme subsistent toujours les notions primitives du mérite et du démérite; par conséquent, toutes les fois qu'un scélérat a conservé dans son intelligence le véritable rapport des choses entre elles, il a toujours été actif dans l'exercice de ses méfaits et passif de la rigueur des lois. Il est bien vrai que l'habitude a favorisé l'asservissement de son âme par des penchants pervers, mais il est également vrai qu'il a été cause de cet asservissement. De là l'imputation morale, l'imputation juridique.

« L'homme qui agit sous l'empire d'une passion, disent des jurisconsultes profonds, a commencé par laisser corrompre sa volonté, et c'est sa volonté qui, emportée par la passion, s'est précipitée dans le crime. Il a pu resister et ne l'a pas voulu. Dans le paroxisme de la passion la plus délirante, l'homme ne cesse point d'avoir la perception du bien et du mal, et de connaître la nature des actes auxquels il se livre ; l'amour, la vengeance, la jalousie, peuvent le subjuguer ; il cède à l'entraînement de ses désirs, mais il trouverait dans son sein la force de les combattre. Les passions violentes abrutissent le jugement, mais ne le détruisent pas ; elles emportent l'esprit à des résolutions extrêmes, mais elles ne le trompent ni par des hallucinations ni par des chimères. Elles excitent momentanément des sentiments de cruauté, mais elles ne produisent pas cette perversion morale qui porte l'aliéné à immoler, sans motifs, l'être qu'il chérit le plus. En un mot, il n'y a pas (dans la passion violente) suspension temporaire des facultés de l'intelligence ; l'homme agit sous l'empire d'un sentiment impérieux qui le maîtrise, mais il accepte cette domination, il agit volontairement (1). Nous pensons, a dit un célèbre médecin légiste, que les passions innées admettent l'excuse, dans certains cas, tandis que les *passions acquises* ne l'admettent presque jamais. Les premières tirent leur origine de penchants naturels nés avec nous, inhérents à l'organisme normal, ou de répugnances non moins naturelles, tandis que les autres surgissent de tous les vices que la nécessité de vivre en société fait éclore (2). »

(1) *Théorie du Code pénal*, par Ad. Chauveau et Faus. Hélie, t. II, p. 224.

(2) Marc. — *De la Folie, considérée dans ses rapports médico-judiciaires*, t. I, p. 130. — 1840.

Ces considérations, fondées sur la plus juste appréciation des faits, rendent parfaitement compte de l'asservissement progressif du libre arbitre de l'homme par l'effet de la volonté de celui-ci ; en outre, elles attestent la toute puissance de l'éducation pour conquérir et conserver cette même liberté morale. On peut dire, en général, que toutes les facultés qui sont propres à l'homme, qui le distinguent et l'ennoblissent, paraissent avoir une force native moins considérable que celles qui sont du domaine de l'animalité ; et que, pour acquérir tout leur développement, toute leur intensité d'action, elles semblent réclamer plus impérieusement que ces dernières les sollicitations extérieures et les influences de l'habitude. Voilà ce qui exige tant de lumière, tant de moralité, tant de prudence, tant de soin pour l'éducation. Celle-ci n'est autre chose que l'hygiène cérébrale, ou la culture et le perfectionnement du *substratum* de la puissance pensante, elle agit en dirigeant la réaction du cerveau. Cette réaction est le produit de son activité vitale : sans elle, pas d'impression déterminée. L'œil réagit selon son mode particulier, lorsque la lumière a traversé ses milieux transparents. Eh bien ! de même le cerveau réagit à sa manière pour les phénomènes moraux ; un trait d'héroïsme, de vertu, dont l'homme est le témoin, suscite l'organe cérébral et produit, indirectement, l'idée de beau et de bien. C'est le plus souvent un mode de réaction sublime, mais qui n'en est pas moins une réaction. Les animaux n'ont point ce mode de réaction. Ce qui différencie donc essentiellement les phénomènes intellectuels et moraux des sensations communes, c'est la non-identité des phénomènes de réaction. Cette réaction cérébrale n'existe pas chez tous avec la même intensité. L'éducation peut tout pour la développer. Le défaut d'exercice la tue, comme le défaut de lumière perd l'organe de la vision. La physiologie cérébrale, envisagée à ce point de vue, donne pour premier précepte d'éducation de fournir un aliment moral à cette tendance organique, qui s'exerce dès l'enfance. Si l'on néglige l'occasion, le cerveau ne réagira plus, quelles que soient, par la suite, les circonstances heureuses de moralité où se trouvera l'individu.

La perfection de l'éducation, dit Charles Bonnet, consiste à multiplier les mouvements du *sensorium commune* le plus qu'il est possible, à combiner les mouvements de toutes les façons assignables et conformes à la destination de l'individu (1).

Il s'ensuit, en dernier ressort, que les vertus, les vices, les crimes des hommes peuvent être aussi bien imputés à ceux qui sont chargés de leur éducation qu'à ceux qui commettent les crimes et les délits. Un enfant, contaminé par de mauvais exemples, nourri longtemps dans une société où le devoir et le juste sont tournés en dérision, où le vice et les penchants brutaux sont exaltés, où la pudeur est honnie, doit presque nécessairement revêtir les plus mauvais caractères de la nature morale. Son cerveau ne peut plus réagir sous l'influence d'un noble exem-

(1) *Psychologie*, t. VIII, p. 138.

ple, d'une belle action ; mais il réagira au souvenir ou à la vue d'une infraction morale et peut-être d'un crime.

Les mêmes remarques s'appliquent aux facultés intellectuelles proprement dites. On sait, par exemple, de quelle importance il est de s'attacher à perfectionner la mémoire. Non-seulement il y a des limites prescrites à cette faculté, par l'organisation encéphalique, mais il y en a encore qui dépendent de la durée et de l'accroissement physique. Il est de remarque, en effet, que c'est surtout dans l'enfance que les associations d'idées, les images vives s'impriment dans le cerveau ; une fois adulte, cet organe, comme tous les autres, a pris sa structure, sa consistance et en change difficilement. Nous reviendrons sur ce point. Les données fondamentales de l'hygiène ou de l'éducation cérébrale étant bien saisies, nous allons entreprendre l'étude médicale des passions.

ARTICLE I. — *Des passions en général. — De leur division. — Des passions mauvaises ou oppressives ; de leur influence sur l'économie.*

L'observation la plus attentive de la nature humaine porte à reconnaître, de prime abord, deux classes fondamentales de passions : 1° les passions primitives, c'est-à-dire celles qui sont liées aux premiers besoins de l'animalité ; 2° les passions secondaires ou factices, c'est-à-dire celles qui, n'ayant aucun rapport avec notre conservation physique, sont le fruit de notre intelligence développée et surtout de notre état social. Celles-là sont les plus nombreuses. Les passions primitives, prises dans leur état de simplicité, telles que la crainte, la colère, la joie, etc., sont des auxiliaires utiles à notre conservation ; elles font partie des lois instinctives qui dirigent notre organisation. Elles établissent, comme dit Bossuet, entre le corps et l'âme une proportion admirable ; elles donnent au corps un branle secret, pour s'approcher ou s'éloigner de certains objets (1) ; et pour entendre le dernier effet de correspondance, il ne faut que considérer en quelle disposition entre le corps dans les grandes passions et en même temps combien l'âme est sollicitée à y accommoder ses désirs. Dans une grande colère, le corps se trouve plus prêt à insulter l'ennemi et à l'abattre; il se tourne tout à cette insulte ; et l'âme, qui se sent aussi vivement pressée, tourne toutes ses pensées au même dessein. Au contraire, la crainte se tourne à l'éloignement et à la fuite qu'elle rend vive et précipitée plus qu'elle ne le serait naturellement si ce n'est qu'elle devienne si extrême, qu'elle dégénère en langueur et en défaillance. Et ce qu'il y a de merveilleux, c'est que l'âme entre aussitôt dans des sentiments convenables à cet état ; elle a autant de désir de fuir que le corps y a de disposi-

(1) *Connaissance de Dieu et de soi-même*, p. 139.

tion. Que si la frayeur nous saisit, de sorte que le sang se glace si fort que le corps tombe en défaillance, l'âme semble s'affaiblir en même temps, le courage tombe avec les forces, et il n'en reste pas même assez pour pouvoir prendre la fuite.

Telle est la nature essentielle des passions primitives, lorsqu'elles ne dégénèrent point, lorsqu'elles ne revêtent point quelques-uns des caractères des passions factices. La crainte devient alors un état permanent qui, loin de servir à la sécurité de l'organisme ne peut que lui nuire; il en est de même de la colère. Dans son empiètement progressif, la passion tend de plus en plus à transporter sa sphère d'activité dans l'intelligence; du simple désir, elle passe à la volonté qu'elle asservit et qu'elle détourne de son but légitime; la volonté, à son tour, réagit vicieusement sur la raison qui se fausse.

Les passions secondaires ou factices sont les plus nombreuses; elles ont, comme nous l'avons dit, leur origine dans le milieu social; elles sont le fruit de l'éducation, des circonstances, de l'habitude. C'est ce qui fait que l'on voit souvent une opinion prendre le caractère d'une passion. Les passions, dit un physiologiste profond, se mêlent à tout ce que l'homme fait, en bien comme en mal, et surtout elles communiquent aux idées l'intensité nécessaire pour agir, soit au physique, soit au moral, cette énergie qui enfante l'absolutisme, les révolutions et les contre-révolutions. Des idées politiques, religieuses, scientifiques, qui s'emparent des hommes, les poussent à des efforts passionnés pour faire triompher ce qu'ils respectent comme des vérités.

Il est facile d'arriver à une division physiologique des passions, non plus d'après leur nature, mais d'après leurs effets sur le corps humain. Elles sont *excitantes* ou *excentriques*, *dépressives* ou *oppressives ;* par là, on exprime leurs effets prochains sur les viscères, effets de resserrement ou d'expansion. La joie, le contentement intérieur, l'espérance semblent disséminer les mouvements vitaux à la périphérie ; tandis que les passions oppressives, telles que l'envie, la haine et le remords, déterminent un sentiment interne d'angoisse, de resserrement, que toute personne en proie à la tristesse a ressenti. Ces modes passionnels exercent des influences diverses sur les forces vitales, comme le prouvent les exemples suivants : la chaleur animale augmente par l'effet de l'espérance, de la joie et de toutes les passions expansives : au contraire, la crainte, la frayeur, le chagrin la diminuent. Martine a vu la température monter de 28, (Réaumur) à 30, dans un violent accès de colère, et descendre à 27, sous l'empire de la frayeur. D'après les observations de Currie, l'état moral de l'homme détermine l'aptitude dont il est doué à maintenir sa chaleur propre. La température de la peau d'un homme sur lequel il fit des expériences à cet égard, baissa de 28,4 (Réaumur) à 25, sous l'influence du froid ; la seconde fois que ce sujet, doué d'un caractère craintif, se soumit à l'expérience, sa chaleur, qui n'était que de 27, 5, tomba à 22,6. La température d'une ruche s'élève de quelques degrés lorsqu'on irrite les abeilles (1). Sanctorius a prouvé que dans les passions tristes, la transpiration insensible diminue ; que le pouls est languissant ; que tout le corps se contracte et devient sec ; la respiration est languissante et rare. D'après Haller, la tristesse et les serrements de cœur, les anxiétés, *animi œgritudines*, contractent et serrent toutes les parties de notre corps destinées au mouvement (2).

L'effet des passions oppressives ou tristes est de diminuer ou d'empêcher la puissance d'agir du corps, comme l'a remarqué Spinosa, dont la Statique des passions est un véritable chef-d'œuvre : *Tristitia est affectus quò agendi potentia corporis minuitur vel coercetur*. Ce phénomène se remarque à un haut degré dans certaines affections de l'âme, qu'on peut regarder comme l'exagération des passions tristes; telles sont la *terreur*, la *peur*, le *remords*. L'histoire des dernières années d'un homme célèbre, violemment froissé par le malheur, le poète Lemierre, nous fournira un exemple frappant de ce genre.

Le poète Lemierre ne se mêla en aucune manière de la révolution, il n'a pas péri par le glaive, mais les dernières années de sa vieillesse ont été affreuses. L'horreur et l'effroi dont il était pénétré, lui avaient absolument ôté l'usage de toutes ses facultés, il était tombé dans une stupeur silen-

(1) Burdach. — Ouvr. cit. t. IX, p. 645.
(2) *De nervorum in arterias imperio*. — 1744.

cieuse et morne, dont rien ne put jamais le tirer. Hors sa respectable épouse qui lui rendit constamment tous les soins de la tendresse et de la religion, l'aspect de toute créature humaine l'épouvantait, et si l'on essayait de lui parler il frissonnait de tous ses membres (1).

Nous avons cité ce fait pour donner un exemple saillant de la *stupeur organique* où jette une passion fortement opressive. L'histoire de certains lypémaniaques pourrait nous montrer les mêmes résultats.

La douleur morale occasionnée par des chagrins profonds, détermine des lésions organiques de tous les viscères, et particulièrement du foie et du cœur; elle vicie les fluides et épuise les forces de résistance vitale. Ce sont des faits vulgaires que tous les auteurs qui ont écrit sur la médecine ont rapportés à l'envi. « Pour prouver, dit Baglivi, combien les passions de l'âme, surtout les chagrins et les craintes, peuvent altérer nos fluides, je rapporterai ce qui s'est passé cette année, 1703. Le 14 janvier, à deux heures après minuit, nous éprouvâmes un tremblement de terre, ce qui est rare à Rome. Quoique personne n'ait été tué, et que les édifices mêmes n'aient pas paru considérablement ébranlés; cependant, la frayeur, qui s'est emparée de l'esprit des Romains, a occasionné la fièvre à plusieurs qui sont morts le même mois; les personnes qui étaient malades pour lors, ont éprouvé

(1) La Harpe. — *Cours de Littér.*, éd. Didot, t. VIII, p. 290.

des accidents plus graves (1). Il n'est aucun praticien qui n'ait eu l'occasion de faire la même remarque que le célèbre Baillou : Toutes les maladies qui ont succédé aux sollicitudes de l'âme, ou qui sont survenues en même temps que les affections morales, sont parvenues difficilement à leur jugement; et leur terminaison a toujours été orageuse. Cette douleur ou tristesse lente affaiblit l'influence nerveuse, fait perdre l'appétit et le sommeil, altère les digestions, rend le pouls inégal, tardif et petit. Le cœur, qui n'est plus animé par un sang stimulant, s'affaiblit; les poumons gorgés de sang s'en déchargent par des soupirs. L'effet du chagrin fait tomber l'estomac dans une sorte d'atonie.

Le dernier degré de la tristesse est le désespoir, et, de toutes les tristesses, la plus affreuse est celle du *remords*, qui ronge lentement et tue. L'histoire nous en montre bien des victimes. L'humanité, dit Gibbon, à propos de Théodoric, est disposée à croire tout ce qui atteste l'empire de la conscience et le remords des rois; et la philosophie n'ignore point que la force d'une imagination troublée et la faiblesse d'un corps malade créent quelquefois les plus horribles spectres. Après une vie glorieuse et pleine de vertus, Théodoric descendit au tombeau chargé de hontes et de crimes; le souvenir du passé humiliait son esprit, et les frayeurs de l'avenir l'alarmaient. On raconte qu'un jour, à la vue d'un gros poisson qu'on servit sur sa table, il s'écria qu'il

(1) *Prax. med.*, lib. I, c. XIV.

apercevait le visage irrité de Symmaque; que ses yeux respiraient la fureur et la vengeance. Le monarque se retira chez lui, sur-le-champ, et trois jours après il mourut dans le château de Ravenne (1). Tout le monde sait que Charles IX périt dans le marasme et les convulsions; qu'Elisabeth, après avoir fait décapiter le comte d'Essex, tomba dans une langueur qui la conduisit au tombeau. Il est inutile de faire d'autres dénombrements parmi les têtes couronnées ; interrogeons des exemples plus vulgaires.

On voit souvent dans le monde, certains hommes acquérir de hautes positions de fortune; et les moyens qu'ils ont mis en usage pour y parvenir n'ont point toujours été tirés de la justice et de la stricte équité. Cependant, grâce à des démarches occultes, ils se trouvent graciés vis-à-vis du plus grand nombre, et ils se retirent du tourbillon des affaires, pour se livrer aux jouissances du repos ; une sorte de considération même semble entourer ces heureux du siècle. Mais voilà qu'un ennemi implacable les empêche de jouir des douceurs de leur retraite; une mauvaise pensée agite leur sommeil, trouble leurs digestions; leur corps et leur âme s'usent réciproquement; et puis ils s'évanouissent en peu de temps de la scène du monde, au grand étonnement du public. Le prêtre et le médecin ont seuls le mot de l'énigme : *vermis eorum non moritur.*

(1) *Hist. de la décadence et de la chute de l'Empire romain*, t. VIII, p. 22.

Il s'agit tantôt de négociants infidèles, tantôt de magistrats prévaricateurs, tantôt de fonctionnaires iniques, etc.

Ces exemples, plus fréquents qu'on ne le pense, peuvent venger, en partie, les esprits sincères qui croient à autre chose qu'à la brutale doctrine du succès.

On peut ranger parmi les passions oppressives, qui déterminent un état de gêne dans toute l'économie, l'habitude de déguiser ses pensées, le défaut de *franchise dans le caractère.* Hufeland considère avec raison la franchise comme un moyen de prolonger la vie. Rien, dit-il, n'est plus contraire à la nature, que l'état des hommes qui exercent continuellement la profession de comédien sur le grand théâtre du monde, et ne paraissent jamais ce qu'ils sont; de ces êtres équivoques, qui vivent de déguisements, de contraintes et de mensonges... Un semblable état n'est réellement qu'un état spasmodique permanent, comme le prouvent les suites qu'il entraîne ; effectivement , il en résulte toujours des inquiétudes générales, des désordres dans la circulation et la digestion, et des contradictions dans le physique comme dans le moral (1). Rien n'est plus exact. Aussi voyons-nous la plupart des personnes qui ont l'habitude d'emprunter le masque d'un caractère étranger au leur, avoir un visage pâle et sombre ; ce qui pourrait s'expliquer par une gêne habituelle dans la circulation, par laquelle le foie

(1) *Art de prolonger la vie, etc.*, p. 309.

engorgé, laisse refluer dans le système sanguin quelques-uns des matériaux de la sécrétion biliaire ; ce qui amène cette coloration particulière des téguments.

L'Envie, la Jalousie, la Haine ont tous les mauvais effets des passions précédentes ; elles refoulent le sang de la périphérie du corps vers les organes intérieurs ; de là naissent cette oppression pénible, ces soupirs entrecoupés, ces palpitations violentes et souvent ces anévrismes mortels. C'est avec raison que les poètes ont représenté l'Envie, sous les traits d'une femme pâle, amaigrie, se nourrissant de plantes vénéneuses. Spinosa a dit encore avec raison, que, par rapport au corps, la haine ne peut jamais être bonne : *odium nunquàm potest esse bonum*. On sait que l'envie se fait déjà sentir dès l'enfance : tous les médecins observateurs savent que c'est alors un cas d'amaigrissement, et que lorsque celui-ci est porté à un certain degré, la mort en est presque toujours la suite ; car alors, la jalousie, qui est chez eux une véritable maladie, n'est plus susceptible de guérison.

A ces passions, on doit joindre une particularité, inhérente à quelques caractères ; nous l'appellerons le *satyrisme*, l'envie démesurée de la critique acerbe. L'auteur d'un traité de médecine peu connu, a donné, à ce sujet, d'excellents détails. Martin Pansa dédia au sénat de Leipsig un traité sous ce titre pompeux : Livre d'or sur les moyens de conserver la vie : *aureus libellus, de propagandâ vitâ*. 1615. Il y blâme ceux qui se laissant aller à une humeur critique et mordante, toujours charmés de trouver des fautes dans les autres, et toujours prêts à les relever avec aigreur, consument par là plus vitement toute la *partie balsamique de leurs esprits*, et s'attirent souvent une mort prématurée.

Il est beaucoup de passions secondaires ou sociales, telles que l'Avarice, la Passion du Jeu, l'Ambition désordonnée, qui rentrent dans la classe des passions dépressives. L'avarice pâlit et dessèche; les joueurs, presque toujours sous l'empire de la crainte, sont particulièrement sujets aux engorgements des viscères abdominaux, ainsi qu'aux affections anévrismales. On a constaté que des cancers de l'estomac ou du foie, terminaient souvent les jours de ceux dont l'existence avait été tourmentée par l'ambition.

Ici, nous devons placer une remarque importante, à propos de la passion de l'Orgueil, que l'on range tantôt dans la classe des passions concentrantes, tantôt dans celle des passions excitantes. L'orgueil, qui n'est que le sentiment de l'estime de soi dépassé, est une passion *mixte*, c'est-à-dire qui tient des deux classes, où se rangent les divers mouvements passionnels. Tantôt, en effet, l'orgueil *satisfait* semble dilater l'énergie du système, comme dans la joie ; tantôt il l'excite, comme dans la colère ; tantôt, enfin, il déprime et rabaisse les fonctions nerveuses, comme dans la haine et l'ambition concentrée. Ces divers effets méritent d'être pris en considération pour se faire une idée exacte de ce phénomène moral. Passons actuellement à l'analyse des passions *excentriques* ou *dilatantes*.

ARTICLE II. — *Des Passions expansives et stimulantes, de la joie, de l'espérance etc.; de la colère; de leurs effets physiologiques.*

Tandis que, dans la tristesse, la puissance vitale est déprimée, elle augmente dans la joie. Ceci n'a pas besoin de se définir ; il n'est aucun de nous qui n'ait ressenti le bien-être organique, qui suit un contentement intime. En général, les affections morales douces et excitantes favorisent la guérison des maladies. Tous les observateurs racontent une foule de cures obtenues par l'effet de la joie, principalement dans les fièvres intermittentes, la jaunisse, le scorbut, les scrofules et la paralysie.

« Une vieille femme de Vienne, au rapport de J. P. Franck, depuis longtemps hydropique et affectée de la cataracte, ne rendait qu'une petite quantité d'urines, malgré tous les diurétiques : elle voulut voir ses enfants avant de mourir, et se fit opérer par un célèbre professeur d'anatomie. Peu de temps après qu'elle eut recouvré la vue, les urines coulèrent en abondance, et elle fut complètement guérie. »

En somme, ce que l'on peut dire, en observant attentivement la nature humaine, c'est que tout ce qui dérive des passions expansives et de la joie, qui en est l'élément fondamental ; tout ce qui se rattache à la gaîté, au *sentiment d'admiration*, à la *sécurité*, à l'*espérance*, est bon pour l'organisme ; ces choses constituent son véritable *milieu* ; tout doit tendre, dans son éducation, à l'entourer de ces bons modificateurs, qui sont l'ébauche du bonheur relatif auquel il doit prétendre.

Nous arrivons ainsi à cette conséquence hygiénique importante, c'est que, de toutes les affections de l'âme, il n'y a de physiquement utile à l'homme que la gaîté douce et tranquille ; c'est donc vers elle qu'il faut tâcher de ramener toutes les autres. En quoi, dit Spinosa, est-il plus convenable de soulager la faim ou la soif que de chasser la mélancolie ? Plus nous avons de joie, plus nous avons de perfection. Il est donc d'un homme sage d'user des choses de la vie et d'en jouir autant que possible, pourvu que cela n'aille pas jusqu'au dégoût ; car alors, ce n'est plus jouir. Oui, il est d'un homme sage de se réparer par une nourriture modérée et agréable, de charmer ses sens du parfum et de l'éclat verdoyant des plantes, d'orner même son vêtement ; de jouir de la musique, des jeux, des spectacles et de tous les divertissements que chacun peut se donner sans dommage pour personne. En effet, le corps humain se compose de plusieurs parties de différentes natures, qui ont continuellement besoin d'aliments nouveaux et variés, afin que le corps tout entier soit plus propre à toutes les fonctions qui résultent de sa nature, et, par suite, afin que l'âme soit plus propre aux travaux de la pensée (1). (Voir ce que nous avons dit précédemment : HYGIÈNE DES SENS, p. 5.)

(1) ETHICES. — *De servo arbitrio, pars.* 4.

Mais il ne faut point oublier que la joie la plus efficace pour ramener et entretenir la santé, est celle qui naît de la conscience satisfaite. Elle est bien supérieure, sous ce rapport, à celle qui naît des émotions ou impressions sensuelles. Elle repose, d'ailleurs, sur une affection expansive, d'un ordre élevé, l'Espérance. L'espérance est l'état de l'âme le plus favorable à la santé ; on a observé que la forte espérance d'un grand bien a soutenu jusqu'à un âge avancé, la santé de personnes de qui les autres conditions n'étaient rien moins que propres à la conserver. C'est donc à tort que Spinosa a écrit que l'espérance ne pouvait jamais être bonne par elle-même ; c'est l'erreur d'un esprit chez lequel l'idée d'une vie future était indéterminée. L'affection de l'espérance est entretenue elle-même par des modificateurs d'un ordre supérieur, les religions, dont nous nous occuperons plus loin. Le contentement intime, provoqué par la conscience satisfaite, est toujours favorable à l'organisme d'une manière absolue ; tandis qu'il n'en est pas de même de la joie provoquée et entretenue par des objets concrets, passagers ; elle a quelquefois des effets nuisibles, comme nous allons le voir.

1° Danger des Passions expansives dans quelques circonstances.

On peut mourir d'un trop grand contentement : les exemples des effets dangereux de la joie sont plus fréquents que ceux d'une affection douloureuse;

ils agissent alors à la manière des impressions trop fortes, et le sensorium ne peut pas soutenir leur assaut.

L'héritière de Leibnitz nous en fournit un exemple frappant. Le trésor que laissa ce philosophe, dit Fontenelle, et qui lui avait causé tant d'inquiétudes pendant sa vie, fut encore plus funeste à la femme de son seul héritier. En voyant tant d'argent ensemble qui lui appartenait, elle fut si saisie de joie, qu'elle en mourut subitement. Quelquefois, à la suite des mêmes circonstances, le cerveau se dérange; la tête se perd sous le poids du bonheur. Richard Mead avait observé, depuis longtemps, que l'aliénation mentale était très-fréquente chez les personnes qui arrivaient brusquement aux richesses et à la fortune. Voici un fait assez curieux, dont les journaux ont parlé beaucoup, il y a quelques années.

Mlle Desb.... vint à Paris, pour entrer comme domestique dans une maison; le hasard voulut qu'elle se trompât de porte... Elle fait connaissance avec un M. Forestier, qui a laissé un nom dans les arts. Celui-ci, ayant besoin d'une domestique, l'engage à rester à son service. Là, cette fille rangée, fort économe, contribue beaucoup à augmenter la fortune de son maître qui, dans sa satisfaction, la fait son héritière universelle; elle est maîtresse de 800,000 francs! Mais dans cette nouvelle position, elle devient hallucinée; elle croit voir des ennemis qui la poursuivent, et refuse obstinément de sortir de chez elle : les héritiers demandent son interdiction. Le docteur Trélat, en reconnaissant l'aliénation mentale, termine son rapport en disant : « Il y a peut-être quelque chose d'aussi funeste que le malheur, à l'intégrité des fonctions intellectuelles : c'est l'excès de bonne fortune (1). »

Nous devons faire remarquer, à ce propos, que ces effets fâcheux, occasionnés par les passions expansives, se font surtout ressentir sur les sujets dont la texture organique est très-irritable, et la fibre nerveuse très-irascible. L'excès dans la joie a fait périr des individus, qui avaient été, antérieurement, en proie à de vives inquiétudes ; dont le moral était en quelque sorte brusquement tourmenté en sens contraire. C'est ainsi, que périrent deux dames romaines, l'une en embrassant son fils qu'elle trouva à sa porte, l'autre en voyant arriver le sien, qu'elle croyait mort à la journée de Cannes. Genre de mort bien étonnant, dit Valère Maxime; elles avaient résisté à la violence de la douleur; mais elles succombèrent à l'excès du plaisir : *quas dolor non extinxerat*, *lætitia consumpsit* (2).

Nous ne reviendrons point, ici, sur l'amour considéré comme passion expansive, lui ayant donné précédemment de grands développements. (V. p. 64.)

2° Des Passions excitantes.

Nous arrivons à préciser un autre mode d'action

(1) *Gazette des Tribunaux*, 19 juillet 1842.

(2) Val. Max. lib. IX, c. XII.

physiologique exercé par certaines passions; c'est l'excitation. Les phénomènes qui accompagnent la *colère* sont des plus saillants; elle fait rougir le visage, étinceler les yeux, battre le cœur; pendant son accès, on trouve un léger degré de convulsion.

On peut dire que, dans les passions excitantes, il y a exaltation des forces nerveuses et concentration des forces vitales sur un point. Cette concentration est également un mal; elle empêche l'établissement de cette loi d'équilibre qui est la santé. La vie n'arrive à sa perfection qu'en s'imposant des limites à elle-même, ce qui a lieu quand chaque partie se subordonne au tout, et que chacune a sa proportion, son but. Le médecin Baillou comparait les passions à une fièvre brûlante, qui consume et mange le corps. Cette comparaison repose sur des données expérimentales, car le physiologiste Borelli a prouvé que l'orgasme du sang, après un violent accès de colère, ressemblait à celui de l'état fébrile. Cette surexcitation nerveuse se transmet au système vasculaire, qui se trouve toujours secondairement affecté, quel que soit le mode de la passion, qu'elle soit excitante ou dépressive.

On trouve dans cette modification, imprimée au second système organique, des nuances infinies, depuis la simple injection rosée, comme elle a lieu au visage, dans la joie, jusqu'à la rupture des vaisseaux. Rien n'est mieux démontré que ce point de doctrine, savoir : la fréquence des congestions sanguines par l'effet des passions. Un médecin distingué de la capitale, dans un ouvrage récemment publié, attribue la grande fréquence de l'apoplexie, de notre temps, au plus grand essor qu'ont pris les passions sociales.

On le voit, certaines passions excitantes peuvent être considérées comme mixtes ; la colère tient beaucoup de la haine, passion oppressive ; tandis que l'*enthousiasme* se rapproche, par ses effets bienfaisants sur l'organisme, de la joie, passion expansive. De même que nous avons vu le contentement intérieur, basé sur la pureté de conscience, exercer sur l'organisme une action plus bienfaisante que la joie, naissant de circonstances fortuites et sensuelles ; de même, les passions stimulantes, comme l'enthousiasme, provoquées par un certain déploiement des facultés intellectuelles sont plus salutaires. Elles produisent quelquefois des effets surprenants. On raconte le fait suivant dans la vie de Benvenuto Cellini : Ce grand artiste, presque mourant, gisait sans forces sur son lit, lorsque ses ouvriers se mirent à l'œuvre pour couler en bronze sa fameuse statue de Persée. Benvenuto s'en aperçoit ; il craint que ses élèves ne procèdent avec assez de soin à cette œuvre délicate, et tout-à-coup, ceux-ci voient accourir à eux le maître qu'ils croyaient presque mort. Benvenuto était guéri ; il se met au travail ; et son chef-d'œuvre sort intact du moule.

Nous devons ajouter que les passions excitantes sont de celles sur lesquelles l'hygiène morale a le plus de prise, celles aussi qui, bien dirigées, peuvent le mieux concourir au perfectionnement physique et moral de l'homme. Mais ce point doit être traité dans le chapitre suivant.

Nous avons laissé de côté certaines passions mixtes, tenant en même temps de l'animalité et de l'état social, telles que *l'ivrognerie*, *le libertinage*, *la gourmandise*; nous les avons déjà signalées précédemment, dans les chapitres consacrés à l'hygiène des fonctions, auxquelles ces mêmes passions se rattachent. Il nous restera à approfondir, dans la section suivante, l'action des modificateurs qui leur donnent le plus de jeu, de développement; leur étude se trouvera ainsi complétée.

CHAPITRE II.

VUES GÉNÉRALES SUR LE TRAITEMENT PRÉSERVATIF ET CURATIF DES PASSIONS. — DU TRAITEMENT PUREMENT MORAL. — MOYENS TIRÉS DE L'HYGIÈNE. — TRAITEMENT DES PASSIONS OPPRESSIVES. — TRAITEMENT DES PASSIONS EXCITANTES. — DE L'ANTAGONISME DES PASSIONS; DE LEUR PROVOCATION CONSIDÉRÉE COMME MOYEN HYGIÉNIQUE.

La passion est funeste lorsqu'elle revêt le caractère d'une affection déréglée. Cette dernière, exclusive de sa nature, tend à ne voir que son objet pris dans le moment et d'une manière isolée : elle entraîne l'homme à sortir du cercle de la raison, qui suppose un examen impartial et approfondi de toutes les conditions d'un objet et de toutes les circonstances où il se trouve; elle séduit la raison en lui présentant cet objet revêtu de couleurs fausses et mensongères. Le désordre moral devient bien plus marqué au fur et à mesure que la passion envahissante fait de nouveaux progrès. Saint Augustin, dans ses *Confessions*, a parfaitement exprimé, sous forme aphoristique, l'origine et les progrès de la passion, en disant : « La volonté, en se déréglant, « devient passion; cette passion continuée se change « en habitude; elle devient besoin. » Rien n'est plus exact : la passion amène le désordre, et là où il y a désordre, il n'y a pas de liberté.

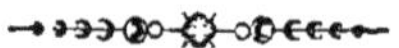

ARTICLE I. — *Du traitement moral des passions.*

Il s'ensuit de là, qu'un traitement purement moral peut avoir beaucoup d'efficacité pour la cure d'une passion. Philosophes, théologiens et médecins se trouvent facilement d'accord sur ce point. Sénèque, un des plus nobles débris de la philosophie ancienne, a parfaitement expliqué l'origine des difficultés qui s'opposent, dans l'esprit de l'homme, au triomphe de la raison sur la passion. Il trouve le point de départ de ce fait dans la direction de la volonté elle-même. « Savez-vous bien, dit-il, pourquoi nous ne pouvons réprimer nos passions ? C'est parce que nous croyons ne pas le pouvoir. Bien plus, comme nous aimons tendrement nos vices, nous nous en rendons les protecteurs, et, au lieu de les bannir, nons tâchons de les excuser. La nature nous a donné assez de secours pour réussir à nous soustraire à leur empire, si nous faisions usage de nos forces et si nous les employions toutes en notre faveur. »

Bossuet a écrit un chef-d'œuvre sur l'*attention bien gouvernée* pour traiter les passions : nous donnons ce passage en entier, car il est d'une importance majeure : « La grande difficulté est de vouloir autre chose que ce que la passion nous inspire; parce que dans les passions, l'âme se trouve tellement portée à s'unir aux dispositions du corps, qu'elle ne peut presque se résoudre à s'y opposer.

« Il faut donc chercher un moyen de calmer, ou de modérer, ou même de prévenir les passions dans leur principe ; et ce moyen est l'attention bien gouvernée.

« Car le principe de la passion, c'est l'impression puissante d'un objet dans le cerveau : l'effet de cette impression ne peut être mieux empêché qu'en se rendant attentif à d'autres objets.

« En effet, nous avons vu que l'âme attentive, fixe le cerveau en un certain état, dans lequel elle détermine d'une certaine manière le cours des esprits, et par là elle rompt le cours de la passion qui, les portant à un autre endroit, causait de mauvais effets dans tout le corps.

« C'est pourquoi on dit, il est vrai, que le remède le plus naurtel des passions, c'est de détourner l'esprit autant qu'on peut des objets qu'elles lui présentent ; et il n'y a rien, pour cela, de plus efficace que de s'attacher à d'autres objets.

« Et il faut ici obrerver qu'il en est des esprits émus et poussés d'un certain côté, à peu près comme d'une rivière qu'on peut plus aisément détourner que l'arrêter de droit fil ; ce qui fait qu'on réussit mieux dans la passion en pensant à d'autres choses, qu'en s'opposant directement à son cours.

« Et de là vient qu'une passion violente a souvent servi de frein ou de remède aux autres ; par exemple, l'ambition ou la passion de la guerre, à l'amour.

« Et il est quelquefois utile de s'abandonner à des passions innocentes, pour détourner ou empêcher des passions criminelles.

« Il sert aussi beaucoup de faire un grand choix des personnes avec qui on converse. Ce qui est en mouvement répand aisément son agitation autour de soi, et rien n'émeut plus les passions que les discours et les actions des hommes passionnés.

« Au contraire, une âme tranquille nous tire, en quelque façon, hors de l'agitation, et semble nous communiquer son repos ; pourvu toutefois que cette tranquillité ne soit pas insensible et fade. Il faut quelque chose de vif qui s'accorde un peu avec notre mouvement, mais où dans le fond il se trouve de la consistance.

« Enfin, dans les passions il faut calmer les esprits

par une espèce de diversion, et se jeter, pour ainsi dire, à côté, plutôt que de combattre de front ; c'est-à-dire qu'il n'est plus temps d'opposer des raisons à une passion déjà émue. Car en raisonnant sur sa passion même pour l'attaquer, on en rappelle l'objet, on en imprime plus fortement les traces, et on irrite plutôt les esprits qu'on ne les calme. Où les sages réflexions sont de grand effet, c'est à prévenir les passions. Il faut donc nourrir son esprit de considérations sensées, et lui donner de bonne heure des attachements honnêtes, afin que les objets des passions trouvent la place déjà prise, les esprits déterminés à un certain cours, et le cerveau affermi.

« Car la nature ayant formé une partie capable d'être occupée par les objets, et aussi d'obéir à la volonté, il est clair que la disposition qui prévient doit l'emporter.

« Si donc l'âme s'accoutume de bonne heure à être maîtresse de son attention, et qu'elle l'attache à de bon objets, elle sera par ce moyen maîtresse, premièrement du cerveau, par là du cours des esprits, et par là enfin des émotions que les passions excitent.

« Mais il faut se souvenir que l'attention véritable est celle qui considère l'objet tout entier. Ce n'est qu'être à demi attentif à un objet, comme serait une femme tendrement aimée, que de n'y considérer que le plaisir dont on est flatté en l'aimant, sans songer aux suites honteuses d'un semblable engagement.

« Il est donc nécessaire d'y bien penser et d'y

penser de bonne heure, parce que si on laisse le temps à la passion de faire toute son impression dans le cerveau, l'attention viendra trop tard.

« Car en considérant le pouvoir de l'âme sur le corps, il faut observer soigneusement que ses forces sont bornées et restreintes, de sorte qu'elle ne peut pas faire tout ce qu'elle veut des bras et des mains et encore moins du cerveau.

« C'est pourquoi nous venons de voir qu'elle le perdrait en le poussant trop, et qu'elle est obligée à le ménager.

« Par la même raison, il s'y fait souvent des agitations si violentes, que l'âme n'en est plus maîtresse, non plus qu'un cocher de chevaux fougueux qui ont pris le mors aux dents.

« Quand cette disposition est fixe et perpétuelle, c'est ce qui s'appelle folie : quand elle a une cause qui finit avec le temps, comme un mouvement de fièvre, cela s'appelle délire et rêverie.

« Dans la folie et dans le délire, il arrive de deux choses l'une : ou le cerveau est agité tout entier avec un égal dérèglement, alors il s'est fait une parfaite extravagance, et il ne paraît aucune suite dans les pensées ni dans les paroles; ou le cerveau n'est blessé que dans un seul endroit, alors la folie ne s'attache aussi qu'à un objet déterminé. Tels sont ceux qui, s'imaginant être toujours à la comédie ou à la chasse, et tant d'autres frappés d'un certain objet, parlent raisonnablement de tous les autres, et assez conséquemment de celui-là même qui fait leur erreur.

« La raison est, que n'y ayant qu'un seul endroit du cerveau marqué d'une impression invincible à l'âme, elle demeure maîtresse de tout le reste, et peut exercer ses fonctions sur tout autre objet.

« Et l'agitation du cerveau dans la folie est si violente, qu'elle paraît même au dehors par le trouble qui paraît dans tout le visage, et principalement par l'égarement des yeux.

« De là s'ensuit que toutes les passions violentes sont une espèce de folie, parce qu'elles causent des agitations dans le cerveau, dont l'âme n'est pas maîtresse. Aussi n'y a-t-il point de causes plus ordinaires de la folie, que les passions portées à un certain excès.

« Par là aussi s'expliquent les songes qui sont une espèce d'extravagance.

« Dans le sommeil, le cerveau est abandonné à lui-même, et il n'y a point d'attention; car la veille consiste précisément dans l'attention de l'esprit, qui se rend maître de ses pensées.

« Nous avons vu que l'attention cause le plus grand travail du cerveau, et que c'est principalement ce travail que le sommeil vient relâcher.

« De là il doit arriver deux choses : l'une que l'imagination doit dominer dans les songes, et qu'il se doit présenter à nous une grande variété d'objets, souvent même avec quelque suite, pour les raisons qui ont été dites en parlant de l'imagination : l'autre, que ce qui se passe dans notre imagination nous paraît réel et véritable; parce qu'alors il n'y a point d'attention, par conséquent point de discernement.

« De tout cela il résulte que la vraie assiette de l'âme est lorsqu'elle est maîtresse des mouvements du cerveau; et que, comme c'est par l'attention qu'elle le contient, c'est aussi de son attention qu'elle doit principalement se rendre la maîtresse. Mais qu'il s'y faut prendre de bonne heure, et ne pas laisser occuper le cerveau à des impressions trop fortes, que le temps rendrait invincibles.

« Et nous avons vu, en général, que l'âme, en se servant bien de sa volonté, et de ce qui est soumis naturellement à la volonté, peut régler et discipliner tout le reste.

« Enfin, des méditations sérieuses, des conversations honnêtes, une nourriture modérée, un sage ménagement de ses forces, rendent l'homme maître de lui-même, autant que cet état de mortalité le peut souffrir. »

Après l'emploi de ces ressources, que l'homme puise dans son propre fonds, il peut et doit trouver dans les croyances religieuses de puissants moyens. Mais sous ce rapport, comme sous beaucoup d'autres, les croyances chrétiennes sont supérieures. L'Evangile s'adresse directement au principe de tout mal, c'est-à-dire à la perversion de la volonté. Aussi voyez quels sont ses premiers préceptes; d'étouffer de prime abord les vains désirs, de ne pas leur laisser prendre accès dans le cœur. Dès que l'homme, dit le livre sublime de l'*Imitation*, commence à désirer quelque chose désordonnément, il devient inquiet en lui-même. Cette répulsion des vains désirs, imposée par le Christianisme n'est point l'effet d'une tendance mystique, comme on le dit souvent dans le monde ; c'est, au contraire, l'application directe et positive des lois du domaine moral. En étouffant les vains désirs, images fausses et mensongères, elle délivre la raison d'un dangereux servage ; puis elle fournit un aliment à l'activité de l'âme, en assujettissant l'homme à la pratique journalière des devoirs individuels et sociaux : ce n'est pas une chose de peu d'importance pour le traitement des passions.

C'est un triste préjugé de croire que la créature humaine, qui lutte contre la passion, à la faveur de l'Evangile, se trouve dans un état pénible. Elle ne subit point le joug d'une loi implacable qui la force de sacrifier, en pure perte, ses jouissances charnelles. Elle s'en dégage pour mieux arriver à sa destination. qui est toute de liberté et d'intelligence. Or, celui qui travaille dans ce but n'est point en souffrance ; bien au contraire, il est dans toute sa vigoureuse énergie. L'état de douleur, c'est la transgression des lois qui régissent l'ordre moral et social; ainsi.

ARTICLE II. — *Traitement hygiénique des passions. — Régime des passions oppressives et des passions stimulantes.*

Nous venons de le voir, la médecine a besoin,

pour le traitement des passions, d'avoir pour auxiliaires les enseignements religieux et philosophiques. Elle ne peut point, seule, calmer des nerfs agités, lorsque la force morale qui les excite est toujours en action. Cependant, hâtons-nous de le dire, l'application directe de certaines lois physiologiques, peut aider puissamment les secours moraux et religieux. Comme d'un tempérament et d'organes surexcités, naissent des impressions fâcheuses pour les pensées et les déterminations morales, l'art médical peut, en modifiant la vitalité de ces véritables foyers passionnels, adoucir l'impétuosité de la passion. La médecine fournit la raison du précepte de sobriété, hautement recommandé par les prescriptions morales dans la cure des passions. La tempérance, tout le monde en est d'accord, est un frein salutaire à opposer aux passions excitantes : elle enseigne, a-t-on dit, la modestie au riche, au mari la continence, à la femme la chasteté, au vieillard les moyens de se défendre de la mort, aux jeunes gens la manière de s'assurer une longue vie. La sobriété épure les sens, rend le corps agile, l'entendement vif, l'esprit prompt, la mémoire bonne, les mouvements souples, les actions faciles (1).

Larochefoucauld-Liancourt avait remarqué depuis longtemps, qu'une nourriture frugale, composée de miel et de seigle, par exemple, contribuait beaucoup à la moralisation des prisonniers du nouveau

(1) Lecamus. -- *Médecine de l'esprit*, t. I, p. 164.

monde. C'est une chose qui trouve son explication suffisante dans la physiologie.

La base du traitement médical des passions abruptes, énergiques, très-excitantes, comme la colère, etc., repose sur la tempérance et sur un régime adoucissant. Il est facile de donner la raison de la manière d'agir de ce mode de diététique. Les aliments adoucissants, les boissons aqueuses tempèrent la violence du sang, en introduisant dans ses éléments une plus grande quantité d'eau. De cette manière, ce fluide, moins riche en fibrine et en hématosine, ne porte plus aux organes des principes actifs aussi concentrés, la stimulation doit en être moindre, les organes et les tissus doivent en recevoir des matériaux ou des éléments plus tempérants. Et s'il est vrai, comme beaucoup de faits semblent le démontrer, que le sang jouisse d'une vie qui lui soit propre, ce régime adoucissant calmera, tempérera la surexcitation de la vie organique. Ainsi, les personnes d'une constitution sanguine-athlétique, portées à la colère, doivent, avant tout, s'imposer une diététique adoucissante et un régime que nous avons prescrit. (V. t. I, p. 193.)

Au régime alimentaire, on fera bien d'associer les ressources puissantes de l'aération ; nous avons déjà longuement insisté là-dessus. (V. t. I, p. 255, 256 et suiv.) Ici, nous ajouterons une remarque relative à une importante distinction qu'il est nécessaire d'établir dans le choix du mode d'aération et par conséquent des lieux. Lorsqu'un individu est enclin aux passions véhémentes, que cette stimulation morale est le fait de l'effervescence d'un tempérament sanguin très-prononcé, dégagé de toute complication avec la nuance bilieuse, on conçoit aisément qu'un mode d'aération trop pur, trop riche en oxigène, serait, chez lui, nuisible en augmentant la richesse des matériaux sanguins, l'énergie des battements du cœur. Loin de lui prescrire le séjour des montagnes, il faut lui faire respirer l'air *un peu épais* des plaines ou des vallées. Mais lorsque les passions stimulantes ont pour théâtre une organisation caractérisée par un tempérament bilieux, qu'elles se mêlent par conséquent à un mode de passions concentrantes, l'augmentation de l'oxigénation du sang apportera alors à cet état moral de grands soulagements. C'est le cas de se rappeler l'expérience que Rousseau faisait sur lui-même. Les pères de famille ne doivent jamais perdre de vue ces principes dans le choix des pensionnats pour leurs enfants; ils doivent tenir autant de compte de la topographie de ces établissements que de la nature de l'instruction qui y est donnée.

Les exercices gymnastiques bien dirigés, ayant pour effet de donner plus de courage, d'imprimer à l'esprit un juste sentiment des forces dont on dispose, seront d'une grande efficacité chez les individus en proie aux passions déprimantes, telles que la tristesse, la peur. Chez quelques enfants, cette dernière affection morale revêt le caractère d'une maladie véritable. C'est aux parents, aux nourrices et aux domestiques de ne jamais augmenter ce malaise moral en leur parlant d'objets sinistres et merveilleux; mais de les aguerrir peu à peu, en leur faisant *toucher au doigt et à l'œil* certains objets qui sont pour eux des sources d'illusions fâcheuses. Nous n'avons pas besoin de recommander à la famille, comme préservatif de la passion de la jalousie, dans l'enfance, l'égalité de tendresse et de soins pour tous les enfants ; la morale défend les préférences, et la médecine en fait voir les dangers.

Quant au traitement médical de l'orgueil, de l'ambition, il repose sur les mêmes bases que celui des passions stimulantes et concentrantes. C'est ainsi qu'à l'aide de bains fréquents et d'une nourriture légère et rafraîchissante, on parviendra à diminuer la pléthore sanguine et la surexcitation du système nerveux, qui prédominent ordinairement chez les individus bouffis d'orgueil et chez les personnes infatuées de vanité. La vie champêtre, les promenades prolongées, la chasse surtout, si les forces du malade le permettent, peuvent être d'une grande utilité dans le traitement de l'ambition. Nous reviendrons, d'ailleurs, dans la section suivante, sur les stimulus de divers genres qui fomentent le développement des passions sociales.

Nous ajouterons une dernière remarque à ce que nous avons dit précédemment des passions excitantes, c'est que leur habitude engendre un état fixe de forces nerveuses et vitales ; elle amène un véritable degré *manie*.

Le système nerveux, constamment tenu en éveil par les secousses multipliées des passions, contracte une susceptibilité exagérée qui, à elle seule, constitue une maladie : c'est la mobilité nerveuse des auteurs. Elle se décèle par de la bizarrerie, par des mouvements désordonnés de tous les actes intellectuels et physiologiques des personnes chez lesquelles on la découvre. Cette mobilité est le prélude d'une maladie nerveuse grave et souvent au-dessus des ressources de l'art, comme la manie, dont la cause la plus fréquente est une passion forte et longtemps continue. « Le plus souvent, dit M. Esquirol, l'invasion de la manie est progressive, graduelle. On n'observe d'abord que des irrégularités passagères dans les affections, dans la conduite de celui que les premiers symptômes de cette maladie fatiguent. Le maniaque est d'abord triste ou gai, actif ou paresseux, indifférent ou empressé; il devient impérieux, irritable, colère (1). Une importante vérité ressort de l'ouvrage du docteur Reveillé-Parise (2), c'est que la constitution nerveuse est singulièrement troublée par la loi de concentration. Or, toute passion, en définitive, provoque l'exercice de cette loi : de là cette susceptibilité nerveuse qui fait le malheur des artistes et des gens de lettres qui abusent de tout excitant passionnel. Un grand nombre de ces hommes excentriques, que le vulgaire nomme originaux, que dans la famille on répute caractères difficiles, ne sont souvent que les victimes des passions longtemps agissantes, qui ont exalté leur système nerveux. Enfin, plus on se pénètre de ce sujet,

(1) Esquirol. — *Maladies mentales*, t. II, p. 145.

(2) *Hygiène des personnes livrées aux travaux de l'esprit*, 2 vol. — 1834.

plus on est conduit à penser que la plupart des maux individuels et sociaux, physiques et moraux, dépendent, en grande partie, de la puissance et de la multiplicité des passions excitantes.

ARTICLE III. — *De l'antagonisme des passions entre elles ; de leur emploi curatif.*

Il est bien démontré, de nos jours, que chez les aliénés, l'intelligence et les passions ne peuvent être ramenées à leur type régulier sans le secours du traitement moral ; que ce mode de traitement qui consiste dans l'emploi raisonné de moyens agissant directement sur l'intelligence et les passions des aliénés, est le seul qui ait une influence directe sur le traitement de la folie. C'est au moyen d'une passion nouvellement provoquée que l'on parvient à faire diversion au délire du maniaque ; à l'aide d'une volonté ferme et soutenue, que l'on parvient à guérir l'halluciné. Or, une passion enracinée chez un homme qui jouit, d'ailleurs, de toutes ses prérogatives intellectuelles, n'en est pas moins une maladie morale. Il y a donc un art, exigeant une grande réserve et une grande habileté, et qui consiste à calmer les passions en les opposant les unes aux autres. C'est ainsi qu'on est parvenu à guérir l'avarice par l'amour, l'amour par le dégoût ou le mépris, et qu'une profonde douleur accompagnée de mélancolie suicide, s'est quelquefois dissipée par l'espérance et les rêves de gloire qu'on avait su faire naître dans des esprits disposés à l'ambition.

Quels secours offrent, sous ce rapport, les passions expansives, dont la joie est l'élément! L'histoire nous apprend qu'une occasion de simple contentement, provoquée à propos, a suffi pour guérir des personnages illustres. Alphonse-le-Sage fut délivré d'une maladie de langueur par la lecture de Quinte-Curce, et celle de Tite-Live produisit le même effet sur Ferdinand-le-Catholique.

Le hasard en faisant éclore à propos une passion expansive, dilatante, a quelquefois amené une sorte de résurrection. Tissot de Lausane avoue qu'il n'est point rare de voir un fort attachement dissiper des maladies de langueur et par conséquent les passions tristes entretenues par cet état. « J'ai beaucoup vu, dit-il, un homme qui, étant dans un état de consomption presque désespéré, inspira, par sa douceur et son honnêteté, une simple pitié à une femme charmante qui se faisait un plaisir de lui donner des marques de l'intérêt qu'elle prenait à son sort; quelque malade qu'il fut, son cœur était capable de sentiment; il aima bientôt, et, à mesure que ce sentiment augmentait, la maladie diminuait; la pitié qu'il inspirait devint un sentiment plus tendre, et l'amour satisfait lui rendit toute sa santé : des bords du tombeau, il passa au lit nuptial, sans aucun autre remède qu'une passion forte et heureuse (1). »

(1) *Traité des nerfs et de leurs maladies*, t. II, p. 326 et suiv.

On a vu encore la provocation du même sentiment, vif ou doux, changer une situation morale des plus fâcheuses et dissiper des idées de suicide. L'observation suivante, extraite de l'ouvrage de M. Falbret sur *le suicide*, est précieuse sous ce rapport :

« Mademoiselle C***, âgée de vingt-trois ans, d'un tempérament bilieux-sanguin, née de parents sains d'esprit et de corps, passa les premières années de sa vie à la campagne, dans la plus parfaite santé; la menstruation s'établit à treize ans, sans le moindre accident. A quatorze ans, elle s'éloigne mais à regret, de son pays natal, pour donner des soins à son éducation. Dès ce moment, elle conçoit un ennui inexprimable, un goût prononcé pour la solitude, bientôt un désir de mourir que rien ne peut dissiper. Les plaisirs n'ont pour elle aucun attrait; elle reste pendant des heures entières immobile, les yeux fixés sur la terre, la poitrine oppressée, et dans l'état d'une personne qui redoute un événement sinistre. Dans la ferme résolution de se précipiter dans la rivière, elle recherche les lieux les plus écartés, afin que personne ne puisse venir à son secours; mais bientôt l'idée du crime qu'elle médite la fait renoncer à son projet.

« Après un an de séjour dans la capitale, elle alla chez ses parents, où elle passa trois semaines sans ressentir le moindre ennui de la vie. De retour à Paris, le penchant au suicide reparut avec plus de force. Mademoiselle C*** prend de l'oxide de cuivre ; heureusement la dose est trop faible, et les vives coliques qu'elle éprouve sont dissipées par des médicaments appropriés. A seize ans, elle perd son père : sa douleur fut grande, mais la présence de sa mère mit un terme à ses maux. L'année suivante, sa mère ayant succombé, nouvelle tentative de suicide : elle en est empêchée. A dix-huit ans, la vie lui devient plus à charge que jamais : elle met un mouchoir autour de son cou, et le serre de toutes ses forces; elle perd seulement connaissance. Revenue à elle-même, elle verse un torrent de larmes, et prend la résolution d'abandonder son horrible projet. La religion se présente à son esprit comme le seul remède à sa douleur. Cependant le désir de mourir ne s'efface point de sa mémoire; les larmes baignent continuellement ses yeux. Voit-elle un objet lugubre, propre à faire naître la pensée de la mort, elle se plaît à le contempler; elle se sent oppressée; son cœur bat fortement; elle éprouve une faiblesse et un frisson général; elle est dans l'ivresse de la joie la plus vive en pensant qu'elle doit mourir.

« Ce que la religion n'avait pu faire, l'amour l'opéra. En s'insinuant dans le cœur de cette infortunée, ce sentiment l'anima d'une nouvelle existence, et lui fit trouver dans l'affection d'un époux et les caresses de ses enfants, une douce compensation à l'amertume des premières années de sa jeunesse. »

Il est certain que l'antagonisme des mouvements passionnels est fondé sur des lois physiologiques de même nature que celles qui président pour la santé à l'antagonisme des tempéraments, sur lequel nous avons longuement insisté dans notre premier volume. Pour qui voudra en faire un objet de recherches suivies, ce sujet ouvrira une foule de voies nouvelles, de ressources précieuses pour le perfectionnement physique et moral de l'homme. Il faut avoir soin de se servir surtout des passions *expansives*. Ce sont celles qui exercent la plus salutaire influence, comme nous l'avons déjà vu. Les effets que quelques médecins ont obtenu *du rire provoqué* dans certaines maladies désespérées, nous portent facilement à nous rendre compte de la manière d'agir des passions dilatantes. L'ébranlement général, occasionné par le rire, injecte en quelque sorte, comme l'a dit Tissot, la vie dans les vaisseaux capillaires qui en étaient privés. Ce médecin, à l'aide du chatouillement, est parvenu à dissiper, chez des enfants, des engorgements lymphatiques qui avaient résisté à une foule de remèdes internes et externes. Il suffit pour cela de mettre les enfants sur un lit, quand leur estomac est libre, et, en badinant, de les chatouiller à nu tant qu'ils paraissent s'en amuser. Ce petit jeu, répété le matin et le soir, pendant quelques minutes, opère ordinairement, au bout de quinze à vingt jours, une amélioration sensible dans leur état constitutionnel : leur peau n'est plus aussi blafarde, leur visage surtout est plus coloré, leur physionomie plus gaie, plus animée (1).

Nous dirons, en terminant, qu'il est prudent de

(1) V· DESCURET. — *Médecine des Passions* p. 222.

s'abstenir de la provocation des passions violentes et concentrantes, quoiqu'on ait vu quelquefois de rares avantages amenés par une succession d'idées fortes, par des motifs de crainte et de terreur. Ces sortes de passions sont des instruments qu'il est dangereux de manier.

SECTION II.

Des modificateurs moraux extérieurs à l'homme, ou de ceux découlant du milieu social où il se trouve.

CHAPITRE I.

DU GENRE PARTICULIER D'ÉDUCATION. — INFLUENCE DE LA LITTÉRATURE : ROMANS, DRAMES, SPECTACLES. — DES SYSTÈMES PHILOSOPHIQUES SUR LA SANTÉ. — DE LA CONTENTION D'ESPRIT ; DE LA LASSITUDE CÉRÉBRALE. — DES CONDITIONS SOCIALES. — VIE DU GRAND MONDE : DU LUXE ; DES FORMES DE GOUVERNEMENTS. — DE L'ART D'ORDONNER SA VIE DANS SES RAPPORTS AVEC LA SANTÉ ; DES PROFESSIONS, DES MOTIFS QUI DOIVENT GUIDER DANS LEUR CHOIX.

En traçant le plan primitif de cet ouvrage, nous conçûmes l'idée de traiter de l'éducation dans un chapitre à part et distinct. Mais à peine avions-nous mis la main à l'œuvre, que nous vîmes naître à chaque pas des questions relatives à la pédagogie ; notre traité d'hygiène s'est trouvé naturellement pénétré d'un si grand nombre de considérations relatives à l'éducation, qu'il peut être regardé (et ça été notre intention) comme un ouvrage sur cette dernière matière. L'hygiène et la pédagogie sont deux choses indissolubles. Nous avons donc renoncé à traiter ce sujet *ex professo* ; si nous y revenons dans ce lieu, c'est pour reprendre quelques-uns de ses éléments fondamentaux, pour en extraire des corollaires relatifs à l'hygiène morale ; pour démontrer quelques-unes des imperfections inhérentes au système généralement suivi de nos jours.

Le sort de l'humanité est désormais entre les mains des pères et mères de famille. Ce sont eux qui sont chargés invariablement d'émettre dans la société de bons ou de mauvais membres, des individus robustes de corps et d'âme, selon le plus ou le moins de soin et d'attention qu'ils auront apporté à l'éducation de ces êtres flexibles et impressionnables au plus haut degré. La famille peut être considérée comme un moule où l'enfance revêt le caractère moral qu'elle devra conserver presque inaltérable toute la vie. Les impressions reçues dans la famille sont les plus puissantes, d'abord parce qu'elles sont les premières, et ensuite parce qu'elles provoquent l'action de cette loi d'habitude qui joue, comme nous l'avons vu, un rôle si important dans l'économie humaine.

Le premier devoir éducateur du père de famille est de veiller à la conservation de l'innocence de ses enfants, d'écarter d'eux toutes les occasions de corruption ; il doit avant tout leur donner de *bonnes mœurs* : Celles-ci peuvent être considérées à bon droit comme l'armure de la santé (V. p. 64, 80). Vient après cela l'éducation intellectuelle.

Sous ce rapport, nous avons dans notre siècle beaucoup à modifier, beaucoup de réparations à entreprendre. Le système actuel en faveur de l'éducation peut être défini, *le déploiement exagéré de l'intelligence et de la sensibilité morale.* Ce mode, qu'un physiologiste éminent de notre époque a parfaitement étudié, consiste dans l'exercice prédominant de l'appareil encéphalique au moyen d'études scolaires, d'instructions orales avec le perpétuel stimulant de l'émulation. Le système nerveux, sollicité sans cesse, acquiert dans les colléges, dans les académies, un surcroît de vitalité, pendant les longues années d'une jeunesse trop sédentaire. L'état présent de l'éducation des colléges est surchargé d'études indigestibles pour de jeunes intelligences. De là des épuisements prématurés, des lassitudes cérébrales, des névroses de toute nature, des apoplexies, des épilepsies, etc. Ce système amène un état d'infériorité de la vie organique par lequel l'économie atteint rarement son développement large et complet. Les constitutions s'efféminent ainsi que les caractères. Au lieu du *grand* et du *mâle*, dit M. Virey, on ne conçoit plus que le *gracieux* et le *joli*; au lieu de s'élever à une vigueur austère et solide, on reste mou et délicat. Peu d'hommes parvenus à la civilisation la plus exquise, ont su conserver l'équilibre sain et normal de leur raison en toute chose. Ce mode d'éducation poussé dans ses dernières limites, tend à donner un large essor à l'orgueil et à l'ambition, deux passions solidaires. Gonflés de leur vain savoir, dans l'exaltation du sentiment de leur personnalité, les jeunes gens, au sortir du collége, se précipitent aveuglément dans des entreprises au-dessus de leurs forces. Voici cependant ce qu'il serait bon de mettre en pratique :

Eloignez de la jeunesse, comme nous l'avons déjà insinué, tous les plaisirs dangereux et frivoles qui corrompent la raison et gâtent le cœur; inspirez-lui de l'aversion pour les jouissances matérielles, afin de préparer les esprits aux choses graves et sérieuses, et de les rendre par là capables de vérités fortes et sévères; et surtout jetez dans les cœurs les semences de toutes les vertus; ouvrez-les aux sentiments élevés, grands, généreux, honnêtes. Faites en sorte que les jeunes gens soient en même temps physiquement sains et vigoureux; fortifiez-les par les exercices sagement variés de la gymnastique et selon les règles d'une hygiène sage et prudente, mais sévère; endurcissez et trempez les complexions et les tempéraments dans les fatigues et les travaux du corps.

Ouvrez de nouvelles carrières aux hommes qu'une bonne éducation physique et morale aura déjà convenablement préparés, celle par exemple de l'agriculture. Ce sera une source de richesses pour l'état et pour la société, et de prospérité, de bien-être, de mœurs, de vertus et de bonheur pour ceux qui exerceront cette utile et honorable profession. Vous donc, dépositaires du pouvoir, gouvernants, ministres, administrateurs, ennoblissez et encouragez de toutes vos forces le premier et le plus utile des arts, l'agriculture ; appelez à son secours les sciences physiques et particulièrement la chimie, afin d'arriver à la connaissance exacte de la nature des terrains et des éléments ou principes constitutifs des différents sols exploitables.

Un bon système d'agriculture, développé sur un vaste terrain et conduit avec intelligence et le savoir pratique nécessaire, pourra exercer la plus heureuse influence sur les populations, leur procurer l'aisance, le bien-être, la santé et la force du corps, et, ce qui est plus excellent encore, de bonnes mœurs. Il est certain que l'agriculture mise en honneur, bien entendue et exercée, non dans l'intérêt seul de quelque avide spéculateur industriel, mais dans celui d'un grand nombre de membres ou de sociétaires, avec espérance de bénéfices proportionnés aux capitaux et aux travaux, est un puissant moyen de vraie civilisation et même de moralisation, par conséquent de prospérité, de paix et d'ordre public. Combien de jeunes gens entreraient dans cette carrière plutôt que de vouloir, par un déplacement de condition, aspirer peut-être à une vocation à laquelle rien ne les appelle que leur seule ambition! Combien de milliers de jeunes gens de la classe inférieure, qui rougissent de prendre l'état de leur père, usent le temps et les livres à étudier, et, faute de moyens ou pécuniaires ou intellectuels, n'acquièrent jamais d'état ! Que de vocations dévoyées ! que d'avenirs avortés ! que de positions compromises ! Que deviendront ces avortons bâtards de la société ? Ils se jetteront dans les grandes villes et les capitales, s'y dépraveront, supposé qu'ils ne le soient pas encore ; chercheront des places sans en trouver, parce qu'il n'y en a pas pour tout le monde. Bientôt, poussés par l'impérieuse nécessité, ils tourneront l'instruction qu'ils ont reçue de la société contre la société même, comme Lacenaire et tant d'autres ; ils se déshonoreront par des actions basses, viles, flétrissantes et peut-être par des crimes ; deviendront des instruments ou des fauteurs de je ne sais quelles iniquités, de troubles politiques, d'émeutes, de séditions, de révolutions, que sais-je ? et dans tous les cas finiront probablement par le suicide (1).

Mais il est une autre éducation qu'on pourrait appeler *ascendante*, qui a prise sur l'homme en dehors des établissements scolaires, et qui se compose de modificateurs multiples, dont nous devons préciser l'influence sur la santé. Nous rencontrons d'abord l'influence des lettres.

Des lectures dangereuses : romans, drames.

Il est des livres qui ont flétri plus d'organisations, qui ont amené plus de morts précoces que les excès de débauche les plus outrés. Ce sont les productions bizarres et bâtardes de l'esprit humain, où tout est exagéré, invraisemblable ou faux ; où

(1) Debreyne. — *Pensées d'un Croyant catholique.*

des épisodes dramatiques terribles, bouleversent la sensibilité et les fonctions nerveuses des jeunes gens, irritent et exaltent prodigieusement leurs passions. La lecture des livres qui vantent le suicide est aussi très-dangereuse. Madame de Staël assure que la lecture de Werther, de Goëthe, a produit beaucoup de suicides en Allemagne ; cette passion destructive est devenue plus fréquente en Angleterre depuis certaines apologies littéraires. Les femmes malheureusement sont trop portées à se livrer aux charmes d'une littérature agréable, et à la lecture des romans, à laquelle elles consacrent le jour et la nuit. De là, ces amours prématurées, dévergondées dans leur ardeur; de là, ces désespoirs profonds, intolérables. Cette littérature des romans dits sentimentaux, en leur présentant l'homme sous des traits exagérés, les prépare à des dégoûts inévitables et à un vide qu'elles ne doivent pas espérer, raisonnablement, remplir.

Ces réflexions s'appliquent également aux spectacles, qui sont plus dangereux encore aux yeux du vrai sage. Les théâtres de l'ordre inférieur, où siége une foule frivole et voluptueuse, ne sont dans la réalité que des écoles de mensonge et de corruption, où l'on donne des vices certains pour ôter des ridicules exagérés, dans lesquelles on épuise sa sensibilité et sa pitié pour des malheurs imaginaires pour n'en plus trouver dans les afflictions réelles, domestiques et sociales. Je ne parle pas ici d'un autre genre de séduction que l'on devine facilement. Dans les représentations dramatiques, que d'aventures tragiques, que d'événements terribles, de catastrophes sanglantes, de scènes d'horreur, de désespoir, de sang, de meurtres, de suicides, qui familiarisent les hommes avec les idées de crime et de destruction, et les livrent sans défense au délire fougueux de leurs passions! On conçoit sans peine après cela que dans cet état d'exaltation morale les accidents réels et ordinaires de la vie, les chocs des passions sociales pourront facilement porter à une triste et funeste réalisation. Il faut le dire ici sans détour, le drame français moderne est devenu un enseignement d'immoralité, d'infamie et d'horreurs, c'est-à-dire de meurtre, de suicide et de prostitution. « Voyez les théâtres, s'écrie M. Charles Dupin dans un discours public, tenant école de corruption et de scélératesse……., foulant aux pieds les vertus les plus saintes avec l'intention patente de faire aimer, choyer, admirer le duel, le suicide, l'assassinat et le parricide, l'empoisonnement, le viol, l'adultère et l'inceste, préconisant ces forfaits comme la fatalité glorieuse des esprits supérieurs, comme un progrès des grandes âmes qui s'élèvent au-dessus de la vertu des idiots, de la religion des simples et de l'humanité du commun peuple? Cette littérature empoisonnée nous ramène par la corruption à la barbarie. »

Tous ces modificateurs lorsqu'ils, n'entraînent point au crime en stimulant de violentes passions, enfantent dans l'âme cet état particulier dans lequel les facultés humaines restent sans objet, sans but, et que M. de Châteaubriand a si bien décrit sous le nom de *vague des passions*. Les passions qui ne savent ni où, ni comment s'employer, conduisent nécessairement à l'ennui ou plutôt constituent l'ennui lui-même, ce vide de l'âme qui la tyrannise et la consume. Le malaise moral n'est pas seulement propre à la jeunesse, à *Réné*, ce cœur vierge de toute émotion sociale ; mais il consume plus souvent encore l'âge mûr, *Obermann*, l'homme qui a vidé la coupe de tous les sentiments, de tous les plaisirs, de toutes les souffrances de ce monde, et qui, par cela même, dans la soif de l'innocence, cherche en vain à fixer ses désirs et à satisfaire son inquiétude. M. le docteur Michéa, dans son ouvrage sur l'hypochondrie, a remarqué avec juste raison que le vague des passions était très propre à conduire à cette maladie. Comme le sentiment de la conservation, dit-il, est toujours éveillé, toujours présent, toujours actif chez l'homme ; de plus, comme il prédomine en général sur tous les autres sentiments, il s'ensuit que toutes les passions qui languissent, qui s'étiolent faute d'aliments se tournent vers lui et le prennent pour objet de la satisfaction qu'elles désirent (1).

Les livres *de médecine populaire*, outre les immenses inconvénients qui peuvent résulter pour le vulgaire de la mauvaise interprétation des principes d'une science difficile, en ont encore un grand : c'est que la lecture d'ouvrages semblables, par des hommes prédisposés même faiblement à l'hypo-

(1) *Mémoires de l'Acad. roy. de médecine*, t. x, p. 629.

chondrie, développe au plus haut point le funeste penchant, et augmente leur tendance vers toutes sortes d'erreurs préjudiciables à la santé. Rousseau fut victime de cette fatale curiosité, qui le poussa à chercher dans les livres de l'art des notions sur ses impressions internes; il le constate lui-même en ces termes : « Pour m'achever, ayant fait entrer un peu de physiologie dans mes lectures, je m'étais mis à étudier l'anatomie ; et passant en revue la multitude et le jeu des pièces qui composaient ma machine, *je m'attendais à sentir détraquer tout cela vingt fois le jour*..... Je suis sûr que si je n'avais pas été malade, je le serais devenu par cette fatale étude. Trouvant dans chaque maladie des symptômes de la mienne, je croyais les avoir toutes, et j'en gagnai pardessus une bien plus cruelle encore dont je m'étais cru délivré, la fantaisie de guérir. A force de chercher, de réfléchir, de comparer, j'allai m'imaginer que la base de mon mal était un polype au cœur..... (1). »

On doit aussi classer parmi les lectures dangereuses pour beaucoup de personnes, celles surtout qui ont l'imagination faible et frappée, les livres ascétiques, roulant sur des sujets de dévotion *quintessenciée*, si nous osons nous exprimer ainsi. Ces petits livres, trop communs de nos jours, où la religion n'apparaît pas dans ce qu'elle a de grand, de noble, de profondément pratique, où l'imagination prend un essor trop élevé, affaiblissent le jugement,

(1) *Confessions*, première part., liv. VI, p. 398

ébranlent les fonctions nerveuses et prédisposent aux aberrations intellectuelles hallucinantes. Il en est de ces esprits visionnaires, dit Zimmermann, comme d'un homme monté sur le sourcil d'un rocher ; c'est toujours un vertige qui les précipite. Quel danger plus grave doit s'attacher à ces lectures, lorsqu'elles tendent encore à exciter indirectement certain éréthisme sensuel !

Il ne faut pas que ces livres présentent à l'esprit des images lascives, sous prétexte de faire mesurer les degrés du vice. Il ne faut point évoquer, dans une imagination vierge, ardente, chez une jeune femme, chez un jeune homme, les fantômes des plaisirs profanes, peupler une solitude qui doit être sainte, austère, d'idées voluptueuses. Ces livres, d'ailleurs, œuvres pour la plupart d'esprits étroits, et mal renseignés sur la philosophie de la vie ordinaire, amènent toujours un certain degré de bizarrerie dans les idées.

Un choix bien dirigé dans les lectures serait pour un esprit bien cultivé d'un grand secours sous le rapport même de la médecine morale et de la santé. Le beau littéraire puisé dans ses véritables sources, les chefs-d'œuvres de l'antiquité, et les auteurs d'élite des temps modernes, imprime à l'âme et par suite au corps un mouvement d'expansion qui est de même nature que celui provoqué par les beaux-arts, et sur lequel nous avons déjà appelé l'attention. (V. p. 13 et suiv.)

On peut avancer sans crainte que l'homme, dépourvu de la faculté de ressentir l'enthousiasme provoqué par les belles et bonnes lettres, est privé d'une condition importante de bonheur et de plénitude dans les facultés de sa vie. Celui dans lequel l'éducation n'a point imprimé certain charme secret dans le commerce des génies de l'intelligence ; qui vit sans aucun commerce avec eux ; qui reste froid et impassible en face des beautés contenues dans les œuvres de nos plus grands poètes, Homère, Virgile, Dante et Milton, est privé d'une source de plaisirs bienfaisants et d'heureuses diversions ; il manque un complément à sa vie. Ceci apparaît, en toute évidence, dans le développement de certaines affections nerveuses, qui saisissent certains riches parvenus, au moment où ils atteignent le repos désiré.

On l'a dit avec beaucoup de raison ; une des causes les plus fréquentes de l'hypochondrie et du spleen est le passage d'une vie active à l'oisiveté. Ces maladies sont très communes, en effet, dans les contrées où le développement de l'industrie et du commerce permettent aux hommes qui s'y livrent de s'élever des derniers rangs de la société à une position fort brillante, en Angleterre et en Hollande, par exemple. Voici la raison maintenant : Ce n'est pas le seul *changement de vie*, l'infraction à des habitudes anciennement prises, comme on le dit trop vaguement, qui rendent difficile au riche parvenu le passage du travail au repos ; c'est surtout parce que ce riche parvenu, est souvent un homme dont l'éducation première a été complètement négligée, et dont l'intelligence n'a pas reçu un développement et surtout une direction convenables. Il suit de là qu'il tombe plus souvent que d'autres dans un ennui profond, lorsque le repos remplace les occupations continuelles qui prenaient tout son temps. Privé des diversions salutaires que lui procurerait l'étude des lettres, des sciences et des beaux-arts, cet esprit inculte, dans la plénitude de ses désirs matériels satisfaits, se replie sur lui-même et sur son instinct de conservation. Les moindres sensations l'inquiètent, parce qu'elles lui font craindre le développement de quelque maladie. C'est ainsi qu'il y a peut-être quelque chose d'aussi funeste que le malheur à l'intégrité des facultés intellectuelles : l'excès de bonne fortune. Avant d'arriver à l'hypochondrie, le riche parvenu passe à travers trois autres maladies morales, qui en sont comme le péristyle: l'ignorance, le désœuvrement et l'égoïsme. Ces considérations démontrent, mieux que ne pourraient le faire toutes les phrases de rhétorique, combien agissent sagement les pères de famille qui, avant de constituer un apanage pécuniaire à leurs enfants, les fixent sur les fondements inébranlables d'un enseignement religieux, littéraire et scientifique.

L'instruction littéraire épanouit l'âme et fait naître des passions expansives de plusieurs ordres; tantôt elle provoque le sentiment d'*admiration* ; tantôt elle adoucit ce qu'il y a de trop âcre dans les réflexions que suscitent le train de la vie ordinaire et la vue des mauvaises passions d'autrui. Journellement froissé par son contact avec la société de ses semblables, l'homme sent la nécessité de s'assoupir de temps à autre sur le *mol chevet de l'indifférence* de Montaigne : son repos et sa santé le veulent ainsi. Il éprouve le besoin de rire de certains travers pour ne point verser des larmes amères ; il faut qu'il charme son esprit, de temps à autre, par les douceurs de cette philosophie rieuse et paisible, qui étudie la partie bouffonne du cœur humain ; et sur laquelle ont surtout excellé Molière et Lafontaine. Ces deux profonds et spirituels analistes des bizarreries morales de l'humanité, ont rendu et rendront encore d'importants services à ces âmes désolées, aigries contre la société, et qui ont le tort d'imputer aux passions humaines des motifs toujours sérieux et prémédités. Ces deux beaux génies, comme tous ceux, du reste, qui ont marché sur leurs traces et se sont inspirés du *vis comica* (Cervantès, Shakespeare, Lesage, Walter-Scott) apaisent bien des passions concentrantes, bien des haines, bien des désespoirs, en montrant les hommes tels qu'ils sont, et ce qu'ils valent au fond : légers et bouffons, plus souvent raisonneurs que raisonnables. Nous recommandons l'étude de ce genre de littérature particuliérement aux personnes moroses, portées à des idées de suicide, douées, en un mot, des attributs du tempérament mélancolique.

Des systèmes philosophiques.

Les *systèmes philosophiques* jouent aussi leur rôle dans la destinée sanitaire de l'humanité. La philo-

connues dans l'acte de la sensibilité, l'homme pensant, adonné à la vie morale et intellectuelle, perd en forces organiques ce qu'il acquiert en esprit. Ses appareils fibro-musculeux, comme dit M. Virey, se débilitent en proportion de ce que gagne son système nervoso-sensitif au détriment de l'autre. La vie littéraire, qui ne tient aucun compte des prescriptions générales et particulières de l'hygiène, amène d'abord une sorte de diathèse spasmodique. Les mêmes remarques s'appliquent à la vie que mènent les hommes d'affaires, et dans laquelle ils s'usent peu à peu, sans s'en douter.

Les travaux outrés de l'esprit, de quelque nature qu'ils soient, mettant en jeu la mémoire, le raisonnement, l'imagination, produisent dans une fibre cérébrale un phénomène correspondant d'excitation analogue à celui que chaque nuance colorée produit dans les fibres de l'appareil de la vision. Le cerveau, après la première période de surexcitation, que nous venons de caractériser, tombe dans une sorte de *stupeur organique* que, d'après un assez grand nombre de faits soumis à notre observation, nous considérons comme la première période soit de l'aliénation mentale, soit de l'apoplexie, sous toutes ses formes. Cette stupeur organique se révèle par les caractères suivants : affaiblissement progressif du sommeil, lors même qu'on n'abuse pas des veilles; attention difficile sur des objets même qui n'exigent pas la contention d'esprit; vertiges fugaces; digestions laborieuses; bizarreries dans le caractère. Lorsque ces signes avant-coureurs se font remarquer chez un homme qui, malgré cela, ne peut se résigner à la retraite des affaires, on peut être sûr qu'il portera bientôt la peine de son imprévoyance; que ce travail organique, commencé dans son cerveau, finira par en altérer profondément la substance. Nous avons connu des personnes qui ayant négligé de salutaires avertissements, ont été saisies brusquement de symptômes paralytiques.

En traitant plus haut de l'éducation intellectuelle, nous avons déja parlé des mauvais effets de l'éducation scolaire, poussée rigoureusement dans ses dernières limites; un de ses effets est surtout de provoquer cette *lassitude cérébrale.* Voici un exemple rapporté par un médecin instruit, le docteur Cerise (1) :

« Nous avons été consulté récemment, dit-il, par un jeune homme, âgé de vingt ans environ, du département de l'Aisne, qui nous fournit un exemple frappant des tristes effets des travaux intellectuels excessifs, accompagnés d'une émotion oppressive, d'une vive anxiété.

« Jusqu'au mois de décembre 1838, ce jeune homme avait joui d'une très-bonne santé, et il vivait heureusement dans sa famille dont tous les membres, sont sains, laborieux et honnêtes. Dans l'hiver de 1838 à 1839, il se préparait à un examen au succès duquel il attachait une grande importance, car ce succès lui ouvrait une carrière vivement ambitionnée. Il s'agissait d'être admis à exer-

(1) *Des Fonctions et des Maladies nerveuses*, p. 209.

cer l'honorable profession d'instituteur primaire. Rien n'égalait d'après ce qui nous a été dit par ses parents et par lui-même, l'anxiété à laquelle il était en proie dans ses veilles. Cette anxiété alla si loin, que le malheureux candidat, avant que l'heure de l'épreuve eût sonné pour lui, fut atteint d'accès épileptiques qui se renouvelèrent très-souvent, et qui maintenant ont lieu jusqu'à trois ou quatre fois par jour. Cette grave affection ne cesse de faire des progrès, et malgré tous les soins éclairés dont ce malade a été l'objet dans son pays, il est arrivé à Paris dans un état qui nous fait craindre de le voir tomber bientôt en démence. Déjà nous apercevons les signes précurseurs de cette forme de l'aliénation mentale. »

En général, les enfants qui, dans les premiers exercices de leur entendement, au début pénible de leurs études, sont sans cesse sous le coup des menaces de leurs parents et de leurs instituteurs, sont dans les conditions défavorables que nous signalons. L'émulation et la rivalité sont, on le sait, des mobiles à la fois puissants et dangereux parmi les élèves de nos écoles, comme parmi les hommes qui, sur un plus vaste théâtre, se disputent les faveurs de la renommée et de la fortune. La perspective d'un insuccès qui compromet tout un avenir, imprime aux travaux de l'esprit un caractère d'inquiétude et d'agitation qui en accroît le péril. Aussi les jeunes élèves, qui se préparent à un examen, sont-ils plus exposés que les autres, toutes choses égales d'ailleurs, aux troubles dont nous parlons.

Il est des enfants très-délicats, des jeunes gens très-faibles qui, dans la direction des exercices logiques, réclament les plus grands ménagements. Il arrive trop souvent que, sans égard pour leur constitution et leur santé, on exige d'eux une attention, une application, une contention d'esprit qui sont incompatibles avec la surexcitabilité de leur organisme nerveux. On observe tous les jours les inconvénients de cette erreur d'éducation due quelquefois à la vanité des parents.

Il ne faut point oublier aussi que la privation des exercices logiques donne lieu à la surexcitabilité de l'appareil cérébral. Le plus léger travail devient une cause de surexcitation pour celui qui n'y a point été préparé par des efforts gradués.

Conditions sociales; luxe. — La destinée sociale la plus conforme au bonheur terrestre, c'est-à-dire à la santé, à la longévité, est celle qui fait naître dans un état moyen entre l'opulence et la pauvreté, l'*aurea mediocritas*. L'extrême richesse dispose aux besoins factices et au luxe, leur véritable générateur; la pauvreté force à endurer des privations. C'est dans la classe moyenne que l'homme jouit réellement de la plénitude de toutes ses facultés. Si le campagnard avait une intelligence moins rétrécie, une sensibilité moins obtuse, il serait de tous les hommes le plus heureux, parce qu'il est le plus fort. La vie du grand monde est, comme nous l'avons déjà signalé plusieurs fois, une vie anti-hygiénique; là, la sensibilité s'éparpille en quelque sorte sur nos organes extérieurs; les besoins factices et les passions concentrantes prennent tout leur empire. Ceci nous conduit à dire quelque chose du luxe.

Du luxe. — Le luxe est la consommation des revenus publics ou privés, dans le but d'acquérir la possession et la jouissance d'objets inventés et perfectionnés par l'industrie des hommes; tous objets en général qui ne servent ni à procurer une nourriture saine, ni de bons vêtements, ni même des moyens de défense contre l'intempérie des saisons, mais plutôt propres à satisfaire les sens ou quelques passions dominantes, telles que l'ambition et la vanité. Il ne faut point s'étonner dès-lors si ce modificateur a non-seulement contribué à la perte de quelques familles, mais encore à l'extinction des plus belles et des plus florissantes nations. La civilisation grecque, comme nous allons le voir, en a été la victime.

Ce fut au sortir des derniers temps de l'administration de Périclès que le luxe corrupteur s'introduisit à Athènes. Tant que ce grand homme sut faire éclore les arts, exciter leurs progrès, encourager les métiers, employer les matériaux inusités avant lui (V. *Plutarque*, sa Vie), répandre enfin l'aisance et l'activité dans toutes les classes de citoyens, tout cela servit au bien- être général ; mais lorsque les manœuvres de ses ennemis et son autorité toujours chancelante, le forcèrent à flatter de plus en plus le peuple, dont la faveur l'avait élevé, dont la faveur seule pouvait le maintenir ; dès-lors il précipita, malgré lui, l'Etat dans une excès de luxe public et dans une profusion pernicieuse ; il captiva et enchaîna les esprits par des plaisirs aussi neufs que piquants, tels que les combats de musique à l'époque des Panathénées, par la magnificence des jeux, l'appareil pompeux des sacrifices publics, par la libéralité avec laquelle il prodiguait les trésors de l'Etat à cette même populace, pour payer ses places au théâtre, etc. Tout cela énerva les citoyens, paralysa l'industrie, et transforma les Athéniens en un peuple efféminé, bavard, lâche, paresseux et misérable. Les Athéniens s'étaient institués les seuls et les premiers négociants de la Grèce. Aussi Athènes était-elle l'entrepôt général de toutes les productions de la Sicile, de l'Italie, de l'île de Chypre, du Pont, du Péloponèse, de l'Egypte et de la Lydie. Au milieu de cette abondance, les exercices gymnastiques commençaient à être négligés. Tous les désordres enfantés par le luxe et la débauche, et qui prirent naissance sous l'administration de Périclès, c'est-à-dire pendant le laps écoulé entre la quatre-vingtième et la quatre-vingt-dixième olympiade, de 460 à 420 avant Jésus-Christ, furent des plus favorables à l'art du peintre ou du statuaire, mais leur influence fut plus fatale aux bonnes mœurs que le penchant des Athéniens pour les courtisanes. Celles-ci servaient de modèles aux peintres et aux statuaires. Lorsque Socrate et ses amis allèrent voir Téodota, elle était chez un peintre, et ne se dérangea pas à l'arrivée de ces étrangers. (V. *Mémoires de Socrate. — Xénophon*, III, x.) La plupart des courtisanes, surtout celles qui accordaient leurs faveurs pour une ou deux oboles, se couvraient de vêtements si légers, qu'au rapport des poètes, elles n'étaient guère plus cachées que les Nymphes qui se baignaient dans les eaux sacrées de l'Eridan. Phryné, à l'exemple des artistes et des lutteurs qui allaient à Olympie, les uns montrer leur ouvrage, les autres leur force, fit admirer à Eleusis sa merveilleuse beauté ; et nue, les cheveux épars, elle se plongea dans la mer, aux yeux de la Grèce assemblée. Elle servit de modèle à Apelles, pour la Vénus Anadyomène, et Praxitèle exécuta pour ses admirateurs sa statue en or, élevée depuis à Delphes sur une colonne de marbre penthélique, offrande que Cratès appelait le monument de l'impudicité des Grecs.

Enfin, arrive Alcibiade, qui sème à pleines mains, dans les rues d'Athènes, le luxe, la profusion et la débauche, qui fait, en ce genre, ce qu'aucun mortel n'a pu faire. Il était adoré par la multitude et par les jeunes gens. La corruption était si forte, que l'on voit les premiers citoyens d'Athènes, tendre des piéges à l'innocence d'Alcibiade enfant, et les femmes les plus distinguées briguer à l'envi son amour, une fois qu'il eut atteint l'âge viril.

Les terribles effets du luxe et de la débauche, qu'Alcibiade avait tant contribué à propager par son exemple, se montrèrent mieux de son vivant ; et ces funestes fléaux précipitèrent sa ruine et celle de sa patrie. Le cœur du citoyen ne brûla plus du feu sacré du patriotisme ; une ambition démesurée vint dévorer les nobles et les riches, qui n'aspirèrent plus qu'au souverain pouvoir, dans le seul but de satisfaire, aux dépens de l'Etat, leur insatiable cupidité. Les citoyens dont le bras et le génie hardi auraient pu soutenir la patrie chancelante, furent les premiers à la trahir et à précipiter sa chute. Théramène, par ses honteuses menées, força les Athéniens à se soumettre à Lacédémone, aux conditions les plus dures, et cette dernière abandonna bientôt la malheureuse Athènes aux trente tyrans, dont les rapines et les cruautés furent plus fatales que l'épée du vainqueur. Après leur expulsion, les familles illustres étaient anéanties ou ruinées ; quinze cents des principaux citoyens égorgés ; le peuple, en général, réduit à la misère ; le trésor public épuisé ; le commerce, la marine, les armements détruits ; les murailles ruinées ; Athènes, enfin, sans défense, sans alliés, etc. Depuis, malgré la sagesse des lois, et des institutions de Trasybule, la victoire de Conon sur les Spartiates, elle ne se releva plus. Jamais elle ne put atteindre ce qu'elle avait été.

Après cette époque, Athènes eut bien quelques instants de gloire, mais cette grandeur ne fut malheureusement qu'un éclair brillant et passager, et l'œuvre du génie de trois grands hommes : Phocion, Lycurgue et Démosthènes. Dans les quarante dernières années qui précédèrent la chute de la république, l'édifice social, ébranlé sur ses fondements, croulait de toutes parts. Les vertus et les efforts de quelques hommes supérieurs réussirent, il est vrai, à prolonger un peu son existence ; mais une force même plus qu'humaine ne pouvait conjurer plus longtemps sa ruine. Après l'expulsion des trente tyrans, et surtout après qu'Athènes eut recouvré le sceptre de la mer, la constitution dégénéra en une sauvage ochlocratie ou tyrannie populaire. Dès-lors, la lie du peuple régna despotiquement, et les meilleurs citoyens, abreuvés d'outrages, gémirent sous l'oppression.

Nous pourrions aussi puiser dans l'histoire de la décadence de la République romaine, des preuves à l'appui des ravages exercés par un luxe effréné sur la population. L'heure de la fin de la suprématie du grand peuple eut sonné, lorsqu'il se vit entouré des dépouilles de toutes les nations ; lorsque des généraux avides et le trésor public se les partagèrent. Tout cela lui valut bien quelques spectacles, quelques jeux, mais ne répandit pas l'abondance parmi les nécessiteux. Tiberius Gracchus ne craignit point de s'écrier, dans la tribune aux harangues : « Les bêtes sauvages ont des cavernes et des tanières pour se retirer, tandis que les citoyens de Rome ne trouvent pas un toit ni une chaumière pour se mettre à l'abri de l'injure du temps. Sans séjour fixe ni habitation, ils errent comme des malheureux proscrits dans le sein même de leur patrie. On vous appelle les seigneurs et les maîtres. Quels seigneurs ! quels maîtres ! vous à qui on n'a point laissé seulement un peu de terre qui pût vous servir de sépulcre. »

Quelque exagération qu'on puisse supposer dans cette peinture, il fallait qu'elle eut des traits de ressemblance, et qu'elle pût s'appliquer à quelques citoyens, pour remuer le peuple au point qu'elle l'a fait. D'ailleurs, on sait assez que les richesses acquises sans peine, et partagées entre un très-petit nombre de gens, entraînent avec elles le luxe et la corruption (1); ou plutôt tout est déjà corrompu lorsque le luxe arrive ; car le luxe n'est qu'un *effet* qu'on a érigé en *principe*. Il ne vient que lorsque toute règle est déjà détruite, et, soit qu'il naisse de l'inégalité des fortunes, soit qu'il prenne sa source dans l'abus des richesses, il suppose toujours qu'il est des moyens faciles et rapides d'acquérir de l'argent, et qu'il existe des passions contraires à la convenance et à l'honnêteté.

Le luxe, en affaiblissant l'organisme, porte l'homme à se soustraire aux saines et utiles pratiques de l'hygiène : nous en avons vu un exemple chez les Athéniens. Il fait rechercher les mille et un raffinements de la vie prétendue civilisée, au lieu du véritable *confort*; c'est, en un mot, une fausse application de la richesse, qui doit surtout servir à entretenir et à améliorer les facultés humaines.

Institutions sociales, *Gouvernements*. — Il y aurait beaucoup à dire sur l'influence des formes de gouvernements sur la santé des peuples. C'est un espoir de notre vie d'entreprendre une semblable

(1) En l'année 572, c'est-à-dire longtemps avant la ruine de Carthage, Caius Mœnius, préteur, fut chargé par le sénat de faire des informations sur les empoisonneurs qui pouvaient se trouver à Rome ou à dix milles autour de cette ville. Au bout de peu de jours, ce magistrat écrivait qu'il en avait déjà trouvé trois mille et que le nombre en augmentait à mesure qu'il faisait des recherches.

étude. Il faut remarquer, en même temps, que tout, même dans un mauvais gouvernement, n'est point imputable à ce gouvernement lui-même ; qu'il subit souvent les destinées que lui ont faites les mœurs du temps, le génie particulier de la civilisation qu'il est appelé à diriger ; il se trouve plus souvent qu'on ne le pense dans une sorte de dépendance. On peut dire d'une manière absolue, sans tenir compte d'un vain bavardage politique, que le gouvernement le meilleur est celui qui se préoccupe plus des intérêts généraux que des intérêts particuliers ; qui guerroie le moins et favorise le plus l'agriculture ; qu'un gouvernement qui dépense beaucoup, et dont les revenus ne s'appliquent point à des applications à la prospérité publique, et surtout à l'agriculture, est mauvais. Un gouvernement louable au point de vue de l'hygiène, est celui qui, après les conditions que nous venons d'énumérer, contient le mieux les passions mauvaises, modère le plus cette fièvre d'agiotage, source de luxe et de besoins factices pour une oligarchie. Un médecin, auteur d'un traité récent sur la *Médecine des Passions*, a essayé de caractériser les désavantages physiologiques et moraux attachés à telle ou telle forme de gouvernement. Il nous a paru un peu sévère envers le gouvernement *constitutionnel*, surtout. « Le gouvernement constitutionnel, dit-il, sorte de bascule politique importée d'Angleterre, paraît éminemment propre à jeter la corruption dans tous les rangs de la société, à y faire germer les passions turbulentes, égoïstes, ambitieuses, et à déconsidérer les divers pouvoirs, qui cherchent continuellement à se détruire (1). » L'histoire contemporaine peut nous dire si tout est exagéré dans ce tableau.

Il résulte, en outre, de certains témoignages historiques, que les affections nerveuses de toute nature se manifestent de préférence, non pas durant la période de grandeur et de puissance de toute civilisation, mais à son déclin et à sa chute, c'est-à-dire quand on en est venu, d'une part, à se préoccuper beaucoup plus du bien-être physique de l'homme que de son développement moral ; de l'autre, à négliger les intérêts généraux pour les intérêts particuliers. C'est ainsi que, suivant Ammien Marcellin, les médecins de Rome ne commencent à fixer leur attention sur l'hypochondrie, que vers la fin de la république. Mercurialis nous apprend qu'elle était devenue très-commune en Europe, dans la seconde moitié du quinzième siècle. Enfin, Cheyne, Tissot, Maret, de Dijon, nous enseignent combien elle était répandue en France, à la fin du dix-huitième siècle. Les agitations révolutionnaires remplissent les établissements d'aliénés, d'ambitieux déçus, de malheureuses victimes du chagrin ou de la peur.

Nous allons, dans l'article suivant, poursuivre l'étude des modificateurs sociaux qui agissent sur l'homme, en dedans et en dehors de la société. Ces modificateurs moraux *mixtes* ont été réunis

(1) Descuret. — *La Médecine des Passions, etc.*, p. 114.

sous un titre commun ; leur énumération isolée se trouverait impossible.

De l'art d'ordonner sa vie, considéré dans ses rapports avec la santé ; des professions.

On nous saura gré, nous l'espérons, d'avoir introduit, dans un ouvrage de la nature de celui-ci, quelques pages consacrées à l'influence qu'exerce sur la santé de l'individu la manière plus ou moins méthodique avec laquelle il dispose de ses jours, à l'économie régulière qu'il doit apporter dans la distribution de son temps et de ses actions. Cette étude amène, d'ailleurs, à une foule de considérations sur des objets minimes en apparence et qu'on a tort de dédaigner généralement dans les traités d'hygiène. On peut dire tout d'abord que si une chose est mortelle pour l'existence humaine, c'est le désordre. L'irrégularité, dans les actes de la vie, détruit rapidement les organes ; aussi en temps de guerre les soldats paient-ils promptement, par la perte de la vie, l'irrégularité de régime à laquelle ils sont contraints. Le physique, comme le moral de l'homme, a besoin d'une discipline ; et il est facile de reconnaître que sa nature entière, pour entrer dans ses plus beaux développements, réclame l'ordre, la régularité et l'harmonie. Cette puissante influence de l'ordre sur nos facultés de notre âme se traduit surtout lorsque nous contemplons l'image de l'ordre reproduite par les objets naturels dont nous sommes environnés ; l'effet moral produit par l'inspection d'un beau monument d'architecture, est de favoriser nos méditations, de nous disposer au recueillement, à la modération, au respect, à plusieurs sentiments honorables. C'est encore là un des plus nobles attributs des beaux arts, et dont on doit tirer profit en faveur de l'amélioration de la nature humaine. Cette loi explique une observation importante et dont l'expérience du monde offre une fréquente application : c'est que les devoirs sont un grand avantage pour ceux qu'ils régissent, à ne considérer les choses que sous le rapport du développement, de l'activité et de la santé. Ceux qui ont des devoirs ont des points fixes dans l'indécision, des motifs inépuisables pour agir ; et l'on voit trop souvent des gens privés de devoirs, y suppléer en se créant des *manies* (1). Malheur à ceux qui vivent au jour le jour ; à ceux auxquels le lendemain n'apporte point de devoirs à accomplir, une tâche à surmonter. L'oisiveté les livre en entier à leurs impressions organiques, et lorsque le moral en est là, l'hypochondrie est bien proche. Et remarquons, à cet égard, qu'il faut bien se garder de prendre le change, en essayant de fournir pour pâture à de longs désoeuvrements, quelques occupations arbitraires et sans suite ; la poursuite d'une entreprise qui sera abandonnée presqu'aussitôt qu'on l'aura conçue. Ceci ne suffit pas ; bien plus, ces travaux décousus ne peuvent satisfaire le besoin d'ordre inhérent à l'économie humaine.

(1) De Gérando. — *Du Perfectionnement moral ou de l'Education de soi-même*, t. II, p. 120.

Il faut à l'homme, quel qu'il soit, riche ou pauvre, un but d'activité honorable et sérieux, et qu'il soit obligé d'atteindre, par un travail quotidien, régulier et successif.

Le travail soustrait au poids de l'ennui, empêche les forces de s'engourdir, règle et entretient leur activité. En outre, il captive les sens, les soumet à un régime salutaire ; il les rappelle à leurs seules fonctions, en leur apprenant qu'ils ne sont point seulement des instrumnets de jouissance, mais qu'ils sont aussi, et surtout, des organes d'action, des instruments de production utile ; il est une école de sobriété, de tempérance. Les exercices du travail préviennent, apaisent les orages de l'imagination, dissipent les vains prestiges, détournent les vagues rêveries ; ils entourent de digues protectrices les désirs sans frein et exorbitants qui naissent de la *partie concupiscible* ; ils empêchent cette concentration vicieuse de la sensibilité sur les viscères digestifs, source de tant de maux physiques et de tant de désordres moraux. A l'instant même où l'auteur rédige les lignes qui précèdent, il est douloureusement affecté en apprenant un suicide accompli au milieu de circonstances qui confirment pleinement les idées qu'il vient d'exprimer.

« M. Bourlet de la Vallée, âgé de trente-cinq ans à peine, appartenant à une ancienne et honorable famille du Hâvre, vient de se donner la mort par strangulation (le 30 octobre 1843). N'ayant rien à désirer sous le rapport de la fortune, il jouissait d'un revenu fort au-dessus de ses besoins, qu'il administrait lui-même avec économie. Porté par caractère vers l'étude et la méditation, *il vivait affranchi de toute occupation régulière* (ce fut là peut-être son malheur), et se livrait de temps à autre à son goût pour la poésie. Un recueil de vers de sa jeunesse, qu'il publia il y a quelques années, témoigne d'un esprit généreux et honnête, mais d'une humeur sombre et mélancolique, à laquelle se joignait une légère teinte de mysticisme, dont la scène lyrique de *Stella*, qu'il fit représenter en 1841, porte l'empreinte. La douceur de son caractère semblait le rendre propre aux relations de société, que lui ouvraient sa fortune et son éducation, mais il fuyait volontairement le monde. Du reste, affectueux et charitable, M. Bourlet de la Vallée jouissait de l'estime générale, et si avec les moyens d'être heureux, il ne paraissait pas l'être, on ne lui connaissait ni un chagrin ni un ennemi. Le suicide par lequel il a mis fin à ses jours ne peut s'expliquer que par un de ces accès auxquels succombent certains esprits *qui n'ont pas su ou n'ont pas pu* s'entourer des consolations que la Providence réserve à l'humanité, dans ses moments de détresse.

Il faut encore apporter de l'ordre et de l'économie dans la dispensation des biens de la fortune. Nous avons déjà vu, à plusieurs reprises, combien la tranquillité de l'esprit soutient et fortifie la santé. Or, rien n'est plus propre à compromettre la quiétude de l'âme, qu'une mauvaise administration de la fortune : quand cette dernière est épuisée, on se trouve souvent dans des circonstances modificatives très-différentes de celles où l'on se trouvait précédemment.

L'auteur d'un ancien traité d'hygiène insiste avec raison sur ce point. Au milieu d'autres conseils très-vulgaires, nous trouvons ceux-ci, qui sont d'une importance majeure, et surtout fort applicables à notre époque : Dépenser, dit-il, dans sa maison, plus qu'on a de revenus, ou plus qu'on ne fait de profit, c'est courir au-devant de la pauvreté. On devrait, pour bien faire, diviser ses revenus ou ses gains en trois portions ; consacrer la première à la table, la seconde à l'habillement, aux gages des domestiques, aux aumônes et aux autres œuvres de charité ; et mettre la troisième en réserve pour les cas imprévus de besoins, de maladies, de réparations et de dépenses casuelles. Sans cela, on court risque de s'endetter, et alors c'en est fait de la tranquillité de l'esprit ; alors les agitations du cœur ne peuvent qu'abréger les jours et resserrer les bornes de la vie (1). C'en est fait aussi de l'exercice de ce besoin moral, le plus noble et le plus impérieux qui soit dans la nature humaine, le plaisir de l'indépendance. L'homme ne peut être vraiment heureux sans être indépendant. L'indépendance légitime (non celle qui engage à n'être soumis à l'autorité de personne) consiste dans le sentiment de conviction intime, que nous sommes les maîtres de nous-mêmes, que nous pouvons régler nos actions

(1) André Boorde. — *Compendions regimen or dietary of health.* — London. — 1643.

particulières en vue de nos intérêts ou de notre plaisir, sans blesser cependant ni les droits de la société ni ceux des particuliers. Elle est basée sur l'assurance des moyens d'exister, ou de satisfaire nos besoins, et elle est d'autant plus grande que ces moyens sont plus en nous-mêmes, que nous pouvons les avoir partout avec nous, et que les autres peuvent plus difficilement nous en priver. Celui qui a su simplifier et réduire ses besoins, celui qui a su se créer des moyens faciles et sûrs de les satisfaire, sera l'homme le plus indépendant ; il ne courra pas après des fantômes créés par l'opinion. Placé bien au-dessus des petites passions, des petits intérêts, il verra tranquillement le sot orgueil du riche et l'insolente vanité du courtisan. Si la fureur des mauvaises passions d'autrui vient le troubler jusque dans sa retraite, il s'y soustrait et fuit cette oppression. Mais malheureusement le grand nombre de besoins factices que la civilisation progressive de la société a fait éclore, oblige souvent l'homme à sacrifier son indépendance en tout ou en partie. Une fois que cette colonne centrale sur laquelle repose la vertu et le bonheur, s'est écroulée, on peut s'attendre à toutes les lâchetés, à toutes les infamies.

C'est une manière de vivre désordonnée, bien plus que la haute culture intellectuelle qui fait tomber tant d'hommes de génie dans l'abîme du désespoir ou de la folie. Si l'on a vu, dit Esquirol, des peintres, des poètes, des musiciens, des artistes devenir aliénés, c'est qu'à une imaginaion très-active, ces individus associaient de grands écarts de régime auxquels leur organisation les exposait plus que les autres hommes. Ce n'est point parce qu'ils exercent leur intelligence qu'ils perdent la raison ; ce n'est point la culture des sciences, des arts et des lettres qu'il faut accuser : les hommes qui sont doués d'une grande puissance de pensée et d'imagination, ont un grand besoin de sensations : aussi la plupart des peintres, des poètes, des musiciens, pressés par le besoin de sentir, s'abandonnent-ils à de nombreux écarts de régime, et ce sont ces écarts plus encore que les excès d'étude, qui sont chez eux la vraie cause de la folie et du suicide (1).

La perte de la fortune semble acculer l'esprit vers une tentative désespérée, comme la seule issue : c'est la cause qui semble avoir l'influence la plus grande sur la production du *suicide aigu*, enfanté par l'égarement des passions. Voici quelques exemples :

« Le dépositaire de la fortune de ses concitoyens perd au jeu l'argent qui lui a été confié ; son honneur est perdu, il se brûle la cervelle. »

« Un négociant fait une perte considérable, il craint de ne pouvoir remplir ses engagements, il va se précipiter dans la rivière. »

« Un cordonnier, âgé de quarante-cinq ans, logé place du Louvre, jouissant d'une bonne santé,

(1) *Maladies mentales*, t. I, p. 41. On sait que les revers de fortune fournissent un chiffre très-considérable à la statistique des causes de l'aliénation mentale : on compte 150 cas de revers de fortune sur 2,012 malades reçus à Bicêtre et à la Salpêtrière. (*Recherches statistiques sur l'Aliénation mentale, faites à Bicêtre*, par Aubanel et Thore.)

et faisant de très-bonnes affaires, avait passé la journée dans sa famille; le lendemain, de très-bonne heure, il va boire, suivant son usage, un verre d'eau-de-vie, chez l'épicier son voisin ; il rentre chez lui ; environ dix minutes après, ses ouvriers viennent pour leur travail, et trouvent le malheureux étendu dans son arrière-boutique : il s'était ouvert le ventre avec son tranchet; et avait repoussé ses intestins hors de la cavité abdominale. On apprit que cet homme avait perdu, deux ou trois jours avant, une somme considérable, et qu'il ne lui restait plus rien pour remplir les engagements qu'il avait contractés pour le jour où il se tua, qui était le dernier jour du mois..... 1820 (1). » D'autres exemples, plus frappants, peut-être, ne nous manqueraient pas ; nous pourrions les puiser à notre époque elle-même, dans ces dernières années, où la fièvre de l'or, de l'ambition et des honneurs s'est emparée de tous les esprits. La fortune vous trahit, l'argent manque à de folles entreprises, ou bien, vous avez épuisé la coupe de jouissance ; le terme est arrivé ; allons, il faut en finir avec la vie. C'est une affaire que l'on traite comme une autre, par *doit* et *avoir*, par une balance d'actif et de passif. Volontiers, on répéterait ces vers faits par Cyrano de Bergerac, il y a plusieurs siècles :

Et puis mourir n'est rien, c'est achever de naître ;
Un esclave mourut pour divertir son maître ;
Au malheur de la vie on n'est point enchaîné,
Et l'âme est dans la main du plus infortuné.

(1) Esquirol. — Ouv. cit. t. I, p. 534.

Ainsi, il devient nécessaire, dans l'intérêt de la santé même, d'attacher un prix raisonnable à la conservation de ses ressources pécuniaires ; de ne point les prodiguer à satisfaire de vains et factices besoins. Loin donc de déprécier la fortune, comme on le fait trop souvent, dans l'esprit des enfants, loin de les rendre indifférents par les scrupules déplacés d'une religion mal entendue, à l'acquisition de la richesse, il importe de la leur faire connaître comme une des plus grandes faveurs de ce monde, comme une condition d'indépendance, un moyen puissant pour accomplir sa destinée. Qu'ils soient donc convaincus seulement que les richesses ne sont rien par elles-mêmes, qu'elles ne deviennent une réalité qu'entre les mains de celui qui n'a perdu, en les acquérant, aucun de ses pouvoirs intellectuels et moraux; qui a conservé la fraîcheur de son imagination, son amour des grandes choses, la pureté de ses sens, la bonté de son âme, et la simplicité de son caractère ; et qui, conséquemment, sait les employer dans de justes proportions, tout à la fois au bénéfice particulier de son être, comme à celui de sa famille, de son pays et de tous les malheureux qui l'implorent. Il faut inculquer, de bonne heure, aux enfants, si l'on ne veut en faire des parias, des insouciants *lazaronni*, cette sage appétence de la richesse, et moins le désir de l'augmenter que celui de la conserver une fois qu'elle est acquise.

Nous avons vu déjà, à différentes reprises, que l'inaction, l'oisiveté, tant physique que morale, n'était point dans la nature humaine. L'homme qui veut jouir des prérogatives de la santé doit donc se créer une profession, c'est-à-dire un but d'activité honorable, sérieux, qui l'astreigne à des obligations quotidiennes. S'il est riche, qu'il cède néanmoins à cette obligation ; il a tout à redouter des projets qu'enfante son imagination et qui lui promettent un but d'activité indépendant, frivole et dangereux. Tout cela ne le garantira point des agitations de l'ennui. « Le besoin de se déplacer, dit un maître profond, la manie des voyages, le mal-être qu'éprouvent quelques individus lorsqu'ils sont sans occupation, le défaut d'habitudes, en laissant le cœur et l'esprit dans un vague au milieu duquel l'homme roule sans pouvoir se satisfaire, prédisposent à l'aliénation mentale (1). » Nous trouvons un exemple frappant de l'influence exercée par l'absence d'un but d'activité, dans une observation d'hypochondrie, recueillie et admirablement racontée par M. Leuret, qui la donne comme un témoignage de l'action étiologique de l'oisiveté et du luxe. Il est difficile de rencontrer, dans les annales de la clinique, un fait dans lequel l'influence éducatrice que nous signalons se présente aussi complètement dépouillée de toute complication et de toute obscurité. Aussi ne résisterons-nous pas au désir de reproduire une partie de la spirituelle narration du médecin de Bicêtre.

« L'observation que je vais rapporter, dit M. Leuret, suffira pour donner une idée complète de l'hy-

(1) Esquirol. — Ouv. cit. t. I, p. 46.

pochondrie dont je vais parler (de l'hypochondrie qu'engendrent le luxe et l'oisiveté). Le malade qui en fait le sujet est un homme parfaitement en état d'analyser ses sensations et d'en rendre un compte exact. Comme la plupart des hypochondriaques de sa classe, il est riche, et sa principale occupation a toujours été de se rendre la vie douce et tranquille. Pour se soustraire aux embarras d'une famille, aux obligations qu'impose l'éducation des enfants, il ne s'est pas marié ; pour que l'administration de sa fortune ne lui donnât que le moins de soucis possible, il n'a conservé de son héritage aucune propriété foncière, et il a placé son argent en rentes sur l'état, dans les différents pays qui lui offraient le plus de garanties; pour n'avoir à exercer aucune surveillance de ménage, il a presque toujours habité dans des hôtels garnis et mangé chez le restaurateur. Entièrement libre de ses actions, il aurait pu voyager, et son désir d'observer l'eût porté à visiter, au moins, les villes capitales de l'Europe ; mais le voyage, quelque commodément qu'on le fasse, n'est pas toujours sans fatigue, et puis l'on n'est pas sûr de trouver à chaque gîte un dîner bien servi, une chambre commode et un bon lit. Son esprit est très-cultivé, son jugement parfait, son cœur excellent ; mais comme le repos lui est plus cher que tout le reste, dans chacune de ses actions ou de ses affections, il a grand soin de repousser tout ce qui pourrait l'inquiéter et seulement l'émouvoir. Sa règle politique est d'approuver tous les gouvernements, et de laisser faire ceux qui dirigent, fût-on serf en Russie ou esclave chez les Turcs... Je pourrais ajouter bien d'autres détails ; j'en ai dit assez ; on comprend que tous ses soins ont eu pour but le repos. Voici où l'amour du repos l'a conduit :

« Il n'a aucune relation au dehors de la maison qu'il habite : dans cette maison même, c'est à peine s'il en conserve quelques-unes. Il est quelquefois six mois sans sortir ; lorsqu'il sort, c'est en voiture, ou toujours accompagné d'une personne qui puisse lui porter secours dans le cas où il en aurait besoin. Pendant la promenade, il est très-rare qu'il descende de voiture, et quand cela arrive, il faut que la personne dont il est accompagné se tienne tout près de lui : il ne traverserait pas une place ou un pont ; à peine s'il traverserait une rue. Sur une place, il est comme au milieu d'un désert, où tout manque à celui qui a besoin de tout.

« A défaut de douleur réelle, il a trouvé dans ses sensations des causes de souffrance auxquelles il a voulu échapper. Au lieu de réagir et de combattre, il a fui. La première impression que produit le froid est pénible : pour ne pas lutter, il s'est couvert de vêtements ; bientôt un air seulement rafraîchi lui a paru aussi insupportable que le froid, et il lui a opposé le même préservatif ; puis, dans la crainte de se refroidir, il est resté habillé aussi chaudement l'été que l'hiver. La société impose des devoirs, ne fût-ce que de simple politesse : il a quitté la société et s'est enfermé dans une chambre de laquelle il ne sort presque pas. Dans sa chambre, un homme qui a l'esprit cultivé, peut s'instruire encore, ou au moins se distraire par quelque occupation sédentaire; travailler, lire, exigent de l'attention, et l'attention de l'activité: il est resté oisif. Que faire alors? s'ennuyer et dormir..... S'il est éveillé, afin que la lumière ne blesse pas sa vue, il ne laisse pénétrer chez lui qu'un demi-jour. Se déshabiller est une peine : d'abord, il se déshabille aussi tard que possible, puis il se couche tout habillé, puis il ne se couche plus. Le jour et la nuit, assis sur un fauteuil, le coude appuyé sur une table, les pieds sur un tabouret, il reste immobile. Il mange pourtant, car il est obligé de manger lui-même, mais à des heures irrégulières, parce qu'il ne faut pas le déranger quand il dort; s'il demande son repas, on doit l'apporter à l'instant, fût-on au milieu de la nuit...

« La langue n'a pas de terme pour dire ses tourments... Il y a un mur d'airain entre le monde et lui ; il n'est plus qu'un squelette, sa tête n'a que la charpente osseuse; il ne sait plus distinguer les odeurs ; ce qu'il mange n'a aucune saveur ; il respire comme un soufflet ; s'il marche , il lui paraît qu'il a des jambes de coton; s'il repose, tout le gêne, son fauteuil, sa table, son tabouret, ses habits ; s'il veut dormir, il n'a qu'un demi-sommeil, pendant lequel sa maladie continue, s'aggrave et le poursuit ; chaque jour apporte pour lui de nouveaux tourments ; il est comme un vase qui se remplit goutte à goutte, et dont toutes les gouttes sont des torrents de maux... On ne veut pas le croire, mais il ne faut pas le contredire. Il doit mourir d'une mort horrible... Qu'on ne le tourmente pas, qu'on le laisse en paix...

« Pour se guérir,... il a consulté plusieurs somnambules, il s'est coiffé d'un bonnet de taffetas ciré, il a pris des remèdes homéopathiques et un bain égyptien ; il s'est fait frictionner avec la brosse électrique..... »

Maintenant, le choix d'une profession exige, comme nous l'avons déjà remarqué (V. t. 1, p. 432), un discernement attentif, basé sur le tempérament, la constitution de l'individu et ses prédispositions originelles. Les professions *sédentaires* sont de toutes les moins enviables, sous le rapport de la santé. Les hommes de bureau, les gens de commerce, et dans l'ordre des professions mécaniques; les tailleurs, les cordonniers, les tisserands, sont prédisposés à l'engorgement des viscères digestifs, à l'hypochondrie ; ceci résulte de la station courbée en avant qu'ils sont obligés de garder. Parmi les professions, il importe encore de distinguer, sous le rapport hygiénique : 1° *celles qui n'exercent que l'esprit ;* 2° *celles qui n'exercent que le corps ;* 3° *celles qui exercent, à la fois, le corps et l'esprit.* Il n'est pas douteux, d'après les raisons que nous avons données, dans différentes parties de notre ouvrage, que les dernières ne soient généralement préférables ; par elles, le double besoin de la nature humaine est satisfait. L'homme véritablement désireux de se maintenir avec le plus de chances de succès, dans l'énergie et le bien-être de ses forces physiologiques et morales, doit accommoder son existence

(1) *Fragments psychologiques sur la folie*, p. 390-396.

de manière à en passer une partie au grand air. Du reste, tout concourt à prouver que la meilleure situation où puisse se trouver l'organisation de l'homme, est celle qui n'astreint pas ses facultés physiques et morales à un régime de vie trop uniforme. C'est pourquoi Sanctorius a remarqué que les passions *variées*, tantôt la colère, tantôt l'allégresse, tantôt la crainte, tantôt la tristesse avaient plus d'efficacité pour entretenir la transpiration dans un meilleur état, que l'assujettissement à une passion permanente, quelque agréable qu'elle fût. C'est par cette raison, dit-il, qu'on étudie avec plus d'assiduité et de fruit, quand on est poussé par différentes passions, que quand une seule y anime ou qu'aucune n'y engage. Boheraave recommandait à ses disciples ce qu'il pratiquait lui-même avec succès, de diviser leurs travaux et de s'occuper, de temps en temps, de choses tout opposées : les occupations, ainsi variées, entretiendront toujours l'équilibre dans les facultés intellectuelles et corporelles.

On doit aussi, dans le choix d'une profession, considérer la nature des mouvements passionnels qu'elle peut déterminer, et les comparer avec ceux propres à l'individu qui est sur le point de l'embrasser. On doit lui en refuser l'entrée, si le mode de passions qu'elle fomente offre une certaine analogie avec les passions mauvaises dont le germe est déposé dans le cœur de ce jeune homme. Il faut, au contraire, le pourvoir de fonctions dont la nature et les habitudes le porteront à des inclinations opposées. C'est ainsi que le choix d'une profession bien entendue peut servir au perfectionnement moral, en mettant en jeu ce précieux antagonisme des passions, dont nous avons déjà parlé (V. p. 223). Pour cela, il est nécessaire d'avoir une idée exacte des qualités et des défauts que l'on rencontre plus particulièrement dans les principales professions. Nous emprunterons au docteur Descuret un tableau où cette étude est déjà commencée ; il y a quelques aperçus qui peuvent servir d'éléments.

PRÊTRES.

Qualités : Discrétion, chasteté, charité, instruction.
Défauts : Ambition, avarice (1), friandise.
Avantages : Santé, longévité, peu de chagrins de famille.
Inconvénients : Isolement, tyrannie des personnes qui les servent, réactions politiques.

MÉDECINS.

Qualités : Humanité, désintéressement, courage (2), discrétion, instruction.

(1) Voyez le discours de Massillon *sur l'Ambition des clercs*, et celui *sur l'Usage des revenus ecclésiastiques.* Il est toujours à remarquer que ces deux défauts sont infiniment moins fréquents de nos jours qu'à l'époque où écrivait l'éloquent et sévère évêque de Clermont.

(2) J'entends parler ici du zèle et du sang-froid dont ils font preuve pendant les épidémies : quant au courage qu'ils devraient montrer dans leurs propres maladies, et surtout dans les opérations auxquelles ils peuvent être exposés, c'est tout autre chose : en général, fort mauvais malades, ils sont très-difficiles à soigner. Les étudiants en méde-

Défauts : Irréligion (1), envie et jalousie, gourmandise, incontinence.

Avantages : Santé, considération, indépendance politique.

Inconvénients : Fatigue continuelle, esclavage de la profession, maladies épidémiques et contagieuses, ingratitude des malades et du gouvernement.

MILITAIRES.

Qualités : Courage, loyauté, propreté, ordre

Défauts : Libertinage, intempérance, paresse (2).

Avantages : Gloire, avancement rapide en temps de guerre.

Inconvénients : Servitude déguisée, blessures, mort prématurée.

AVOCATS.

Qualités : Loyauté, générosité (3), esprit d'ordre.

cine et les jeunes médecins s'imaginent avoir toutes les maladies qui ont le moindre rapport avec la leur ; ce qui, souvent, retarde leur guérison.

(1) Comme partout les extrêmes se rencontrent, on a remarqué que, si la profession de médecin comptait dans ses rangs beaucoup d'incrédules et même de matérialistes, elle avait aussi donné à l'Eglise un assez grand nombre de saints, et à la société une foule d'hommes non moins remarquables par leur piété que par leur savoir. Parmi ces derniers, il suffit de citer les noms des Fernel, des Camerarius, des Baglivi, des Newton, des Leibnitz, des Baillou, des Boerhaave, des Morgagni, des Haller, des Winslow, des Bayle, des Laennec, des Jussieux.

(2) En temps de paix surtout.

(3) Principalement pendant la jeunesse. — On regrette que les

Défauts : Ambition, cupidité, jactance.

Avantages : Succès non contestés, confraternité au moins apparente.

Inconvénients : Loquacité souvent sans conviction, maladie du larynx et de la poitrine.

GENS DE LETTRES.

Qualités : Humanité, générosité, affabilité.

Défauts : Orgueil, envie, médisance, vénalité, intempérance, luxure.

Avantages : Plaisirs de l'esprit, indépendance.

Inconvénients : Critique, maladies aiguës et chroniques du cerveau et des viscères contenus dans l'abdomen, augmentation de l'irritabilité naturelle de leur caractère (1).

ARTISTES.

Qualités : Humanité, générosité, reconnaissance.

Défauts : Envie, prodigalité, intempérance (2), vanité, amour-propre démesuré, défaut d'ordre.

Avantages : Célébrité acquise ou en espérance.

notaires ne s'occupent plus uniquement d'affaires relatives à leur profession. Quant aux avoués, presque toujours placés entre leur devoir et leur intérêt, ils sont si généralement accusés d'improbité, que l'Église elle-même croit honorer saint Yves en assurant qu'il fut honnête dans sa charge de procureur : *Advocatus et non latro, res miranda !* (Hymne de la fête.)

(1) On a remarqué que c'est dans les professions lettrées que l'on rencontre proportionnellement le plus de suicides.

(2) L'ivrognerie surtout est le vice habituel des musiciens de bas étage.

Inconvénients : Critique, irritabilité excessive, passions amoureuses, affections du cerveau, fin souvent misérable.

MARCHANDS.

Qualités : Assiduité au travail, exactitude, sobriété.
Défauts : Mensonge continuel, dol, avarice.
Avantages et inconvénients : Variables selon la loterie industrielle à laquelle ils jouent.

AGRICULTEURS.

Qualités : Amour de la famille, travail, sobriété.
Défauts : Ruse et méfiance extrêmes, rusticité, que l'instruction parviendra sans doute à corriger.
Avantages : Santé, gaieté, longévité.
Inconvénients : Injures du temps, sinistres, affections rhumatismales, lumbago surtout, et névralgie sciatique.

ARTISANS, OUVRIERS.

Qualités : Amour paternel, confraternité dans la même partie.
Défauts : Paresse, ivrognerie, libertinage (1), colère imprévoyance.

(1) L'ivrognerie se rencontre bien plus fréquemment dans certaines classes d'ouvriers que dans d'autres : ainsi elle est très-commune chez les imprimeurs, les fondeurs, les forgerons, les chapeliers, les tonneliers, les charpentiers, les peintres en bâtiments, etc., tandis

Avantages : Force physique, développement des sens exercés, gaieté.

Inconvénients : Mauvais exemple, manque d'ouvrage, vieillesse malheureuse. Prédisposition à certaines maladies, variables selon la nature de leurs travaux.

DOMESTIQUES.

Qualités : Quelquefois fidélité, attachement et économie quand ils ont de bons maîtres.

Défauts : Mensonge, dol, gourmandise, ingratitude.

Avantages : Insouciance du lendemain.

Inconvénients : Dépendance, humiliation.

EMPLOYÉS.

Qualités : Ordre, propreté, ponctualité.

Défauts : Manque de politesse et d'égards envers les administrés qui les payent, jactance.

Avantages : Avancement, retraite.

Inconvénients : Réforme, passe-droits.

SOUVERAINS.

Qualités : Clémence, loyauté.

qu'elle est beaucoup plus rare chez les couvreurs et les maçons.

Le libertinage est surtout très-commun chez les tailleurs, les cordonniers, les modistes, les couturières et les blanchisseuses; chez ces dernières l'immersion continuelle des mains dans l'eau, la position assise chez les autres, ne contribuent pas peu à la surexcitation des organes génitaux.

Défauts : Orgueil, ambition.

Avantages : Droit de grâce, honneurs publics, richesses à distribuer.

Inconvénients : Flatterie, révolutions, immense responsabilité.

Ces recherches font sentir la nécessité où se trouve l'homme, qui veut tirer le meilleur parti de son existence, de mettre en balance les avantages et les désavantages, tant moraux que physiques, de telle ou telle profession avec ses propres aptitudes physiques et morales, ses penchants, ses tendances passionnelles. Ce n'est pas tout de dire : ce jeune homme a un goût décidé pour le barreau ; son intelligence lui ménage un succès dans cette carrière. Il faut aussi tenir compte des circonstances, des nécessités de cette carrière qui seraient susceptibles d'étouffer ses bonnes qualités morales et de faire prédominer les mauvaises. Ce n'est pas tout de tenir compte exclusivement, comme on le fait à notre époque, de la *vocation intellectuelle*, il faut, en se conformant aux vues de l'hygiène, considérer une profession déterminée comme cause de mal-être ou de bien-être organique, pour tel ou tel individu. Celui-ci, après avoir embrassé la lucrative carrière du commerce, a vu ses instincts naturellement cupides revêtir une violence nouvelle et dégénérer en avarice. Celui-là, plongé avec imprévoyance dans une carrière politique, meurt prématurément, rongé par les plus funestes des passions sociales ; il succombe à des calculs biliaires. Ainsi des autres. Maintenant, ne peut-on point dire que, sous ce rapport, l'on tend à s'écarter de la voie du bonheur? La condition fondamentale de ce dernier, est la recherche pour l'homme de son véritable *milieu*, physique, moral et social.

Il se rencontre sur cette question une multitude incroyable d'opinions ; Varron en a compté près de trois cents sur ce qui faisait la félicité de l'homme en cette vie. Aristippe, Epicure, Eudoxe, Philoxène et tous les Cyrénéens, mirent le *bien* dans la volupté. Caliphon et Decomachus crurent qu'il n'existait que dans la volupté jointe à l'honnêteté; Carneade et Jérôme Gordien, *in rebus à naturâ primogenitis;* Diodore le plaça dans l'accroissement; Théophraste dans la fortune; Alcidamus, Hérilus et les disciples de Socrate, dans la science. Suivant Apollonius et Pomponius, les peuples qui habitaient dans la Norique le faisaient consister dans la joie et la lascivelé; Platon et Plotin dans l'union ; Bianes Prienus dans la sagesse; Bion et Boristhènes dans la prudence; et Thalès de Milet dans la connexion de ces deux vertus; Pittacus de Mitylène dans les bonnes actions; Cicéron dans la liberté; Périandre de Corinthe et Lycophanes dans le pouvoir, le repos, les richesses, la santé et les honneurs. En un mot, d'autres plus intelligents, qui regardaient comme une erreur de mettre son bonheur dans les choses périssables de ce monde et dans les affections de nos corps, l'attribuèrent à la vertu et aux puissances de notre âme. Tel est le sentiment de Pythagore, d'Ariston, d'Empédocle, de Cléante, de Démocrite, de Denys le Babylonien, d'Antisthène, d'Hécaton, de Possidonius, de Zénon et des Stoïciens. Tel est aussi le sentiment d'Aristote.

On le voit facilement, par cette énumération, chacun de ces philosophes n'a envisagé qu'un point limité de la question et en rapport avec ses idées dominantes. Il en est un cependant, qui a pris à tâche d'appliquer les ressources de l'hygiène au bonheur et au perfectionnement de l'humanité; c'est Pythagore. Nous ne pouvons résister au désir de faire assister le lecteur à un des plus curieux spectacles qu'ait offert l'histoire des hommes.

CHAPITRE III.

FRAGMENT DE L'HISTOIRE PHILOSOPHIQUE DE L'HYGIÈNE. — DES INSTITUTS HYGIÉNIQUES DE PYTHAGORE ET DE LEUR INFLUENCE SUR LES SOCIÉTÉS ANTIQUES. — LES CROTONIATES ET LES SYBARITES.

Parmi les belles et nobles théories qui virent le jour au sein des splendeurs de l'antiquité grecque, il faut placer au premier rang les instituts pythagoriciens. Leur auteur fut un des hommes qui conçurent le mieux le système qu'il fallait adopter pour arriver à l'ennoblissement et à la perfection de l'espèce humaine. Ses vues ne demeurèrent point dans le domaine d'une stérile abstraction, mais se réalisèrent par des institutions vigoureuses, au moyen desquelles Pythagore poursuivit la noble tâche d'instituteurs des hommes, au double point de vue de l'âme et de la chair.

Le bien que ce grand homme opéra de son temps, l'ascendant que sa nature supérieure sut prendre sur ses semblables, lui attirèrent les plus éclatantes marques d'estime et de vénération. Ses disciples, au rapport d'Aristote, voyaient en lui un intermédiaire entre l'homme et la Divinité. De là, une classification assez singulière des natures raisonnables en trois classes, selon les pythagoriciens : les dieux, les hommes et les êtres tels que Pythagore, του λογκου ζωου το μεν εςι Θεος τοδε ανθρωπος, τοδε οιον πυθαγορᾶς.

Lorsque le temps, qui n'épargne pas les plus belles choses et de l'ordre physique et de l'ordre moral, eût dispersé les habitants vertueux et paisibles des frais ombrages de Crotone, leur race magnanime ne s'éteignit pas en entier. On en vit fleurir quelques rejetons aux époques de décadence, et Platon répétait souvent que la vie d'un pythagoricien était devenue synonyme d'une vie exemplaire. Pline et Plutarque font mention d'un décret public du sénat romain, par lequel celui-ci déclara, deux cents ans après la mort de Pythagore, qu'il le reconnaissait pour le plus sage et le plus éclairé de tous les Grecs; et, pour obéir à un oracle d'Apollon, il ordonna qu'on lui érigea une statue dans la place où se tenaient les assemblées du peuple. Les habitants de Samos, ses concitoyens, lui rendirent un honneur digne d'un homme dont le vaste génie embrassait la science universelle, et possédait peut-être quelques-unes des lois du système du monde. Sur une médaille qu'ils firent frapper, Pythagore apparaît sous la figure d'un vieillard assis, en habit héroïque, avec le pallium et le sceptre qu'il tient de la main gauche; il y montre avec une baguette qu'il a dans l'autre main, un globe placé sur une petite colonne, comme s'il expliquait la forme de la terre, l'obliquité de son écliptique ou la sphère, le système du monde et la théorie des astres qu'il avait si ingénieusement imaginée (1).

Ce fut peut-être le sentiment profond qu'avait Pythagore des misères humaines qui lui inspira l'idée de réaliser, pour quelques-uns de ses semblables, une association où ils pussent trouver la paix et la consolation. On lit, en effet, dans le corps des *Sentences morales*, que l'antiquité lui attribue, un passage où il déplore, aussi tristement que le saint Arabe de l'Ecriture, les souffrances de la vie.

« Les hommes, comme des cylindres, sont agités en mille manières et sujets à une infinités de maux.

« οι δε κυλινδροις
αλλοτ' επ' αλλα φερονται απειρονα πημματ' εχοντες.

(Vers dorés.)

(1) Selon Cocchi, on possède à Florence, dans le cabinet du grand-duc de Toscane, une monnaie de la ville de Samos, représentant Pythagore dans la situation que nous venons de décrire.

Sa propre existence paraît, d'ailleurs, avoir subi de grandes tribulations.

Douze années de son âge mûr auraient été consumées, loin de sa patrie, dans les langueurs d'un indigne esclavage (1). Lorsqu'il lui fut donné de la revoir, son âme s'indigna à l'aspect d'un tyran dont il aurait à subir les nouvelles humiliations. Polycrate régnait à Samos, et quand Pythagore eût perdu tout espoir d'y jouir, en repos, des avantages attachés à des institutions libres, il dit à sa patrie un dernier adieu. Avant d'établir sa demeure sur les côtes fortunées de l'Italie, où il avait hâte de rassembler quelques hommes d'élite qui *apprissent à bien vivre*, selon le sens le plus étendu de cette expression ; à remuer les facultés de leur âme par les arts et les sciences, et fortifier leur corps par les exercices gymnastiques, il visita quelques contrées de la Grèce; mais l'Egypte, cette terre fertile en saines institutions, l'attira surtout (2). Ce fut là qu'il apprit des prêtres égyptiens, combien la sainteté, la tempérance et la sobriété donnent des charmes à la vie, et qu'il résolut de faire aimer ces vertus aux Crotoniates. D'après les témoignages des historiens les plus dignes de foi qui ont parlé de Pythagore,

(1) Dodwell dans son livre ayant pour titre : *De veteribus Præcorum Romanorumque Cyclis*, p. 137, 148, adopte avec Apollonius cité dans Jamblique que Pythagore resta douze ans dans la Perse où il avait été conduit par Cambyse comme prisonnier.

(2) Les témoignages des auteurs les plus dignes de foi, Hermippe et Aristote, entre autres, assurent que Pythagore voyagea également dans la Palestine et que là, il prit connaissance des livres de Moïse. La pureté de sa doctrine confirme hautement cette opinion.

ce philosophe passa en Italie quelques années avant la soixantième olympiade, sous le règne de Tarquin-le-Superbe. Il était parvenu à un âge de fixité et d'énergie, dans lequel un réformateur peut employer simultanément les lumières de l'expérience acquise et la force d'action qui les applique (1). Il eut le temps de jouir des fruits de sa persévérance et de son génie. Type de vigueur morale et de santé physique, il put voir, dans sa verte vieillesse, sa société grandir, ses instituts prendre racine, les décisions sorties de sa bouche à Crotone, passer de là, comme autant d'oracles, dans toute la grande Grèce. C'est alors, peut-être, qu'enivré de ses succès, ce philosophe voulut tenter l'expérience dangereuse d'appliquer à des nations entières le régime pythagoricien ! Peut-être que son austère raison ne put le défendre de rêves chimériques, au milieu desquels il entrevoyait l'humanité rangée sous ses lois, gravitant d'une manière indéfinie vers un avenir de sainteté, de tempérance et de justice ! L'unité, comme on le sait, était sa croyance scientifique. Quelques-unes des circonstances qui accompagnèrent la destruction de la société pythagoricienne, feraient penser que Pythagore et les siens portèrent bien haut leurs projets d'innovation. Il est certain qu'avant l'acte brutal, provoqué par Cylon, avant la sédition populaire qui mit fin aux instituts de Crotone, de sourdes rumeurs les menaçaient déjà.

(1) D'après Aristoxène, Pythagore serait venu en Italie à l'âge de 40 ans.

Selon Dicéarque, Pythagore parvint à s'échapper de l'ingrate Crotone qui était devenue pour lui un lieu d'horreur et de sang. Il se retira d'abord à Locres. Mais dès que les habitants de cette ville apprirent son arrivée, ils lui envoyèrent quelques sénateurs, avec ordre de lui déclarer qu'ils le regardaient comme un homme extraordinaire et plein de sagesse, mais qu'ils étaient contents de leur constitution et qu'ils voulaient continuer à vivre selon leurs anciennes lois (1). Ils le prièrent en conséquence de chercher un autre asile, l'assurant, en même temps, qu'ils étaient prêts à lui fournir tous les secours dont il pourrait avoir besoin. Il est douloureux de le dire encore, ce noble génie, ce doux ami des hommes frappa vainement aux portes d'autres cités qui refusèrent le dernier asile au vieillard malheureux. Cette grande existence fut s'éteindre obscurément à Métaponte, et l'histoire ne dit pas si ses paupières furent fermées par un de ses disciples, échappés au massacre de l'*Omachoion;* s'il eût la consolation d'entendre murmurer, à son heure dernière, la voix de l'amitié à laquelle il avait élevé un culte si fervent. Quoi qu'il en soit, cette lamentable fin du philosophe de Samos et de ses amis, prouve la vérité de ce que nous avons avancé plus haut. Car, comme l'observe Meiners, s'il n'eut été qu'un tranquille sectateur de la vérité, on ne lui aurait pas refusé un asile dans la plupart des villes, comme si

(1) *Histoire de l'origine, des progrès et de la décadence des sciences dans la Grèce*, par Ch. Meiners, trad. de Laveaux, an VII, t. II, p. 131.

l'on eût craint que sa présence ne causât des révolutions; et ni lui, ni ses amis n'auraient pu occasionner de grands soulèvements dont le peuple parlait encore deux siècles après sa mort (1).

Mais c'est assez parler d'une vie, dont bien des circonstances demeurent voilées pour nous. Comme tous les grands réformateurs de l'Orient, Pythagore a eu la sienne environnée de merveilles fantastiques, de mystères terribles, de fables inouïes. Nous-mêmes, en essayant de saisir, à travers le lointain des âges, quelques traits fugitifs de cette grande physionomie, nous l'apercevons dessinée d'une manière bien vague et bien indécise.

Pythagore, dans ses instituts hygiéniques, se proposait pour but final de fixer le moral de ses disciples dans cet état de douce quiétude, qui engendre les pensées sublimes et les sentiments désintéressés, et il appelait cette qualité précieuse l'*harmonie* ou *l'accord harmonieux* de l'âme. C'était, selon lui, la mère de la modestie, de la pudeur et de l'amour de tous les hommes. Son expérience lui fit voir que les préceptes philosophiques seraient insuffisants pour imprimer aux esprits ces modifications profondes et salutaires, et que l'hygiène, c'est-à-dire la science de la direction des facultés du corps, devait venir à son aide. Par le moyen des règles que ce philosophe avait établies pour lui et pour ses amis, des exercices convenables et continuels développaient et fortifiaient toutes les parties du corps et toutes les

(1) Dicéarque, cité par Porphyre. p. 56.

facultés de l'âme, leur procuraient toute la force, l'activité et l'énergie dont elles sont susceptibles ; et les vertus enseignées, non par ses préceptes, ses preuves ou ses exhortations, mais par l'exemple et l'habitude, s'inculquaient dans les cœurs de la manière la plus forte. Le code de Pythagore, a dit un de ses plus savants admirateurs, était si complet, que par lui tous les moments de la vie que l'on passe hors du sommeil étaient remplis, toutes les actions réglées, tous les devoirs fixés, tous les biens et tous les plaisirs appréciés. Les préceptes de Pythagore relatifs aux plaisirs, aux récréations, aux affaires et aux travaux de ses disciples pendant toute la journée, indiquent une connaissance de l'homme non moins profonde, que ceux qu'il avait établis pour la propreté du corps et pour les vêtements. Ils tendaient à développer en même temps et dans les proportions convenables, le corps, l'esprit et le cœur ; et les plaisirs et les travaux se succédaient avec tant d'art et de variété, que jamais les uns ne pouvaient produire le dégoût ou l'ennui, jamais les autres la fatigue ou l'épuisement (1).

L'expérience des hommes avait appris au philosophe de Samos, que ceux-ci étaient naturellement portés à abuser des jouissances procurées par les sens, sans profit pour leur moral. Pythagore vit que la partie sensuelle de l'être humain ne devait point être opprimée par un rigorisme outré, mais dirigée

(1) *Du régime de vie pythagoricien*, par Antoine Cocchi de Mugello. — Genève, 1750, p. 30.

dans le sens de la vie absolue, des pures et intègres manifestations morales, *mens sana in corpore sano.* Il voulait, comme Platon l'a dit depuis, que l'on prît soin simultanément du corps comme de l'âme, afin que semblables à deux coursiers robustes et bien attelés devant un même char, l'un et l'autre puissent concourir à le traîner d'une égale force.

Dans la plupart des hommes, il y a, dit ce dernier philososophe qui a beaucoup emprunté à Pythagore, une disproportion dangereuse entre le corps et l'âme, parce que la dernière est trop forte ou trop faible pour le premier. L'âme alors agite si fortement le corps, elle le consume si puissamment par le feu violent qu'elle lui communique, et l'épuise si promptement par l'activité continuelle et les efforts dans lesquels elle l'entretient, qu'il est forcé de périr. Dans le second cas, l'âme faible est traînée par le corps et ses passions, comme un esclave enchaîné; ou si ses passions sont aussi froides qu'elle est faible, elle ne peut mouvoir que lentement et avec beaucoup de peine la lourde masse du corps dont le poids l'accable. Lorsque c'est le corps qui l'emporte sur l'âme, il en résulte ou des hommes faibles et méprisables qui, comme des roseaux, sont agités sans cesse par les moindres vents du plaisir ou de la douleur, de l'espérance ou de la crainte, ou des créatures paresseuses et immobiles auxquelles on ne peut communiquer du mouvement que par des commotions violentes.

Mais il n'y a rien de plus rare que les heureux mortels chez lesquels l'âme et le corps sont dans une telle harmonie et dans un tel équilibre, que l'une règne sur l'autre sans le détruire, et que l'autre obéit volontairement à la première sans l'assujétir ou la gêner dans ses fonctions (*Timée*).

Pythagore s'était formé une théorie médicale, à en juger par un extrait que donne Laërce; ce philosophe considérait la santé comme faisant la partie la plus considérable et la base de la félicité. Cette santé dépendait, selon lui, d'une harmonie, c'est-à-dire d'un rapport entre les mouvements et les forces résistantes, consistant dans la permanence de la figure; la maladie, au contraire, naissait du changement qui s'opère dans cette figure. Dès notre naissance, tout ce qui arrive à notre corps est produit par une combinaison de toutes les causes externes qui agissent sur lui relativement à sa constitution primordiale. Il a reconnu que les deux principaux organes de la vie sont le cerveau et le cœur, que les fluides du corps humain doivent se distinguer en trois substances selon la différence de leur densité, le sang, la sérosité ou la lymphe et une matière subtile vaporeuse; que tous les vaisseaux de notre corps sont de trois genres, nerveux, artériels et veineux. Dès l'origine, la matière prolifique animant par son application le corps de l'embryon, y met en mouvement le sang, duquel sont composées ensuite toutes les parties de l'animal mêmes les plus dures, telles que les chairs, les cartilages et les os. Ces sentiments de Pythagore, dit un médecin qui a traité de sa diététique, si conformes à la vérité et à tout ce qu'on enseigne aujourd'hui dans les meilleures écoles, doivent donner à un lecteur qui réfléchit ce plaisir vif que l'on ressent à trouver dans les hommes de tous les temps et de tous les pays une même manière de penser.

La journée d'un pythagoricien commençait par une promenade matinale dans des solitudes paisibles, dans des bosquets sacrés où il rafraîchissait ses sens, et recueillait son esprit. L'hygiéniste éclairé ne peut qu'applaudir à une semblable pratique. L'exercice qui suit le sommeil, en effet, a pour résultat de perfectionner ce que les anciens appelaient très-judicieusement la coction des matières alimentaires (coction qui se fait principalement pendant le sommeil), en déterminant l'expulsion des matières qui ont été admises dans le sang et qui doivent être éliminées. De là dépend l'utilité des promenades matinales, utilité dont les grands maîtres de l'art ont unanimement parlé, Hippocrate, Sanctorius et Gorter entre autres. Les deux derniers ont insisté particulièrement sur l'évacuation considérable que cet exercice modéré procure par la transpiration ; le premier dans un bel aphorisme (*de dietâ sanorum*) a vanté la promenade matinale comme ayant le grand avantage de maintenir l'ouverture des voies naturelles des excrétions. Les pythagoriciens usaient à cet instant du jour de l'harmonie musicale, pour dissiper les vapeurs du sommeil et disposer leurs âmes à une activité uniforme; le soir ils prenaient également leur lyre, mais pour calmer le trouble des sens, l'excitation nerveuse à laquelle le système physiologique de l'homme est périodiquement assujetti.

Ainsi heureusement préparés, les disciples de Pythagore consacraient à l'étude et à la méditation les heures de la journée où les facultés de l'esprit, comme celles du corps, paraissent puiser, dans le renouvellement de la lumière, une vie nouvelle. A ces travaux de l'esprit, succédaient les exercices propres à augmenter les forces du corps. La plupart s'exerçaient entre eux à la course, et se faisaient ensuite frotter et oindre les membres ; d'autres s'exerçaient à la lutte dans des jardins et dans des bosquets ; d'autres, enfin, lançaient des masses pesantes vers certains buts, ou s'exerçaient à des danses qui exigeaient des mouvements très-vifs de toutes les parties du corps et surtout des mains (1). Après avoir fait précéder ces exercices d'un léger repas où ils prenaient seulement autant de pain et de miel qu'il en fallait pour apaiser leur faim, ils se plongeaient dans un bain froid, où leurs membres prenaient un surcroît de vigueur.

Avant de traiter du régime alimentaire auquel se soumettaient les pythagoriciens, de leurs règles de tempérance dont le vulgaire a exagéré l'austérité, il est bon d'entretenir le lecteur de la manière dont ils terminaient la journée. Leur chef s'était proposé d'enchaîner à l'ordre et à la régularité, non-seulement leur vie physique, mais encore les actes de leur vie morale. De même qu'il voulait affermir par une sage diététique leur organisation, ainsi il avait pour but d'agrandir la sphère des facultés de leur

(1) Meiners — Ouv. cit. p. 133.

âme, par une sorte de gymnastique intellectuelle dont il fut l'inventeur. Les pythagoriciens étaient tenus de repasser dans leur esprit, avant de se livrer au sommeil, tout ce qu'ils avaient vu, entendu ou fait pendant la journée. Ils ne se bornaient point à cela seulement, à certaines époques de l'année, leurs récapitulations mnémotechniques embrassaient une plus grande masse d'événements accomplis, dont ils recherchaient la filiation pour arriver à leur point de départ. En se rappelant ainsi toutes les impressions que leur mémoire avait reçues ou qu'ils lui avaient confiées, elle devait ressembler à une galerie de tableaux placés les uns près des autres, où toutes les scènes importantes de leur vie étaient représentées avec les couleurs les plus vives et les plus durables. L'histoire de sa vie, que chaque pythagoricien portait dans sa mémoire, était beaucoup plus complète que celle des autres hommes qui, par négligence, oublient souvent des années entières, et ne conservent à la fin de leur existence que des images vagues et obscures de ce qui leur est arrivé dans des espaces de temps considérables (1). Cette récapitulation de choses passées imposée, à chaque pythagoricien,

Nec priùs in dulcem declines lumina somnum
Quàm benè perpendas ter totius acta diei,
Quò pretergressus, quid gestum in tempore, quid non.

(Vers dorés, traduction de GROTIUS.)

(1) Meiners cite des extraits de Jamblique, de Dion, Ouv. cit, p. 137.

avait aussi pour résultat de fortifier en lui l'amour des vertus, par le plaisir inexprimable que procure le sentiment de bonnes actions, et y étouffer insensiblement les germes des mauvais penchants par la honte et le repentir.

Le Christianisme, dont les plus graves enseignements, si conformes à la nature de l'homme, sont presque aussi méconnus, de nos jours que les maximes pythagoriciennes, a fait également une loi de l'examen de conscience à chacun de ses sectateurs. Il leur ordonne de se recueillir à l'heure des ténèbres, de repasser, en présence de l'Etre suprême, dont la justice apparaît plus redoutable au milieu des fantômes de la nuit, les actes du jour qui vient de s'écouler, de répudier à jamais jusqu'à la pensée du mal. C'est à Dieu à savoir combien d'âmes défaillantes, aux prises avec le mauvais génie, ont dû à ce recueillement intime de salutaires résistances ! Combien de forfaits longuement prémédités sont demeurés sans exécution ! Si l'Evangile était mieux connu, mieux interprété et surtout mieux pratiqué, nous n'en serions pas à déplorer l'oubli dans lequel sont tombés les instituts d'un philosophe antique, dont nous séparent des temps presque fabuleux.

L'homme aurait mieux que cela, mais dans un siècle où l'on se préoccupe si peu de rechercher des règles conservatrices de la santé morale et physique, où l'on vit au jour le jour, sans porter ses sollicitudes sur les générations à venir, il est bon de contempler des institutions modèles partout où elles se rencontrent. Eh ! d'ailleurs, ces mêmes institutions ont été dignement louées par les premiers pères de l'Eglise, hommes qui s'y connaissaient en matière d'organisation sociale. Saint Clément d'Alexandrie, hygiéniste du premier ordre, a consacré quelques pages de ses *Stromates* en l'honneur de Pythagore.

Fidèle au plan qu'il s'était tracé dans l'emploi des autres modificateurs de l'hygiène, l'instituteur des Crotoniates apporta un grand soin à l'alimentation. Il est facile de reconnaître que Pythagore, dans le régime qu'il avait emprunté du reste, en partie, aux institutions de Crète et de Sparte, avait en vue de maintenir le corps dans cet état d'harmonie et d'égalité, qui ne peut être changé ni interrompu que par les lois nécessaires de la nature. Il désirait aussi entretenir au sein de la santé physique cette douce tranquillité d'esprit, qui naît de la facilité de pourvoir aux besoins de la vie, de l'uniformité dans la circulation des humeurs du corps et de l'habitude de réprimer par la tempérance des désirs nuisibles.

Les pythagoriciens faisaient deux repas par jour; ils déjeûnaient et il dînaient. Leur déjeûner était simple, le plus souvent de pain et d'eau pure; le dîner, qu'ils prenaient au coucher du soleil, était servi avec une honnête abondance (1). C'est à tort que l'opinion vulgaire range le philosophe de Samos parmi les plus austères anachorètes et assure qu'il défendit à ses disciples l'usage du vin et de la viande. D'après Meiners et Brucker qui ont élucidé

(1) Cocchi *loc. cit.* p. 42.

ce point historique, avec toute la richesse de l'érudition allemande, les pythagoriciens qui vécurent après la mort de leur maître, s'écartèrent dans plusieurs points essentiels, de la règle de leurs prédécesseurs. L'abstinence de la viande fit partie des innovations qu'ils y introduisirent. Les témoignages tirés des relations d'Aristote et d'Aristoxène, les historiens les plus savants et les plus dignes de foi de la vie de Pythagore, prouvent que ce philosophe et ses premiers disciples ne s'étaient pas interdit l'usage de la chair de tous les animaux ; mais seulement de quelques espèces. Il défendait de manger la chair des bœufs de trait et des boucs, et celle de la plupart des poissons. Il excluait aussi toute la venaison, les viscères et les parties les plus molles de tous les animaux. L'hygiène des temps modernes ne saurait que sanctionner de telles prescriptions. Il ne faut point oublier, en outre, que le philosophe qui recommanda le premier l'usage de la viande aux athlètes et à tous ceux qui se destinaient à des professions semblables ; qui avait pour but de former des hommes actifs et utiles à leur patrie ; qui tâchait, par toutes sortes d'exercices, de procurer de la force et de la consistance au corps de ses disciples, n'a pu détruire, d'un autre côté, ces mêmes avantages, en leur recommandant une abstinence excessive. Mais quoique Pythagore permît à ses disciples de manger de la viande, il ne le faisait qu'à condition qu'ils n'en feraient pas une habitude dangereuse et qu'ils feraient prédominer le régime végétal. On a beaucoup tourné en ridicule la défense qu'il fit à ses disciples de manger des fèves. L'hygiéniste ne peut pas peut-être le taxer tout-à-fait, en cela, de superstition. Ces légumes dont les propriétés flatulentes sont bien connues et qui d'ailleurs fournissent un chyle mal élaboré, devaient être proscrits de la diététique de Pythagore, où n'entraient que des aliments parfaitement salubres. Pour achever de déraciner tout-à-fait dans ses disciples le penchant à la gourmandise, il ordonna qu'à certaines époques ceux-ci feraient préparer et servir sur leurs tables les mets les plus appétissants et les plus délicieux ; qu'ils considéreraient pendant quelque temps tous ces mets, et qu'ils les distribueraient ensuite à leurs esclaves sans y avoir touché. Cet excellent exercice de sobriété donna lieu, dans la suite, de dire que Pythagore combattait les désirs charnels par les jeûnes et d'autres moyens violents, tandis qu'il étouffait ainsi le feu dévorant du penchant le plus vif de la nature humaine, du penchant au plaisir de l'amour sensuel.

Rien ne lui parut plus propre encore à prévenir l'abrutissement par la sensualité que d'environner ses disciples d'impressions à la fois agréables et sublimes. Il flattait leurs sens par le spectacle imposant de la plus belle nature, sous le ciel le plus doux de l'univers, par des harmonies musicales et par de suaves parfums ; il flattait leur imagination par la poésie et les beaux-arts, si nécessaires, même à l'intégrité de la vie physique, et qui développent, dans l'homme, ce bonheur d'illustre origine qui relève les cœurs abattus et met à la place de l'inquiète satiété de la vie le sentiment habituel de l'harmonie divine, dont nous et la nature faisons partie (1).

Pythagore fut donc le premier qui introduisit dans les règles de l'hygiène la théorie des sensations agréables, qui sont, en même temps, éminemment morales, parce qu'elles se reflètent immédiatement dans les profondeurs de l'âme et la sollicitent aux nobles élans; bien différentes, en cela, des sensations purement physiques qui, en même temps qu'elles énervent l'organisation, ôtent tout ressort à l'âme. Dans son voyage en Egypte, il avait pu peut-être juger par lui-même des salutaires résultats sur des cerveaux malades d'une pratique des Egyptiens. Aux deux extrémités de l'ancienne Egypte, dit Pinel, qui était très-peuplée et très-florissante, il y avait des temples dédiés à Saturne, où les mélancoliques se rendaient en foule, et où des prêtres, profitant de leur crédulité confiante, secondaient leur guérison prétendue miraculeuse, par tous les moyens naturels que l'hygiène peut suggérer. Jeux, exercices récréatifs de toute espèce, institués dans les temples, images séduisantes exposées de toutes parts aux yeux des malades, les chants les plus agréables, les sons les plus mélodieux charmaient souvent leurs oreilles; ils se promenaient dans des jardins fleuris, dans des bosquets ornés avec un art recherché, tantôt on leur faisait respirer un air frais et salubre sur le Nil, dans des bateaux décorés, et au milieu

(1) Madame de Staël.

des concerts champêtres ; tantôt on les conduisait dans des îles riantes, où, sous le symbole de quelque divinité protectrice, on leur procurait des spectacles nouveaux et ingénieusement ménagés, et des sociétés choisies (1). Pythagore appliqua ce régime de vie à des hommes sains, et il fit de ses disciples des êtres non-seulement maîtres d'eux-mêmes, mais doués encore de la vigueur physique : ces deux attributs complètent l'homme. Cette prépondérance matérielle des Crotoniates, formés à l'école de Pythagore, sur leurs contemporains, se montra dans tout son jour, lors de la victoire fameuse qu'ils remportèrent sur les Sybarites. Dans toute l'histoire de Pythagore, il n'est aucune circonstance aussi certaine et garantie par un aussi grand nombre de passages authentiques des anciens, que son existence et l'existence brillante de son école, dans le temps que les Crotoniates, sous la conduite de l'athlète Milon, l'un de ses plus célèbres amis, vainquirent les Sybarites ; victoire qui eut lieu dans la quatrième année de la soixante-septième olympiade (2). Ce fait important se trouve dans l'histoire, pour déposer, en quelque sorte, de la puissance d'une doctrine, d'un haut enseignement moral, sur les destinées temporelles d'un peuple.

Les Sybarites, dont la mollesse est devenue proverbiale, s'étaient laissé séduire par les enchantements d'un climat délicieux et les douceurs de l'oisi-

(1) *De la Manie*, p. 184.

(2) Voy. Meiners, *loc. cit.* p. 81. Diod. XIII. Cic. *Tuscul quæst.* I, 16. Porphyre, p. 54.

veté, tandis qu'à côté d'eux grandissait une tribu, vierge de tout excès sensuel, forte de ses pratiques hygiéniques ; aussi le nombre ne fit rien, quand l'heure de la lutte eut sonné, la victoire dut rester aux mains de ceux qui avaient la suprématie morale jointe à l'énergie d'action (1).

Milon de Crotone ne doit plus représenter la force brutale, mais la supériorité organique et morale. Initié aux mystères pythagoriciens, observateur assidu des règles qu'ils imposaient, il doit nous apparaître comme un des disciples les plus parfaits de Pythagore. Aux yeux de l'antiquité, l'idée d'excellence humaine comportait la réunion de la force et de l'agilité corporelle à la vertu civique. De nos jours, on semble trop perdre de vue les deux premières qualités, ou du moins on ne prend pas assez à tâche de les diriger, et de les mettre en harmonie avec le développement moral. Ne serait-il pas à souhaiter que nous redevinssions un peu païens sous ce rapport, mais sous ce rapport seulement ? Il est vrai, que tout en louant Milon de Crotone, qui fut un homme exceptionnel parmi les athlètes, le médecin doit condamner l'art particulier qui se forma chez les anciens, et qui avait pour but de développer les muscles au détriment de tous les autres systèmes. Cette force artificielle était si éloignée d'un état de santé fixe et de force stable, qu'Hippocrate la regardait comme une disposition

(1) Selon Strabon, VI, 404, les Sybarites armèrent trois cent mille hommes contre les Crotoniates, et ceux-ci leur en opposèrent cent mille qui les détruisirent complètement.

à plusieurs maladies très-dangereuses. C'est par cette raison qu'il donna le sage et célèbre conseil de diminuer le trop d'embonpoint et cette force, par l'abstinence et par les remèdes, chez tous ceux qui n'étant point athlètes de profession se seraient nourris de même façon qu'eux.

Selon Platon, les lutteurs avaient une disposition à l'assoupissement et étaient souvent affligés de quelque maladie aiguë et violente. Galien exposant, avec plus de détails, les maux auxquels étaient communément sujets ces malheureux qui, pour donner du plaisir aux autres par leurs traits de force, ruinaient leur santé, dit que plusieurs d'entre eux étaient subitement privés de la parole, qu'ils perdaient le sentiment et le mouvement, et tombaient même dans une apoplexie complète.

La nature humaine réclame donc impérieusement une double éducation ; si le perfectionnement moral ne suit pas le développement physique, si celui-ci déborde, les lois physiologiques semblent violées, et l'individu ne possède plus alors que des forces apparentes ; mais les sources mêmes de sa vitalité sont épuisées.

Grandeur morale et prépondérance organique sont intimement unies dans la vie des nations, et l'une et l'autre sont infailliblement le produit des saines pratiques et des bonnes mœurs. *A priori*, c'est une question sur laquelle on ne peut avoir aucun doute ; *a posteriori*, c'est-à-dire par l'expérience des siècles et les enseignements de l'histoire, c'est un fait mille fois prouvé. Hérodote nous rapporte un exemple terrible de cette déchéance des nations. Les habitants de Sardes s'étaient révoltés contre Cyrus ; ce prince voulut les exterminer entièrement. Crassus, ému de compassion pour ses anciens sujets, conseilla au vainqueur de laisser la vie aux Lydiens, mais de les énerver tous, et particulièrement ceux de la capitale, de manière à éteindre en eux le courage et la vertu, qui pouvaient les rendre redoutables aux Perses. Cyrus suivit cet infâme conseil ; il défendit aux Lydiens l'usage des armes et les exercices militaires ; il prescrivit une espèce de vêtement assez semblable à celui que portaient les femmes sur le théâtre, et leur ordonna d'instruire leurs enfants des deux sexes, dans tous les arts de la volupté et de la corruption. L'exécution de ces ordonnances produisit, comme l'observe Hérodote, un changement total dans les mœurs et les usages des Lydiens (1). Leur patrie devint dès-lors la sentine d'une énorme corruption qui, sous les rois de Perse, se répandit dans les villes de la Grèce et d'abord dans celles d'Ionie. Colophon fut la première ville contaminée, selon Hérodote, et la vie de ses habitants, tournant dans un cercle pérpétuel d'ivresse et de plaisir, fit que plusieurs d'entre eux, d'après le même historien, ne virent jamais ni le lever ni le coucher du soleil. La véritable philosophie de l'histoire n'est point faite encore, elle le sera lorsqu'on tiendra compte, pour la dissolution des empires et la disparition des races, de l'ab-

(1) *Clio*, t, 1, p. 155.

sence, parmi eux, des bonnes pratiques de l'hygiène.

Les instituts de Pythagore n'oubliaient point les intérêts futurs de l'espèce humaine, si intimement liés à l'hygiène de la fonction de propagation. Il nous reste un fragment d'Aristoxène, le plus grand et le plus célèbre des disciples de ce philosophe, qui recueillit de la bouche des derniers pythagoriciens tous les faits concernant leurs prédécesseurs, et où la haute sagesse du grand instituteur doit être admirée.

De même, disait-il, que les plantes et les animaux précoces ou ceux dont les facultés ont été promptement développées par des moyens artificiels, ne produisent que des fruits faibles et peu durables; de même, la semence imparfaite des hommes non encore formés, ne peut produire que des enfants faibles et imparfaits. Il est donc essentiel de tenir tellement en haleine les enfants, par les exercices du corps, que non-seulement ils ne recherchent pas, mais que même, s'il est possible, ils ne goûtent point les plaisirs avant que leur vingtième année soit révolue ; et encore lorsqu'ils seront parvenus à cette époque heureuse, ils doivent en user modérément ; car cette modération sert, à la fois, à affermir la bonne constitution des pères et à préparer celle des enfants. Les lois physiologiques enseignent, il est vrai, qu'il y a dans la nature un point de progression dont elle ne peut s'écarter sans se détruire elle-même. Si elle est trop lente, elle dégénère; si elle va trop vîte, elle se précipite ; la dépopulation touche à l'une et à l'autre de ces deux extrémités.

Pythagore s'éleva aussi contre l'insouciance brutale de la plupart des hommes pour l'œuvre la plus importante de l'humanité, la production de leurs semblables. Il observait avec raison, que pour les chiens et les autres animaux, on s'informait exactement de l'endroit et du temps où ils étaient nés, du père et de la mère qui les avaient produits, et de la race d'où ils venaient ; au lieu que, pour la propagation de l'espèce humaine, on suivait aveuglément la passion du moment, donnant la vie à un homme avec autant d'insouciance, qu'on en mettra dans la suite à son éducation. En conséquence, il recommandait de se préparer avec le plus grand soin à la génération des enfants. Il défendait pour cela de se charger de nourriture et de s'échauffer par le vin, parce que l'ivrognerie produisait un mélange de semence impure et sans harmonie ; d'où résultaient les principes de la méchanceté et des vices tant moraux qu'organiques des hommes qui devaient en être formés (1).

Telle fut l'école de Crotone, que l'on put justement appeler une *Ecole de bonheur*.

Le voyageur qui parcourt les côtes orientales de la Calabre, ne reporte jamais ses pensées sur l'illustre philosophe qui erra jadis sur ses bords, et dont la haute vertu attira l'attention et l'admiration des habitants de tout état, de tout sexe et de tout âge. Frappés de sa beauté, de la douceur de sa voix, de la noblesse de ses mouvements et de ses paroles, en un

(1) Meiners. — Ouv. cit. t. II, p. 61.

mot, de ce rare assemblage de charmes engageants, avec cette dignité qui commande le respect, ils crurent voir en lui l'Apollon hyperboréen qui se manifestait sous une forme humaine, et s'était établi parmi eux (1).

Mais si aucun signe physique ne le remémore sur cette terre que tant d'autres événements ont foulée depuis ; si le sol s'est dépouillé des vallées ombreuses, où l'on vit autrefois flotter les majestueuses tuniques des pythagoriciens (2), la tradition ne peut dire aussi : *Etiam perière ruinæ.* Elle doit proclamer que ces contrées furent le théâtre de la plus belle institution qui ait honoré les temps antiques, d'une école qui sut donner à ses disciples les trois attributs essentiels au développement et au bonheur de l'humanité : la grandeur des sentiments moraux, la puissance de l'intellect et l'énergie des organes corporels. La vie des institutions pythagoriciennes fut courte; mais elles réalisèrent, pour un temps, et au profit de quelques hommes, les spéculations d'une saine philosophie. Aucune école, avant ou après Pythagore, ne produisit un aussi grand nombre d'hommes célèbres en tous genres,

(1) *Jamblique*, *Porphyre* attestent ce fait, d'après Aristoxène.

(2) Pythagore avait emprunté des Egyptiens un vêtement distinct de celui des autres Grecs, autant par sa rareté que par sa précieuse simplicité, et qui semblait, dit Meiners, répandre une atmosphère de sainteté sacerdotale autour de ceux qui en étaient revêtus. Les robes des pythagoriciens étaient de toile de coton d'Egypte très-fine, teintes ordinairement en pourpre, ou du moins relevées par des raies de cette couleur et dont la blancheur éblouissante devait être entretenue ou renouvelée avec soin. *Aristox. ap. Jamblique*, p. 100. *Diod. exc.* 555.

de grands poètes, de grands législateurs, de grands capitaines. De cette société sortit Lysis, qui forma Epaminondas, de Thèbes; Philippe, de Macédoine, deux hommes également complets et qui changèrent la face de la Grèce. L'inébranlable Phocion avait assujéti sa noble vie aux pratiques pythagoriciennes, et il put l'offrir comme un modèle consolant aux yeux d'un siècle perverti. Le peuple romain, grandissant au voisinage des lieux où le philosophe de Crotone apprenait à ses disciples L'ART DE BIEN VIVRE, dut retenir quelques-unes de ses leçons.

Dans les beaux temps de la république romaine, les pythagoriciens étaient tenus en haute estime, on en juge par les éloges que leur accordent, à diverses reprises, Tite-Live et Cicéron (1). Dans ce siècle, dit Meiners, sur lequel l'ami et l'adorateur des perfections humaines s'arrête, plein d'étonnement et d'admiration, on vit s'élever des hommes qui, pendant une longue vie consacrée au service de la patrie, dans toutes sortes d'emplois et d'affaires, avaient rassemblé les connaissances les plus utiles pour les pères de famille, pour les sénateurs, pour les généraux; des hommes qui réunissaient, à la probité du citoyen, une connaissance entière de leur patrie, de l'histoire, de tout ce qui pouvait orner l'esprit.

Tels étaient, selon Cicéron, S. OElius, M. Munitius, Crassus l'Ancien, T. Coruncanus, Cec. Métellus, M. Cato, Lépidus, Maximus, Paulus, etc. Ces

(1) Le pythagoricien Architas de Tarente paraît avoir été le modèle que les grands hommes de la république romaine s'étaient proposé de suivre.

chefs du peuple, loin de passer la dernière partie de leur vie dans une oisiveté inutile à leur patrie, dirigeaeint le sénat par leur sagesse et leur autorité, et se faisaient un plaisir de donner des conseils à tous les citoyens qui venaient les trouver dans leurs maisons, ou qui les abordaient sur la place publique, où ils venaient se promener quelquefois, Ainsi, ce ne serait point forcer les inductions historiques que de revendiquer, en faveur des instituts pythagoriques, une partie de la gloire des vertus romaines.

La société pythagoricienne, fondée presque uniquement sur une hygiène bien entendue, prouve combien l'humanité peut retirer d'avantages des applications de cette science. C'est un enseignement que nous aurions tort de dédaigner de nos jours.

On ne peut douter, d'après ce que nous venons de dire des instituts hygiéniques de Pythagore, qu'il n'y ait eu, dans l'antiquité, des tentatives faites par quelques grands esprits, pour perfectionner la nature humaine sous son double aspect, et la faire jouir de la plus grande somme de bonheur relatif; et cela au moyen de l'hygiène. De pareils exemples sont dignes de fixer l'attention des Socialistes modernes. Les écrits d'Aristote et de Platon attestent les mêmes vues de leur part. Inférieurs à Pythagore, sous le rapport pratique, ils invoquèrent, dans leurs ouvrages, une certaine diététique. «Jamais, dit le premier, on ne comptera, parmi les hommes heureux, un homme qui n'a ni courage, ni tempérance, ni justice, ni prudence; qui redoute jusqu'au vol des mouches dans l'air; qui se livre à tous les excès du boire et du manger ; qui, pour le plus vil intérêt, tuerait ses meilleurs amis; ni un homme aussi dépourvu de raison que les enfants et les furieux (1). » Platon, dans sa *République* et dans ses *Lois*, soutient aussi qu'il n'y a de cité heureuse que celle où l'on jouit de trois sortes de biens : ceux de l'âme, ceux du corps et les biens extérieurs.

(1) *République.* — Part. III, ch. I. Trad. de Million.

SECTION III.

Des religions considérées comme modificateurs hygiéniques. — Hygiène comparée des principales religions.

Les religions sont des modificateurs hygiéniques par excellence; on ne peut les passer sous silence dans un traité d'hygiène. Sous le rapport médical, dit Joseph Frank, il faut avoir égard aux religions, et il faut avouer que non-seulement la religion chrétienne, mais encore les religions juive et mahométane, sont établies de telle manière, qu'elles s'opposent au développement des maladies. C'est plutôt dans la négligence et l'abus des devoirs religieux, que dans leurs préceptes, que l'on doit rechercher la cause des maladies (1). Hufeland, dans son *Art de prolonger la vie*, a fait la même réflexion. Lorsque des croyances religieuses ont force de loi chez un peuple, elles modifient profondément sa manière de

(1) *Nouv. Encycl. meth. de la méd. prat* de J. Frank.

vivre, soit en bien, soit en mal : En déterminant certaines institutions, certaines pratiques, elles abâtardissent ou élèvent les populations, d'après le génie qui leur est propre. Il suit de là que l'esprit humain possède un critérium pour juger de la bonté et de la vérité d'une religion. Si les pratiques qu'elle ordonne sont conformes à la nature et aux besoins de l'organisme de l'homme ; si par son influence la plante humaine est en voie de prospérité, on peut être sûr que dans cette religion se trouve la vérité. Lorsqu'une religion est vraie, elle doit renfermer les éléments qui mènent à bien l'organisation de l'homme, qui satisfont les deux faces de la nature humaine. C'est ce qui fait, comme nous en aurons plus tard la conviction, que le Christianisme ressort avec avantage de la comparaison de sa portée hygiénique avec celle des autres religions. C'est ce qui lui donne un immense pouvoir de réalisation ; c'est ce qui fait qu'il préside, depuis des siécles, aux destinées de la civilisation véritable.

Plus d'un rapport existe entre l'hygiène et la tradition. Un peuple ne peut vivre sans celle-ci ; car toute tradition a pour but de formuler, avec plus ou moins de bonheur, il est vrai, *la science de la vie*. Cette science de la vie comporte trois divisions principales ou trois motifs d'enseignements : 1° Enseignement des rapports qui lient l'homme à Dieu (religion) ; 2° enseignement des rapports qui unissent les hommes entre eux (politique) ; 3° enseignement des rapports qui existent entre les hommes et les choses, entre l'homme considéré comme animal et les *agents modificatifs* (diététique, hygiène, etc.). L'hygiène est, dès-lors, une partie intégrante de cette science universelle que toute tradition a pour mission d'inculquer à un peuple primitif pour l'abriter des dangers du monde physique et le guider dans ses premières explorations. La tradition mère, la tradition chrétienne, a fait une large part à l'hygiène, dans ses institutions, et les traditions qui en dérivent, celles de Zoroastre, de Manou, de Confucius et de Mahomet l'ont imitée sous ce rapport, et elles ont, comme on le sait, imprimé sur le sol de l'univers, des traces bien profondes; mais il nous sera facile de nous convaincre que les instituts hygiéniques de ces dernières sont aussi loin d'égaler les préceptes hygiéniques renfermés dans la Bible, que la pureté de leur morale s'écarte de la morale biblique.

Ainsi, c'est un des plus beaux spectacles offerts à la pensée humaine que d'entrevoir, au sein de la tradition primitive, un dépôt de lois et d'institutions conservatrices de la santé des peuples, un côde prévoyant tous les besoins du corps, s'adaptant merveilleusement aux lois de la vie, et faisant marcher de front l'intégrité morale et physique de l'individu et de l'espèce. Le plus savant, sans contredit, des médecins modernes, Frédéric Hoffmann, qui a laissé sur toutes les parties de l'art de guérir, indistinctement, de volumineux traités, était frappé de la haute valeur des principes hygiéniques de nos livres sacrés; c'est une fontaine de miséricordes divines, disait-il, d'où coulent par deux points opposés des eaux salutaires, les unes à notre âme, les autres à notre corps. (1).

Il y a dans le génie de la tradition chrétienne quelque chose qui ne se trouve pas dans les autres traditions, et qui donne une singulière autorité à l'hygiène. Celle-ci, avant tout, repose sur le sentiment profond de la dignité de l'individualité humaine, sur le cas qu'on fait de ses organes, des instruments qui nous servent à remplir notre carrière ici-bas. L'homme se conserve parce qu'il s'estime et qu'il a conçu une haute idée de sa valeur. Plus les peuples dégénèrent, plus ils perdent de ce sentiment conservateur, et se livrent à des coutumes malfaisantes, où s'oublient tout-à-fait les notions les plus simples de l'hygiène. C'est le cas des sauvages de la Nouvelle-Guinée ou de la Nouvelle Hollande, peuples les plus abrutis entre tous. Nous avons, d'ailleurs, au milieu de nos grandes cités, l'image de pareils écarts dans l'incurie de nos misérables qui ne font point le plus petit effort pour mettre leurs demeures à l'abri d'un air empoisonné. On peut dire, en thèse générale, que dès que l'humanité cesse d'avoir des idées arrêtées sur sa destinée absolue, elle tombe dans l'imprévoyance et, par conséquent, dans l'oubli de l'hygiène. Elle pourra bien encore éviter, par un mouvement purement instinctif, un danger subit, instantané, la pierre qui va broyer ses organes, la flamme qui va les dévorer; mais elle demeurera dans une mortelle apathie lors-

(1) Op. om. *De diæteticâ sacræ scripturæ medicinâ*, t. v, p. 270.

qu'il s'agira de se soustraire à des influences mauvaises dont l'action mine lentement l'organisme. A plus forte, raison oubliera-t-elle les intérêts de l'espèce représentée par les générations à venir, auxquelles elle transmettra le double héritage du mal moral et du mal physique. C'est en ce sens, que l'hygiène est indissolublement unie à la morale, que plus celle-ci est pure, plus celle-là est salutaire ; et l'auteur qui a dit que l'hygiène était une vertu, a émis une vérité profonde.

Un premier élément de supériorité de la tradition chrétienne, dans ce qui a trait aux fondements de l'hygiène, c'est d'avoir revêtu cette dernière d'un caractère sacré, en l'associant aux devoirs. Le premier des devoirs de l'homme, considéré comme être physique ou animal, est renfermé dans la sentence suivante : Vis conformément à la nature (*naturæ convenienter vive*). Le second principe est ainsi conçu : Rends-toi plus parfait que la simple nature ne t'a fait (*perfice te ut finem, perfice te ut medium*). Nous verrons combien le dogme chrétien a favorisé l'être humain pour atteindre ce but. En second lieu, la tradition chrétienne a fondé l'*hygiène politique* ou l'*hygiène de l'espèce*, en attachant un prix immense à l'homme, considéré d'une manière intrinsèque. Elle le garantit des atteintes volontaires de la destruction lorsqu'il est encore à l'état de germe, où elle apprend à vénérer le principe humain qui doit subir une si magnifique évolution. Chez presque tous les peuples de la Grèce, chez les Perses, les Babyloniens, à l'*exception des Israélites*, on trouve des traces d'exposition et d'infanticide (1). La philosophie même la plus pure, celle de Platon et d'Aristote, a refusé de reconnaître à l'embryon des droits imprescriptibles à la vie. On sait que ces hommes ont déclaré, dans leurs républiques idéales, que la provocation à l'avortement était un moyen convenable pour prévenir l'excès de la population; et les stoïciens justifiaient cette pratique en soutenant que l'enfant n'acquiert une âme qu'au moment où il commence à respirer, de sorte que l'embryon n'étant point animé, le détruire n'est point commettre un meurtre. En général, l'antiquité païenne faisait peu de cas de la vie, considérée d'une manière absolue, et respectait peu l'organisation qui est le théâtre de ses développements; ses combats de gladiateurs le montrent suffisamment. On ne comprenait pas, à Sparte, sous le dur régime des lois de Lycurgue, que l'individu, né dans l'infirmité de la chair, fût digne de conservation : cette république sans entrailles, oubliant l'excellence primordiale du type humain, jetait dans les gorges glacées du Taygète les enfants débiles, de qui elle n'attendait ni vigueur ni réaction pour l'âge mûr. On voit encore, chez les peuples non chrétiens, la perversion humaine s'exprimer par des formes d'éducation physique, absurdes, dégradantes. Cela se rencontre entr'autres chez les Caraïbes, qui attachent beaucoup d'importance à corriger la forme des mollets; pour cela ils

(1) Burdach. — *Physiol.* t. v, p. 85. (Voir un travail très-remarquable de M. Thibaud sur l'avortement chez les anciens, *Gaz. médicale*, t. XII, n. 35. — 1844.)

enveloppent les jambes de leurs enfants de liens si serrés que les chairs ressortent entre les tours de bandes. Les sauvages du Brésil écrasent le nez de leurs enfants ; les Yamaos du Pérou, pour arriver à plus de perfection encore, sous ce rapport, leur enlèvent la cloison cartilagineuse (1). Enfin, il n'est pas de peuple sauvage chez lequel on ne trouve d'absurdes coutumes qui mutilent l'organisation, ou l'arrêtent dans ses développements ; il en est peu qui ne fassent subir à l'enveloppe osseuse de l'organe de l'intelligence des compressions difformes. Ainsi, lorsqu'on avance que le christianisme a régénéré le monde, on énonce une vérité au-dessus de toute contestation, mais qu'il ne faut point restreindre au point de vue moral ; il l'a régénéré doublement, dans son esprit et dans sa chair. Il a fondé l'hygiène privée ou individuelle, il a fondé l'hygiène de l'espèce ou l'hygiène sociale. Nous disons qu'il les a fondées, car il a donné, à cet égard, des préceptes que les développements de la science ont confirmés plus tard, et qui participent, en quelque sorte, de la perpétuité de la tradition chrétienne. Nous allons nous en convaincre, en jetant les yeux sur les instituts hygiéniques des Hébreux.

(1) Humboldt. — *Voyages aux terres équinoxiales*, t. III. p. 402.

CHAPITRE I.

HYGIÈNE TIRÉE DES LIVRES BIBLIQUES. — MOÏSE ET LES LIVRES SAPIENTIAUX. — INSTITUTS HYGIÉNIQUES DE MOÏSE ; NOURRITURE ; PURIFICATIONS ; EXERCICES ; REPOS ; SABBAT ; HYGIÈNE PUBLIQUE. — SALOMON ; PROVERBES, L'ECCLÉSIASTE ET L'ECCLÉSIASTIQUE ; PRÉCEPTES HYGIÉNIQUES RENFERMÉS DANS CES LIVRES.

Ces livres doivent être considérés comme renfermant un système complet d'organisation sociale, appliqué à un peuple passionné, enclin aux vices qui dégradent la chair, vivant au milieu des ardeurs d'un climat qui favorisait tous les écarts de la sensualité ; ils doivent donc exprimer toute la pensée du législateur sur l'accomplissement des besoins corporels que sa prévoyance avait embrassés. Mais comme, de toute éternité, de grandes destinées reposaient sur le peuple hébreu, la législation devait gravement s'intéresser au salut de l'espèce.

C'est surtout, grâce à ses institutions hygiéniques, que Moïse fit des Israélites une nation à part. Quand on compare, dit un écrivain, les mœurs des Israélites avec celles des Romains, des Grecs, des Egyptiens et des autres peuples de l'antiquité, et les peuples que nous estimons le plus, on voit qu'ils étaient meilleurs. On voit qu'il y a chez eux une simplicité meilleure que tous les raffinements, que les Israélites avaient tout ce qui était bon dans les mœurs des autres peuples de leur temps, qu'ils étaient exempts de la plupart de leurs défauts, et qu'ils avaient sur eux l'avantage indispensable de savoir où doit se rapporter toute la conduite de la vie (1). On ne peut douter, après avoir approfondi un code si vaste dans l'ensemble, si minutieux dans ses détails, si complet de tous points, que le peuple auquel il était adressé, ne fût sous la surveillance immédiate de Dieu. On reconnaît même, à l'autorité de certains préceptes, la pensée intime de celui qui parla sur le mont Sinaï. Les nations contemporaines de la race d'Abraham, vivaient dans l'indigence de salutaires coutumes. Les Assyriens, les Chaldéens, les Babyloniens étaient plongés dans des désordres qui devaient amener la décadence des corps. Aussi, malgré leur puissance apparente, ont-ils disparu comme un tourbillon de fumée, selon le Psalmiste, tandis que la nation Israélite posait, à la faveur d'institutions robustes, les fondements de sa longévité. « La loi judaïque, a dit Rousseau, toujours subsistante, annonce le grand homme qui l'a dictée ; et tandis que l'orgueilleuse philosophie de l'aveugle esprit de parti ne voit en lui qu'un heureux imposteur, le vrai politique admire dans ces institutions le grand et puissant génie qui préside aux institutions durables. (2) »

Il est facile de reconnaître, dans l'Ancien Testament, deux sortes d'enseignements hygiéniques ; l'un, renfermé dans les livres de Moïse, le *Deutéro-*

(1) Fleury. — *Mœurs des Israélites.* — 1681.

(2) *Contrat social*, liv. II, chap. VII.

nome et le *Lévitique* en particulier, règle la conduite d'un peuple nouveau et plongé dans l'ignorance ; il lui indique de quelles viandes doivent se composer ses aliments, quels soins il doit apporter à la netteté de son corps, les exercices par lesquels il peut maintenir la souplesse de ce dernier, etc., etc. C'est une hygiène qu'on peut appeler grossière, en harmonie avec les premiers développements de la nation hébraïque. Le second enseignement hygiénique s'adresse, par l'organe de Salomon, à un peuple dont les mœurs sont plus raffinées, chez lequel une civilisation énervante a déposé de nouvelles chances défavorables à la santé et à la longévité de l'individu ; il revêt aussi un caractère plus moral. Quoique tous deux aient pareillement voulu traiter des modificateurs physiques et moraux, cependant l'avantage, touchant ces derniers, reste à Salomon. Moïse parle plus en maître inflexible dont la loi veut rompre impérieusement des volontés rebelles ; Salomon est plus insinuant, il sait mieux inspirer aux esprits l'amour de cette loi, en la leur montrant comme la sauve-garde du corps. Ces deux législateurs se complètent l'un l'autre, et de la réunion de leurs instituts résulte un tout parfait de doctrine hygiénique, digne de l'ensemble de cette tradition utile de tant de manières, puisqu'elle servait à la fois à accoutumer le peuple à l'obéissance, à l'éloigner de la superstition, à régler les mœurs, à conserver la santé.

Moïse nous présente la longueur de la vie diminuant à mesure que l'homme s'est fait de nouveaux besoins, et la nécessité de chercher son soutien dans l'un ou l'autre règne, et dans un plus grand nombre de substances différentes à mesure que sa vitalité diminue. Il part de là, pour embrasser dans des paroles prophétiques les temps de luxe et de sensualité, où la vie de l'homme, devenue fragile, sera semée d'infirmités nouvelles (1). Pour lui, la simplicité de la matière alimentaire est le soutien de la santé, le calme des passions, le moyen de borner les désirs de la sensualité (2). La trop grande quantité de viandes dégoûte bientôt, et comme la diversité est infinie, le désir est insatiable. C'est une vérité physiologique sur laquelle la diététique de Moïse s'est fondée. Cette diététique proscrivait l'usage de certaines viandes nuisibles à l'état de susceptibilité morale et physique de la nation hébraïque. Ainsi, en défendant l'usage des *viandes suffoquées*, renfermant une grande quantité de fibrine, il fit preuve d'une connaissance précise des effets d'une pareille alimentation sur l'économie animale. Les aliments fibrineux, pris en grande quantité, peuvent devenir pernicieux et causer des congestions irritatives de toute espèce. La soustraction de l'alimentation fibrineuse diminue au contraire la force des organes et l'énergie de leurs fonctions. C'est par cette seule diminution d'énergie qui s'opère à la fois dans toutes nos facultés, qu'on doit concevoir la diminution des passions, par la soustraction de l'alimentation fibrineuse, remplacée par une alimentation moins exci-

(1) V. *Deuter*, chap. XVII, XIV, XXI, etc. *Levit*, chap. XIX, XXX, XXVI, XXVII, etc.

(2) Id. ibid. *Passim*.

tante, moins irritante (V. p. 245.). Moïse nous montre, à différentes reprises, qu'il a voulu atteindre ce dernier but, et traiter par un régime moral et physiologique cette irritabilité extrême des Israélites.

Les purifications ordonnées par la loi, avaient les mêmes fondements que la distinction des viandes ; elles étaient utiles pour la santé et pour les mœurs.

« La saleté, dit formellement le *Lévitique*, vient d'ordinaire de paresse, de mépris des autres, et de bassesse de cœur (1) »

Moïse a fait de la propreté un précepte de religion, et a mieux aimé la porter jusqu'au scrupule le plus minutieux, que de risquer de la laisser négliger dans les circonstances importantes. Il est bien singulier, selon l'observation de Hallé (2), que le peuple qui a pu conserver tant de traces physiques des premiers caractères distinctifs de ses ancêtres, soit remarquable, presque partout, par une excessive malpropreté, toutes les fois que les individus se trouvent réunis dans une même enceinte, comme on le voit à Rome, dans quelques villes d'Allemagne, et dans tous les lieux où il y a un quartier particulier affecté à cette nation. Si l'on peut supposer que ce caractère soit héréditaire, il rend encore mieux raison du soin que le législateur a pris de rendre la propreté obligatoire pour un peuple dont il connaissait le peu d'inclination à cette vertu

(1) II-3.

(2) Encyclopédie méthod. art. *hygiène*, t. VII.

domestique. Par là encore, il restreignait les ravages de certaines maladies cutanées et surtout de la lèpre, affection que ses livres dépeignent avec une fidélité remarquable. On y trouve, parmi les signes pathognomoniques qui la distinguent, cet état de stupeur et d'insensibilité absolue qui gagne successivement tout l'organe dermoïde, la décoloration et la chute des cheveux, qu'on n'observe guère dans les autres maladies. La tête se dépouille, dit le législateur des Hébreux, et l'homme n'offre alors qu'un spectacle digne de commisération.

On voit encore, dans ce passage, la prévoyance du législateur et ses soins pour éviter toutes les maladies infectieuses

« Tu auras, hors du camp, un lieu pour les besoins de la nature, et tu porteras avec toi une pique suspendue à ta ceinture. Et quand tu te seras accroupi, tu creuseras avec cette pique la terre d'alentour, et tu recouvriras les matières dont tu te seras soulagé. »

Cette recommandation de Moïse, comme le remarque M. Malgaigne, est d'une immense utilité pour une armée nombreuse qui bivouaque un certain temps dans le même lieu. Et, s'il faut le dire, nos armées modernes ne sont pas aussi bien réglementées, sous ce rapport, que les armées juives. Sans doute, dans les plaines et sous le soleil brûlant de l'Arabie, la précaution était plus urgente encore ; et de cette urgence on serait tenté de conclure qu'elle est toute naturelle, et qu'il y a peu de mérite à l'avoir trouvée. Mais nous savons de reste que les idées les plus simples ne sont pas les plus faciles à découvrir, et cette idée si simple et si nettement développée trois mille cinq cents ans avant nous, n'a pu, depuis ce temps, être saisie par les tribus errantes des mêmes déserts. Vous pouvez lire, dans le récit de Fatalla *Sayeghir*, publié à la suite du *Voyage en Orient*, de M. de Lamartine, qu'une réunion de tribus équivalant à 15,000 guerriers, ayant campé sept à huit jours dans le même lieu, la présence d'un si grand nombre d'hommes et de troupeaux *avait couvert la terre d'immondices* et rendu le séjour intolérable (1).

Les Israélites formaient leurs corps par le travail et les exercices, et faisaient grand cas de la force corporelle, et c'est la louange la plus ordinaire que l'Ecriture donne aux braves de David (2). Moïse avait organisé le travail de manière que toutes les classes, tous les sexes fussent occupés ; et nous verrons plus loin que l'oisiveté où sont tenues les femmes qui peuplent les harems, est une des causes les plus puissantes de ruine qui attaquent le monde oriental. L'activité dans les mouvements corporels est désignée comme un des fondements de la santé. « Sois prompt dans toutes tes actions et la maladie ne viendra pas t'assaillir. »

Moïse a su, à diverses reprises, s'appuyer du dogme de l'hérédité morbide pour donner plus de poids à ses préceptes, le Très-Haut menace le vice du père d'une expiation terrible, retentissant jus-

(1) *Lettres sur la chirurgie de la Bible.*

(2) *Rois*, 2, 23.

qu'au sein des générations à venir. « Je suis le Dieu fort et jaloux qui venge l'iniquité des pères sur les enfants jusqu'à la troisième et quatrième génération dans tous ceux qui me haïssent, et qui fait miséricorde dans la suite de mille générations à ceux qui m'aiment et qui gardent mes préceptes » (1).

Nous verrons plus loin l'Ecclésiaste insister plus formellement encore sur cette suite inévitable de l'égoïste volupté, et le Christianisme en faire la base d'un de ses plus profonds enseignements.

Moïse enfin est le fondateur du repos du dimanche ; institution économique d'une haute importance qui met la moralité et la santé de l'ouvrier sous la protection de la loi. Les motifs hygiéniques en sont clairement indiqués par ce législateur :

« Souvenez-vous de sanctifier le jour du Sabbat... Vous travaillerez six jours ; mais le septième est le sabbat de Jéhovah. Ce jour-là, vous ne ferez aucun travail..., afin que votre serviteur, votre servante et votre bœuf prennent du repos » (2).

Nous n'avons pas besoin d'ajouter que l'hygiène publique réclame impérieusement l'observance légale du dimanche, qui prévient l'épuisement des forces par un repos périodique. Si vous ne voulez pas, dit à ce sujet un économiste, que le repos nécessaire au travailleur lui soit assuré par la religion, assurez-le lui par la loi, substituez, si vous le voulez, la décade révolutionnaire à la semaine génésia-

(1) *Exod.* chap. XX, V, VI et suiv.
(2) *Exod.* chap. XX.

que, mais faites en sorte que le mouvement des machines s'arrête un jour, afin que le corps de l'homme puisse se reposer et son esprit travailler un peu.

On n'en finirait pas si l'on s'attachait à signaler toutes les attentions de Moïse afin de prévenir les moindres maux physiques. Pour la construction des maisons, nous trouvons le règlement qui suit :

« Quand tu bâtiras une maison neuve, tu feras des défenses (des parapets) tout autour de ton toit, de peur que tu ne rendes ta maison responsable de sang si quelqu'un tombait de là (1). »

On ne peut douter encore, en jetant les yeux sur les articles du code religieux de Moïse, articles qui ont rapport à l'union des sexes, à la menstruation, à l'ablution fréquente des parties génitales, que la *circoncision* ne fût, pour ce grand législateur, un principe hygiénique.

Hygiène tirée des livres sapientiaux.

Les livres de Salomon, les Proverbes, la Sagesse et l'Ecclésiaste renferment, sur l'ensemble de la vie humaine, les préceptes les plus beaux et les plus profonds qui aient jamais été donnés. On y trouve ce qu'aucune autre tradition ne donne : 1° Une appréciation exacte de ce qu'on nomme la matière de l'hygiène, c'est-à-dire des choses dont l'ensemble bien ménagé concourt à la conservation de la santé;

(1) *Deuter.* XXII, 8.

2° de la mesure de l'hygiène, c'est-à-dire de l'étendue que nous donnons à l'usage que nous faisons des choses en proportion de leur utilité; 3° enfin, de la manière de l'hygiène, c'est-à-dire de l'usage convenable des choses en harmonie avec la disposition de nos organes. Toutes ces conditions qui constituent l'hygiène sont implicitement prévues dans ces livres admirables. On y rencontre encore les bases de la doctrine hygiénique à laquelle saint Paul et les Pères de l'Eglise ont apporté de si beaux perfectionnements. Cette doctrine, qui double la valeur de l'hygiène, consiste à démontrer la génération de la plaie physique par la plaie morale; enseignement terrible et si oublié de nos jours! La science de la conservation du corps doit s'asseoir sur les fondements impérissables de la morale, et celle-ci doit revêtir en se combinant avec l'hygiène un caractère pratique. Telle est l'idée mère des institutions hygiéniques de celui qui a été appelé le plus sage des hommes, et que nous retrouverons en parcourant les détails de son code sacré.

L'Ecclésiastique de Jésus, fils de Sirach, s'étend à différentes reprises sur la félicité intime, attachée à la santé du corps, maintenue par un régime qui n'excède pas les véritables besoins et l'étendue des facultés.

« Un pauvre qui est sain et qui a des forces vaut mieux qu'un riche languissant et affligé de maladies.

« Il n'y a point de richesses plus grandes que celles de la santé du corps, ni de plaisir égal à la joie du cœur. Un corps qui a de la vigueur vaut mieux que des biens immenses.

« Des biens cachés dans une bouche fermée sont comme un grand festin autour d'un sépulcre.

« Que sert à l'idole l'oblation qu'on lui fait, puisqu'elle ne peut manger, ni sentir l'odeur.

« *Tel est celui que Dieu chasse de devant sa face et qui porte la peine de son iniquité*, qui voit les viandes de ses yeux et qui gémit comme un eunuque qui embrasse une vierge et qui soupire (1). »

Le rhythme et la bonne harmonie de nos fonctions embellissent notre vie terrestre, puisque nous éprouvons, dans l'exercice et le jeu de notre machine organique, des jouissances précieuses dont la source se tarit aussitôt que le mal physique vient fondre sur nous. Salomon nous le montre naissant au sein de l'abus du plaisir naturel. Après cela, avec quelle sombre couleur, l'écrivain inspiré nous dépeint la vie de l'homme qui a cédé aux jouissances immodérées de l'appétence de la chair ? Pour lui l'existence est déflorée, la sensibilité pervertie, toute joie sereine à jamais perdue; son âme languit dans la mélancolie, comme son corps dans l'infirmité. C'est la première fois que cette vérité hygiénique, base fondamentale de nos traités dogmatiques, a été proclamée. De plus l'auteur sacré menace d'un pareil châtiment corporel, de l'affliction de la chair, le prévaricateur, *celui que Dieu chasse de devant sa face*, qui porte la peine de son iniquité.

Dans le même livre, sont encore consignées ces paroles, qui disent ce que l'hygiène répète chaque

(1) *Ecclésiast.* chap. XXX, v. 14-21.

jour, que l'homme est le dispensateur de sa santé, que la maladie s'allume le plus souvent au foyer des passions, et se multiplie par la débauche.

« Toute chair est sujette à des accidents, depuis les hommes jusqu'aux bêtes, *et les pécheurs sept fois encore plus que les autres* (1). »

L'homme qui pèche aux yeux de celui qui l'a créé *tombera entre les mains du médecin* (2).

Il faut avoir, comme ce dernier, scruté avec le flambeau de l'analyse, les profonds replis des causes génératrices de nos infirmités, pour connaître toute la portée de ces anathèmes. La pratique de la médecine offre l'exemple journalier d'organisations frêles et délicates puisant les forces primitivement refusées par la nature dans une vie vertueuse, véritable gymnastique morale, selon le langage de Kant ; tandis que le corps le plus robuste va se briser prématurément contre l'écueil de la sensualité. C'est pour cette raison encore que, dans les mêmes livres sacrés, *les préceptes* sont considérés comme conservateurs de la vie et du corps. « Que mes paroles ne sortent point de devant vos yeux, conservez les au milieu de votre cœur, car elles sont la *vie* de tous ceux qui les trouvent et *la santé de toute chair.* » Les proverbes, ainsi que les livres mosaïques, signalent la longévité comme une couronne d'honneur, ornant le front de celui qui s'est astreint à la pratique des devoirs. « La crainte du Seigneur prolonge

(1) *Ecclés.* chap. L, v. 8.

(2) *Ecclés.* chap. XXXVIII, v. 15.

les jours, les années des méchants seront abrégées (1). » L'expérience a, depuis longtemps, vérifié cette proposition.

La philosophie profonde qui règne dans les œuvres du sage ne devait point passer sous silence cette vérité, qui, de nos jours, a reçu une si intéressante sanction, savoir : que le perfectionnement du corps et sa validité, exercent sur le développement et la bonne harmonie des facultés de l'âme une influence efficace. « Le corps qui se corrompt appesantit l'âme, et cette demeure terrestre abat l'esprit dans la multiplicité des soins qui l'agitent (2). » On trouve là le principe de cette belle pensée de Cicéron : *Si quid corpus animi gubernaculo, animus autem, ministerio corporis indiget. At neque animus æger benè gubernabit, nec affectum corpus rectò parabit imperio* (3).

Les livres sapientiaux n'embrassent point seulement les sommités de l'hygiène, mais ils pénètrent encore profondément dans les détails. Ainsi l'action des passions *(percepta)*, des aliments et des boissons *(ingesta)*, du libertinage, etc., est parfaitement appréciée. On y trouve sur l'usage général des modificateurs externes, l'admission d'un principe dont on a fait honneur à la philosophie hippocratique. L'Ecclésiaste recommande de s'observer à cet égard, de savoir ce qui est nuisible et ce qui est utile, de rapporter en un mot au sens vital, intérieur, individuel, à la disposition idiosyncrasique, l'action des

(1) Chap. x, v. 27.
(2) *Sagesse.*
(3) *Cic. consol.* xvi.

modificateurs. Hippocrate n'a fait que commenter ce précepte, l'une des bases de toute saine doctrine hygiénique. Mieux que ne l'avait fait Moïse peut-être, l'Ecclésiatique loue la tempérance sous une forme aphoristique, offrant beaucoup d'analogie avec les célèbres propositions du médecin cité plus haut. On en jugera par les versets suivants qui ne sont, à tout prendre, que des sentences de l'Ecole de Salerne :

« L'insomnie, la colique et les tranchées sont le partage de l'homme intempérant (1). »

« Celui qui mange peu aura un sommeil de santé, et son âme se réjouira en lui-même (2). »

Même concision dans les préceptes touchant les boissons :

« La tempérance dans le boire est la santé de l'âme et du corps (3). »

Les effets de l'ivrognerie, tant sur la vie du corps que sur le mode de manifestation des facultés de l'âme, sont dépeints de la manière la plus large ; et il est facile d'acquérir la conviction que les livres modernes de diététique ne disent rien de plus. L'écrivain inspiré pose en principe que le vin, pris en quantité modérée, est un corroborant salutaire à l'organisation, *qu'il est une seconde vie*, il a été créé la première fois, pour être la joie de l'homme et non pour l'enivrer (4). Il parcourt tous les ravages cau-

(1) Chap. XXXI, v. 23.
(2) Chap. XXIV.
(3) Chap. XXXI, v. 3-7.
(4) *Ecclés.* 31-35.

sés par l'ivrognerie : il la voit engendrer dans l'être humain un état de folie passagère que les médecins légistes modernes ont désignée sous le nom de *dipsomanie*, et porter aux plus grands excès.

« Le vin bu en abondance produit la colère et l'emportement, et attire de grandes ruines. L'ivrognerie inspire l'audace, elle fait tomber l'insensé, et elle cause la blessure de plusieurs (1). »

Voici la peinture la plus saisissante de l'état de stupeur organique et morale où sont plongés les vieux buveurs :

« Pour qui la rougeur et l'obscurcissement des yeux, sinon pour ceux qui passent le temps à boire du vin et qui mettent leur plaisir à vider des coupes ?... Le vin entre agréablement, mais il mord à la fin comme un serpent, et il répand son venin comme un basilic ; vos yeux regarderont les étrangers, et votre cœur dira des paroles déréglées. Et vous serez comme un homme endormi au milieu de la mer, comme un pilote assoupi qui a perdu le gouvernail (2). »

Cette dernière image, incomparable pour la sublimité, dépeint à merveille la somnolence habituelle des ivrognes, leur indifférence pour les actes journaliers de la vie pratique. La nature est encore prise sur le fait.

L'influence des mouvements passionnels sur l'économie animale est également fort bien saisie. On

(1) Chap. XXXI, v. 39-40.
(2) *Prov.* chap. XXIII, v. 29-34.

trouve dans Salomon la division pratique des passions, en *excitantes* et *dépressives*. « L'envie et la colère abrègent les jours et font venir la vieillesse avant le temps (1). » « La tristesse conduit à la mort, elle accable toute la vigueur, et l'abattement du cœur fait baisser la tête. »

« La tristesse n'est bonne en rien; elle attaque le corps de l'homme comme la teigne ronge ses vêtements, *sicut tinea vestimento* (2). »

On pense bien que dans ces livres marqués au sceau de l'expérience la plus consommée, où rien de ce qui peut rendre l'existence humaine plus fixe et plus stable, n'est oublié, l'influence du libertinage ne pouvait être passée sous silence. Salomon flétrit au nom de la santé du corps tout amour qui naît de la concupiscence de la chair, et que ni le devoir, ni un sentiment moral profond ne sanctifient. Il laisse tomber sur la courtisane impudique dont les charmes provoquent un éréthisme sensuel, aussi fugace dans sa durée qu'il est dangereux dans ses suites, des paroles flétrissantes et pleines d'amertume, auxquelles le langage figuré prête une nouvelle force. Il annonce que les suites du libertinage conduisent, à travers une existence pleine de dégoûts et d'infirmités, à une mort précoce, et que ceux qui en sont les victimes ont eu le pauvre esprit d'échanger la somme de leur vitalité contre une joie éphémère.

(1) *Ecclés.* chap. VIII, v. 22.
(2) *Ecclés.* chap. XXXVIII, v. 19.

« Car les lèvres de la prostituée sont comme le rayon d'où coule le miel, et son gosier est plus doux que l'huile, mais la fin est amère comme l'absynthe et perçante comme une épée à deux tranchants...., ses pieds descendent dans la mort et ses pas s'enfoncent jusqu'aux enfers (1). »

Il est impossible de présenter une image plus saisissante des misères physiques individuelles qu'entraîne à sa suite la volupté vénérienne. Ailleurs, il trace, en traits non moins énergiques, les ravages que cette dernière accumule sur l'espèce. Les recherches précises des statisticiens modernes, celles de Süsmilch entre autres, et que nous avons fait connaître ailleurs, ont pleinement confirmé la rigueur de cet anathème : « Les rejetons bâtards ne jetteront point de profondes racines, et leur tige ne s'affermira point. Que, si avant le temps, ils possèdent quelques branches en haut, comme ils ne sont point fermes, ils seront ébranlés par les vents, et la violence de la tempête les arrachera jusqu'à la racine. Leurs branches seront brisées avant que d'avoir pris de l'accroissement; leurs fruits seront inutiles et âpres au goût (2). » « Les enfants des adultères n'auront point une vie heureuse, et la race de la couche criminelle sera exterminée (3).... »

Tel est le fond de la doctrine hygiénique enseignée dans les livres saints, où l'on trouve encore une foule de salutaires préceptes sur lesquels les

(1) *Prov.* chap. v, v. 3, 45.
(2) *Sages.* chap. iv, p. 3, 5.
(3) *Ecclés.* chap. iii.

bornes prescrites à ce travail ne nous ont pas permis de nous arrêter. La science de la vie, sous son triple aspect, physique, moral et social, y est déposée en germe. Nous considérerons, plus tard, les développements que la loi nouvelle du Christianisme lui a fait subir; car, à toutes les époques, il a surveillé avec amour la santé du corps. Mais avant, reconnaissons que c'est grâce à des emprunts faits aux instituts bibliques, que Zoroastre, Manou, Confucius et Mahomet ont imprimé aux leurs propres ce caractère de durée qui cause notre étonnement.

CHAPITRE II.

INSTITUTS HYGIÉNIQUES DE ZOROASTRE. — DES LÉGISLATEURS DE L'INDE; VÉDAS, LOIS DE MANOU.—INSTITUTS HYGIÉNIQUES DE CE DERNIER. — DE CONFUCIUS ET DE MAHOMET, CONSIDÉRÉS COMME HYGIÉNISTES.

On trouve dans les livres de Zoroastre l'empreinte de la civilisation mosaïque : et cela n'a rien d'étonnant puisque, selon la version la plus probable, ce grand homme aurait été l'esclave du prophète Esdras (1). Ce qu'il y a de certain, en outre, c'est

(1) Pastorel. — *Zoroastre, Confucius et Mahomet considérés comme législateurs et comme moralistes*, p. 9 et suiv. — 1787.

qu'avant d'entreprendre la conquête morale de la Perse, il s'instruit à fond de la doctrine et des usages religieux que Moïse avait donnés aux Israélites. A ses yeux, trois conditions sont indispensables pour régler dans une belle harmonie la vie de l'âme et la santé du corps :

« La pureté de pensées, la pureté de paroles et la pureté d'action ; telle est la recommandation faite par Ormuzd (1). »

Comme Salomon, il préconise, dans différents passages, la paix entre l'appétence charnelle et la portion spirituelle de l'être humain. Cette alliance, il la considère comme la souveraine règle hygiénique. Voici comment il y convie : « Tu feras alliance avec tes cinq sens : 1° tes yeux, afin qu'ils ne regardent rien qui soit mauvais; 2° tes oreilles, afin qu'elles n'écoutent rien qui soit mauvais ; 3° ta langue, afin qu'elle ne profère rien qui soit mauvais ; 4° avec ton palais, afin qu'il ne goûte rien qui soit nuisible ; 5° tes mains, afin qu'elles ne touchent rien qui soit souillé (2). »

« La fornication, les débauches contre nature, les regards impudiques, la prostitution de la jeunesse sont des péchés (3). »

Zoroastre répandit, en outre, dans tout l'Orient, l'usage des ablutions, des purifications, et proscrivit l'infanticide.

(1) Zend-Avesta, cité par Pastoret.

(2) Zend.—I. Ieschts-Sadés n. 10. traduction d'Anquetil du Perron.

(3) Id. ibid. n. 15 et 18.

Hygiène tirée des Védas et particulièrement des lois de Manou.

Lorsqu'on étudie les anciennes traditions religieuses de l'Inde, on est saisi d'un sentiment d'admiration mélangé d'une sorte de terreur. Ce sentiment est de même nature que celui qui s'empare du voyageur européen, lorsqu'il contemple une pagode de l'Indoustan ou un temple consacré au dieu Siva : un bizarre assemblage de sublime et d'absurde, de religieux et de cruel se remarque, en effet, dans ces œuvres. Il en est de même des traditions indiennes : au milieu des prescriptions et des pratiques les plus sages, vous rencontrez les coutumes les plus déraisonnables et les plus meurtrières ; la raison y côtoie la folie. Il n'en est point ainsi de la tradition chrétienne, elle se trouve toujours conforme à la nature et ne la violente jamais.

Les lois de Manou ou *Mânava-Dharma-Sastra*, comprennent tout ce qui regarde la conduite civile ou religieuse de l'homme ; pas un âge, pas une caste, pas un sexe n'échappe à la surveillance et à l'empire du législateur ; son ordre commande les actes les plus futiles et les plus cachés. Manou, le croirait-on, s'étend longuement sur *la manière de se bassiner les yeux*, sur *l'exonération, etc.?* Mais à côté de ces puérilités se trouvent de graves et solennels enseignements ; et l'hygiéniste peut extraire de cet immense et indigeste code quelques préceptes utiles, quelques vues profitables sur la science de la vie. Dans aucune autre tradition ne se rencontrent peut-être des développements plus étendus sur l'hygiène de l'espèce, les alliances conjugales, dans leurs rapports avec les maladies héréditaires. Ce sera donc pour nous une source de plaisir et d'instruction, que d'embrasser l'ensemble des prévisions hygiéniques de cet antique législateur.

Les purifications et les ablutions jouent aussi un grand rôle dans les instituts de Manou :

« La souillure des membres du corps de l'homme est enlevée par l'eau ; celle de l'esprit par la vérité ; la sainte doctrine et les austérités effacent les souillures du principe vital ; l'intelligence est purifiée par le savoir.....

« Pour purifier les organes par lesquels sortent les excréments et l'urine, on doit employer de la terre et de l'eau, autant qu'il est nécessaire, ainsi que pour enlever les douze impuretés du corps.

« Les exsudations grasses, la liqueur séminale, la crasse de la tête, l'urine, les excréments, le mucus du nez, l'ordure des oreilles, l'humeur flegmatique, les larmes, la concrétion des yeux et la sueur, sont les douze impuretés du corps humain (1). »

De beaux passages se remarquent sur les écarts de la sensualité :

« Lorsque les organes des sens se trouvent en rapport avec des objets attrayants, l'homme expéri-

(1) *Lois de Manou*, liv. v, v. 135 et suiv.

menté doit faire tous ses efforts pour les maîtriser, de même qu'un écuyer pour contenir ses chevaux.

« Ces organes, déclarés par les anciens sages au nombre de onze, je vais vous les énumérer exactement et dans l'ordre convenable, savoir :

« Les oreilles, la peau, les yeux, la langue, et cinquièmement le nez ; l'orifice inférieur du tube intestinal, les parties de la génération, la main, le pied, et l'organe de la parole, qui est reconnu le dixième.

« Les cinq premiers, l'oreille et ceux qui suivent, sont dits organes de l'intelligence ; et les cinq qui restent, dont le premier est l'orifice du tube intestinal, sont appelés organes de l'action.

« Il faut en reconnaître un onzième, le sentiment *(Manas)*, qui, par sa qualité, participe de l'intelligence et de l'action.....

« En se livrant au penchant des organes vers la sensualité, on ne peut manquer de tomber en faute ; mais en leur imposant un frein, on parvient au bonheur suprême. Certes, le désir n'est jamais satisfait par la jouissance de l'objet désiré : semblable au feu dans lequel on répand du beurre clarifié, il ne fait que s'enflammer davantage (1). »

Les aliments, les boissons sont l'objet de recommandations minutieuses :

« Il doit prendre (*le dwidjâ*) sa nourriture dans un parfait recueillement... Qu'il honore toujours sa nourriture et la mange sans dégoût... Qu'il se garde

(1) Liv. II, v. 88 et suiv.

de rien manger dans l'intervalle de ses deux repas du matin et du soir, de prendre une trop grande quantité d'aliments... Trop manger nuit à la santé, à la durée de l'existence, au bonheur futur dans le ciel (1). »

Le dénombrement des substances alimentaires défendues par le législateur indien, occupe une grande partie de son code. Il défend, parmi les végétaux, l'ail, l'oignon, les poireaux, les champignons. Nous remarquons une coïncidence remarquable avec la proscription du *Lévitique*, dans la défense que fait Manou de manger de la chair de quadrupèdes *au sabot non fendu*.

« Le Dwidja qui a mangé avec intention un champignon, la chair d'un porc privé ou d'un coq de village, de l'ail, un poireau ou un oignon, est sur-le-champ dégradé (2). »

Les dangers de l'ivresse sont admirablement signalés :

« Celui dont l'essence divine répandue dans tout son être se trouve une fois inondée de la liqueur enivrante, perd son rang de Brâhmane et déchoit à l'état de Soudrâ..... il ne doit pas boire de l'esprit de riz.....

« On doit reconnaître trois principales sortes de liqueurs enivrantes : celle qu'on retire du résidu du sucre, celle qu'on extrait du riz moulu, et celle qu'on obtient des fleurs du Madhouka (*Bassia latifolia*) (3).

(1) *Lois de Manou*, liv. II, v. 53 et suiv.
(2) Id. ibid. v. 62.
(3) Liv. III, 93.

Comme Mahomet, Manou défend les jeux et les paris : ces deux coupables pratiques, dit-il, doivent être proscrites par le roi dans son royaume.....

Mais ce sont surtout les prévisions de Manou touchant l'hygiène de l'espèce, qui sont admirables.

« Des mariages irréprochables naît une postérité irréprochable ; des mariages répréhensibles, une postérité méprisable : on doit donc éviter les mariages dignes de mépris (1). »

L'existence des castes indiennes ; l'orgueil extrême des classes supérieures, l'abaissement des inférieures, témoignent de la préoccupation du législateur concernant l'hérédité morale et morbide. La hiérarchie des populations indiennes repose en entier sur ce principe, qu'on peut dire exagéré.

« Un homme d'une naissance abjecte prend le *mauvais* naturel de son père, ou celui de sa mère, ou tous les deux à la fois ; jamais il ne peut cacher son origine.

« Toute contrée où naissent ces hommes de race mêlée qui corrompent la pureté des classes, est bientôt détruite, ainsi que ceux qui l'habitent.

« De même qu'une bonne graine qui pousse dans un bon terrain s'y développe parfaitement, de même, celui qui doit le jour à un père et à une mère honorable est digne de recevoir tous les sacrements (2). »

Nous avons déjà (V. p. 133) cité les incompati-

(1) Liv. II, 225.

(2) Liv. XV, 59-69.

bilités pour le mariage qui se trouvent énumérées dans le code indien. Nous rencontrons encore les suivantes :

« Le Dwidja doit éviter, en s'unissant à une épouse, les dix familles suivantes, lors même qu'elles seraient très-considérables et très-riches en vaches, brebis, biens et grains, savoir :

« La famille dans laquelle on néglige les sacrements, celle qui ne produit pas d'enfants mâles, celle où l'on n'étudie pas l'Ecriture-Sainte, celle dont les individus ont le corps couvert de longs poils, ou sont affligés, soit d'hémorroïdes, soit de phthisie, soit d'éléphantiasis.

« Qu'il n'épouse pas une fille ayant des cheveux rougeâtres, ou ayant un membre de trop, ou souvent malade, ou nullement velue, ou trop velue, ou insupportable par son bavardage, ou ayant les yeux rouges.

« Qu'il prenne une femme bien faite, dont le nom soit agréable, qui ait la démarche *gracieuse* d'un cygne ou d'un jeune éléphant, dont le corps soit revêtu d'un léger duvet, dont les cheveux soient fins, les dents petites, et les membres d'une douceur charmante (1). »

Le législateur proscrit les mésalliances avec une sévérité inexorable :

« Un Soudrâ (caste inférieure) ne doit avoir pour femme qu'une Soudrâ ; un Vaysiâ peut prendre une femme dans la classe servile et dans la

(1) Liv. III, v. 6 et suiv.

sienne. Un Brâhmane ne doit pas prendre pour femme une fille de la classe servile. »

Comme dans le *Lévitique*, la femme est considérée *impure* à l'époque de ses règles « Quelque désir qu'il éprouve, il ne doit pas s'approcher de la femme, lorsque ses règles commencent à se montrer, ni reposer dans le même lit (1). » Et, chose remarquable, qui mérite d'être rapprochée de ce que nous avons dit précédemment de la ponte périodique chez la femme, Manou considère le temps qui précède et qui suit l'écoulement des règles comme le plus favorable à la fécondité ; on peut en juger par le verset suivant :

« Que le mari s'approche de sa femme dans *la saison favorable à l'enfantement*, annoncée par l'écoulement sanguin, et lui soit toujours fidèlement attaché (2). »

Comme les traditions bibliques, les livres sacrés de l'Inde attachent un grand prix à la moralité dans la conduite de la vie pour préserver le corps des maladies et des infirmités. On rencontre dans un de leurs codes ce beau passage, qui offre une comparaison irréprochable, touchant l'épuisement du principe de la vitalité.

« Les débauches occasionnent les maladies, les maladies nous conduisent à la mort. Voilà la vraie cause de la différente durée de la vie des hommes : en sorte que l'on pourrait comparer la vie de deux

(1) Liv. IV, v. 40.
(2) Liv. III, v. 45.

hommes, dont l'un est vertueux et l'autre pécheur, à deux lampes qu'on allume en même temps, et dans lesquelles on a mis la même quantité d'huile et de mèche, dont l'une est exposée au vent, et l'autre est gardée dans une chambre bien fermée. Celle que l'on garde avec soin brûle jusqu'à ce qu'il n'y reste plus ni mèche ni huile : celle que l'on a exposée au vent s'éteint presque dès l'instant, quoiqu'il y ait encore beaucoup de l'un et de l'autre. Ainsi en est-il de la durée de la vie des hommes (1). »

L'enseignemeut doctrinal, la lecture des *Védas* paraît au législateur la sauve-garde la plus précieuse du bien-être corporel et moral.

En ceci, il existe une grande similitude avec les préceptes donnés par Salomon : « Ne soyez point sage à vos propres yeux ; craignez Dieu, et éloignez-vous du mal. Ainsi *votre chair sera sainte* et l'arrosement pénétrera jusque *dans vos os* (2). »

Après avoir beaucoup loué, dans les traditions religieuses de l'Inde ; après avoir admiré quelques-unes des hautes prévisions du législateur en faveur de l'espèce humaine, il nous reste à signaler quelques écarts anti-hygiéniques, quelques funestes aberrations. Si le code de Manou ne renfermait que les sages préceptes que nous avons fait connaître, il serait digne d'un grand peuple, et capable de faire parcourir à ce dernier une éclatante destinée. Mais il n'en est rien. Un mysticisme exagéré, fiévreux

(1) *Ezour-Vedan*, liv. VII, chap. I.

(1) *Prover.* cap. III, v. 78.

enveloppe la nation Hindoue tout entière, et la fait sortir des bornes de la vie réelle; elle s'enivre à la lecture de ses *Védas*, comme en buvant une liqueur ardente. Les exercices dévots ou ascétiques parmi lesquels elle se plonge, produisent dans les sens et dans l'intelligence une irritation et une exaltation, dont il est difficile de ne pas se faire une idée, surtout si l'on sait avec quelle persévérance les Hindous savent se soumettre aux plus cruelles pratiques de dévotion. Le dogme de la contemplation dans Brâhmâ, a peuplé l'Asie d'hallucinés.

Voici quelques préceptes du mysticisme indou donnés aux *Vânaprosthas* et aux *Sannyâsis*, ou anachorètes et dévots ascétiques : « Lorsque les organes des sens se trouvent en rapport avec des objets attrayants, l'homme expérimenté doit faire tous ses efforts pour les maîtriser de même qu'un écuyer pour contenir ses chevaux... Dans la saison chaude, qu'il supporte l'ardeur des cinq feux ; pendant les pluies, qu'il s'expose aux torrents d'eau que versent les nuages ; durant la saison froide, qu'il porte un vêtement humide, etc. ; en se livrant à des austérités de plus en plus rudes, qu'il dessèche sa substance mortelle (1). »

Nous n'en finirions pas si nous voulions énumérer toutes les bizarreries, toutes les pratiques cruelles témoignant de l'agitation convulsive du misérable peuple Hindou, qui met le suicide parmi les vertus expiatoires. Si, de nos jours, le suicide par

(1) *Lois de Manou*, liv. VIII, v. 50.

le feu *(suttie)* est moins usité, il n'est pas rare de voir des pénitents se noyer dans les fleuves sacrés ou se faire enterrer vivants. Il arrive ordinairement, à la fête qui a lieu tous les ans près de Calabhaïrana, que huit à dix personnes se précipitent volontairement du haut d'un rocher (1), Turner (2), Moor (3) et Duncan (4), racontent qu'un pénitent ayant fait vœu de tenir ses bras en l'air pendant vingt-quatre ans, avait fait de grands voyages dans cette position. Déjà il était allé jusqu'à Astrakan et à Moscou, mais il mourut avant le terme fixé à sa pénitence. Il est fait mention d'un pénitent de Bénarès qui couchait jour et nuit sur un lit recouvert de pointes de fer; dans les chaleurs de l'été, il s'entourait de feux; dans l'hiver, il laissait tomber goutte à goutte de l'eau froide sur sa tête (5).

Nous n'avons pas besoin de nouveaux documents. On peut dire que lorsqu'il en est ainsi; lorsque des dogmes religieux font sortir la créature humaine de la sphère des lois naturelles et du bon sens, ils ne constituent pas la religion véritable. Les mêmes réflexions seront applicables aux traditions religieuses de la Chine.

Livres sacrés de la Chine; Confucius.

Les traditions contenues dans les livres sacrés de

(1) *Asiatic researches*, vol. VII, p. 256.
(2) *Ambassade au Thibet*, tom. II, p. 24.
(3) Moor.—*Hindou Pantheon*, p. 162.
(4) *Asiatic researches*, vol. V, p. 37.
(5) *Asiatic researches*, loc. cit.

la Chine enseignent la sainteté, la tempérance et la justice. Le plus anciens de leurs codes, le *Chou-King*, invite à respecter, en tout, les lois de la modération et à ne commettre aucun excès. Il n'y a pas de mal, y est-il dit, à boire du vin, lorsqu'on en prend avec modération ; mais vous péchez, si vous passez la nuit à vous enivrer (1). Le philosophe dit : Ceux qui ne font que boire et que manger pendant toute la journée, sans employer leur intelligence à quelque objet digne d'elle, font pitié. N'y a-t-il pas le métier de bateleur? qu'ils le pratiquent, ils seront des sages en comparaison (2). » Le même écrit cite comme modèle un philosophe qui pratiquait la vie la plus régulière : « Il ne mangeait jamais de mets corrompus par la chaleur, de poisson aussi. Si la couleur en était altérée il n'en mangeait pas; si l'odeur en était mauvaise, il n'en mangeait pas; s'ils avaient perdu leur saveur, il n'en mangeait pas; si ce n'était pas des produits de la saison, il n'en mangeait pas. Il ne prenait jamais une qualité de boisson qui put porter le trouble à son esprit. »

L'hygiène de l'espèce repose dans les écrits de Confucius sur le dogme de l'hérédité : D'après ce profond législateur, cinq sortes de filles ne doivent pas se marier : 1° quand elles sont d'une famille où l'on néglige les devoirs de la piété filiale; 2° quand leur maison n'est pas réglée et que les mœurs de

(1) *Chou-King*, 4-20.

(2) Lun-Yu, *ou les Entretiens philosophiques*, chap. VII, v. 22.

ceux qui la composent sont suspectes ; 3o quand il y a quelques taches ou notes d'infamie dans la famille ; 4o enfin, quand il y a quelques maladies héréditaires et que l'âge entre les époux est trop disproportioné (1).

C'est, en Chine, une loi immémoriale de ne pas prendre d'épouse dans sa propre famille. L'épouse doit être unique et vivre avec son mari jusqu'à ses derniers jours (2). On doit ne s'écarter en rien de la décence; même dans l'obscurité, ne commettez jamais rien de honteux (3).

L'influence du bien-être corporel sur la moralité, et la dépravation qui suit la misère, ont été signalées par Confucius d'une manière qui mérite d'être méditée même de nos jours : « Manquer des choses constamment nécessaires à la vie, et cependant conserver toujours une âme égale et vertueuse, cela n'est qu'en la puissance des hommes dont l'intelligence cultivée s'est élevée au-dessus du vulgaire. Quand au commun du peuple, alors s'il manque des choses constamment nécessaires à la vie, par cette raison, il manque d'une âme constamment égale et vertueuse; s'il manque d'une âme constamment égale et vertueuse, violation de la justice, dépravation du cœur, licence du vice, excès de la débauche, il n'est rien qu'il ne soit capable de faire. S'il arrive à ce point de tomber dans le crime (en se révoltant contre les lois), on exerce des poursuites

(1) Fragments du *Ta-Hio* cité dans l'ouvrage de Pastoret, p. 161.

(2) Chi-King, pars. I, ch. II.

(3) Id. pars. III, chap. X.

contre lui, et on lui fait subir des supplices. C'est prendre le peuple dans des filets; c'est faire une mauvaise action.—C'est pourquoi un prince éclairé, en constituant, comme il convient, la propriété privée du peuple, obtient pour résultat nécessaire, en premier lieu, que les enfants aient de quoi servir leurs père et mère; en second lieu, que les pères aient de quoi entretenir leur femme et leurs enfants; que le peuple puisse se nourrir toute la vie des productions des années abondantes, et que, dans les années de calamité, il soit préservé de la famine et de la mort. Lorsqu'il n'en est point ainsi, le peuple ne pense qu'à éviter la mort en craignant de manquer du nécessaire. Comment aurait-il le temps de s'occuper des doctrines morales pour se conduire selon les principes de l'équité et de la justice ?

« O roi ! continue cet admirable philosophe, si vous désirez pratiquer ces principes, pourquoi ne ramenez-vous pas votre esprit sur ce qui en est la base fondamentale (la constitution de la propriété privée). Faites planter des mûriers dans le champ d'une famille qui cultive cinq arpents de terre, et les personnes âgées de cinquante ans pourront porter des vêtements de luxe; faites que l'on ne néglige pas d'élever des poules, des pourceaux de différentes espèces, et les personnes âgées de soixante-dix ans pourront se nourrir de viande. N'enlevez pas dans les champs qui exigent des travaux assidus, les bras des familles qui cultivent cent arpents de terre, et les familles nombreuses ne seront pas exposées aux souffrances de la faim. Veillez attentivement à ce que les enseignements des écoles et des colléges, propagent les devoirs de la piété filiale et le respect équitable des jeunes pour les vieillards; alors on ne verra pas des hommes à cheveux blancs traîner ou porter de pesants fardeaux sur les grandes routes. Si les septuagénaires portent des vêtements de soie et mangent de la viande, et si les jeunes gens à cheveux noirs ne souffrent ni du froid, ni de la faim, toutes les choses seront prospères (1). »

Après ces conseils, qui sont empreints de la plus noble philantropie, et qui sont précieux de tout temps, on aime à trouver, dans le même législateur, les vues les plus élevées sur la perfectibilité de l'organisme de l'homme et la toute-puissance de l'éducation :

« La nature de l'homme ressemble au saule flexible; l'équité ou la justice ressemble à une corbeille; on fait avec la nature de l'homme, l'humanité et la justice, comme on fait une corbeille avec le saule flexible. Pouvez-vous, en respectant la nature du saule, en faire une corbeille? S'il est nécessaire de rompre et de dénaturer le saule flexible pour en faire une corbeille, alors ne serait-il pas nécessaire aussi de rompre et de dénaturer l'homme pour le faire humain et juste? — La nature de l'homme ressemble à une eau courante; si on la dirige vers l'Orient, elle coule vers l'Orient; si on la dirige vers l'Occident, elle coule vers l'Occident. Les

(1) Meng-Tseu, chap. II, art. 7.

hommes peuvent être conduits à faire le bien et le mal ; leur nature le veut ainsi (1).

De l'islamisme, de Mahomet et du Koran.

Mahomet avait un système trop vaste pour ne point enrichir ses institutions de tout ce qu'il y avait d'utile dans les traditions antérieures. Ce législateur n'a été que l'habile plagiaire de Moïse dans ses instituts hygiéniques ; ainsi, les ablutions, les purifications, les prohibitions de certaines viandes, le jeûne du Ramadan sont empruntés à la loi mosaïque. On reconnaît, à l'égard des rapports conjugaux, que Mahomet a voulu régler, comme l'avait fait Moïse, une similitude parfaite avec le Lévitique :

« Séparez-vous de vos épouses, et ne vous en approchez que quand elles sont purifiées (2). »

Parmi les aliments prohibés par la loi du Koran, on retrouve ceux que Moïse avait défendus :

« Les animaux morts, le sang, la chair du porc, tout ce qui a été tué sous l'invocation d'un autre nom que celui de Dieu, les animaux *suffoqués*, assommés, etc... tout cela vous est défendu (3). »

Nous n'avons pas besoin de faire ressortir les avantages de cette diététique dans un climat brûlant, où les tempéraments revêtent presque généralement le caractère bilioso-nerveux. Il paraît, en outre, que

(1) Meng-Tseu, liv. II, chap. v.

(2) Koran, chap. II, v. 221.

(3) Kor. chap. v, v. 4.

le prophète des Arabes, par la défense de la chair du porc, semble n'avoir fait que suivre l'aversion commune de sa nation pour cette viande. Des écrivains étrangers nous disent que l'on ne trouve point de ces animaux en Arabie, ou du moins bien peu, parce que le pays ne produit pas une nourriture convenable à cet animal (1).

Les prévisions hygiéniques de Mahomet qui ont la portée la plus salutaire sont celles qui concernent l'ivresse et les jeux de hasard.

« O croyants ! le vin, les jeux de hasard, les statues et le sort des flèches, sont des abominations inventées par Satan ; abstenez-vous-en et vous serez heureux : Satan désire d'exciter la haine et l'inimitié entre vous par le vin et le jeu, de vous éloigner du souvenir de Dieu et de la prière (2). »

L'usage du vin, sous lequel on comprend toutes les autres liqueurs qui enivrent, est défendu dans plus d'un endroit du Koran. Quelques personnes, à la vérité, se sont imaginé que cette défense ne regardait que l'excès, et allèguent deux passages du livre de la tradition mahométane pour prouver qu'il était permis d'user de ces liqueurs, pourvu que ce fût avec modération ; mais l'opinion générale est qu'il est absolument contraire à la loi d'en boire en grande ou en petite quantité. Et quoique les libertins se permettent une pratique opposée, les plus consciencieux des Mahométans sont très-exacts là-

(1) *Observations historiques et critiques sur le Mahométisme*, trad. de l'anglais de C. Salle. (*Panthéon littéraire*.)

(2) Kor. chap. v, v. 92.

dessus, surtout s'ils ont fait le pélerinage de la Mecque ; ils regardent comme contraire à la loi, non-seulement de goûter le vin, mais de cueillir et de presser des raisins pour en faire. Cependant les Persans comme les Turcs, l'aiment beaucoup ; et si on leur demande comment ils osent boire du vin, puisque cela est si expressément défendu par leur religion, il répondent qu'il en est d'eux comme des chrétiens, à qui la paillardise et l'ivrognerie sont défendues comme de grands péchés, et qui cependant font gloire de débaucher les filles et les femmes ou de boire à l'excès (1). Parmi les raisons que fait valoir le Koran pour justifier la défense qu'il fait du vin, il dit que les mauvaises qualités de cette liqueur surpassent les bonnes, que ses effets les plus ordinaires sont les querelles et les troubles dans la société. Mais comme nous l'avons déjà remarqué (V. t. I, p. 423), c'est peut-être cette proscription trop absolue de l'usage du vin qui a porté les Musulmans à rechercher les délices et les extases que procurent l'opium et le Beng ou Hachisch ; à abuser pour les mêmes raisons du café, dont les fumées exaltent l'imagination. Cet abus des substances qui troublent la raison d'une manière extraordinaire est un des éléments funestes à la civilisation musulmane ; un de ceux qui entretiennent, parmi les Turcs proprement dits, un état perpétuel de torpeur, d'imbécillité cérébrale, d'énervation générale. C'est plus à cette dernière cause, qu'à un écrasant despotisme,

(1) Chardin. — *Voyage en Perse*, t. II, p. 212.

qu'on doit attribuer le grand nombre de maladies de langueur, que les médecins qui ont voyagé dans le Levant, ont observées avec étonnement en Turquie comme dans l'Inde.

En proscrivant les jeux de hasard, Mahomet a rendu un grand service à ses croyants. Le jeu poussé à l'excès a été défendu dans tous les états bien policés. Les maisons où l'on donne à jouer étaient regardées chez les Grecs comme des lieux infâmes; et Aristote dit qu'un joueur ne vaut pas mieux qu'un voleur. Le sénat romain avait fait des lois très-sévères contre ceux qui jouaient aux jeux de hasard, qui n'étaient permis que pendant les saturnales. Nous avons déjà (V. p. 227) parlé des effets physiologiques de la passion du jeu, et ce que nous en avons dit fait mieux apprécier la portée hygiénique d'une mesure religieuse, qui supprime l'aliment à cette funeste passion.

Le fondateur de l'islamisme a attaché, comme le législateur des Hébreux, un grand prix à l'éducation de la première enfance. Il n'oublia pas, à ce sujet, un précepte touchant, mais presque toujours méconnu et mal observé chez les nations amollies, celui qui ordonne à la mère de nourrir son enfant. Cependant, comme la santé de la femme s'oppose quelquefois à l'exécution de ce devoir, on peut appeler une nourrice, pourvu qu'on lui paie fidèlement ce qu'on lui aura promis (1). Mais celui qui parcourt les pages du Koran ne demeure pas lon-

(1) Kor. chap. II, v. 59.

temps à s'apercevoir que l'hygiène de l'espèce est négligée, Quoique, à diverses reprises, il loue la pureté des mœurs, qu'il pose un frein à la concupiscence masculine, en limitant le nombre de femmes que chaque époux peut posséder; il n'en est pas moins vrai que la déchéance organique et morale de la femme, proclamée par Mahomet, pèsera éternellement sur sa mémoire. Les institutions mahométanes, en ne plaçant point le sexe féminin dans l'ordre voulu par la nature, ont commis une flagrante iniquité, qu'elles doivent sévèrement expier un jour. Enfermées dans les harems, les femmes bornent leurs désirs à plaire au maître, et à se contenter des joies de la maternité. Voilà toute leur vie. Ainsi, pour le vrai Mahométan, une femme est une chose frivole et volatile, qu'il faut garder avec soin pour n'en rien perdre tandis qu'elle nous captive. Pour lui, l'amour commence et finit au contact matériel, et lorsqu'il meurt, il ne laisse rien qui l'intéresse, hors ses enfants mâles qu'il reverra en Paradis. Pour son épouse, elle, à qui Mahomet refuse une âme, il n'y a plus rien au delà de la tombe ; les femmes du ciel promises aux élus sont d'une autre nature, toujours belles et toujours vierges (1).

Qu'on se rappelle les faits que nous avons cités, concernant la polygamie et ses résultats sur la population (V. p. 102). On a encore la preuve décisive de ce relâchement de la morale de Mahomet, dans le

(1) Lauvergne. — *De l'Agonie et de la Mort, etc.* Influence des religions sur l'agonie et la mort, t. I, p. 88.

verset du Koran qui a trait à l'inceste, et où il se prend d'indulgence pour une si flagrante violation des lois de la nature : « Tout commerce d'un fils avec sa mère, d'un frère avec sa sœur est abominable... *Si ce crime est commis*, le Seigneur est indulgent et miséricordieux. » Ce n'est point ainsi que parle Moïse ; il défend, sous peine de mort, les mariages des frères avec leurs sœurs, des petits-fils avec l'aïeule, du neveu avec la tante paternelle ou maternelle.

Lorsqu'on approfondit le génie des institutions mahométanes, on acquiert la conviction des vues intéressées du législateur, et l'on comprend la différence énorme qui existe entre elles et les instituts de l'Ancien-Testament. Mahomet, mû plutôt par le désir d'imposer à un peuple sa propre domination, que de lui fournir des règlements conservateurs, adoucit leur rigidité par des concessions faites à un élément passionnel, inné sur la terre d'Orient, à la volupté vénérienne. Il voulut enchaîner les esprits à l'observance de la loi, moins par la conviction profonde du devoir que par l'attrait du plaisir naturel, puisqu'il ne fit entrevoir aucun autre but au-delà du temps. Avec une telle perspective, un paradis sensuel, le germe de toute perfectibilité est étouffé dans l'homme. L'hygiène des sociétés chrétiennes n'a donc autre chose à envier au Koran que l'extrême propreté, cette demi-vertu de saint Augustin, et les pratiques balnéaires, érigées, dans ce livre, à l'état de devoir. Nous arrivons ainsi aux perfectionnements apportés par la loi nouvelle, l'Evangile, à la science directrice de la vie organique, ou, en d'autres termes, à l'hygiène.

CHAPITRE III.

DU CHRISTIANISME CONSIDÉRÉ COMME MODIFICATEUR HYGIÉNIQUE; DE SON INFLUENCE SUR L'HYGIÈNE ET LA MÉDECINE EN GÉNÉRAL. — PRÉCEPTES HYGIÉNIQUES TIRÉS DE L'ÉVANGILE, DES ÉCRITS DE SAINT PAUL, DE QUELQUES PÈRES DE L'ÉGLISE ; TERTULIEN, SAINT CLÉMENT D'ALEXANDRIE, SAINT BASILE, SAINT AMBROISE, SAINT BERNARD, ETC. — DES SECTES OU DES COMMUNIONS CHRÉTIENNES, SOUS LE RAPPORT HYGIÉNIQUE.

L'Evangile, l'histoire le démontre, a régénéré le monde, à une époque donnée, comme la loi mosaïque avait réprimé les désordres d'un autre temps. Il est venu non-seulement apporter la loi nouvelle, fondement du salut à venir des nations, mais comme conservateur de leur santé physique. Il est impossible d'admettre, lorsqu'on a lu Suétone, Pétrone, Tacite et Juvénal, que l'espèce humaine eût pu survivre, même organiquement, à ce déluge d'immondes et d'inouïes voluptés. La bonne nouvelle fut annoncée au monde au moment même où la mesure débordait; et cette coïncidence n'est pas un enseignement d'importance médiocre. Dieu, pour opérer ces grandes choses, ne se servit point tant de la portion d'humanité qui était souillée et affaiblie par les misères du polythéisme, que d'une race neuve et virile, qui n'avait point participé à ce débordement, les *robustes sauvageons du Nord*, selon l'expression d'un de nos grands écrivains. L'époque à laquelle l'empire romain avait le plus étendu ses conquêtes, où il se coucha sur le monde asservi, comme sur le lit d'une prostituée, fut une période de désordre et d'irrégularité dans les actes de la vie. Les hommes, pressés de vivre, dépensaient largement, en débauches inouïes, et que nous ne pouvons comprendre aujourd'hui, *les forces de leur organisation*; la nature humaine était torturée par d'impurs et exorbitants désirs. La religion chrétienne protesta contre un tel abus de l'existence, par l'exemple et l'enseignement. Elle développa une société nouvelle au sein de l'ancienne qui put contempler avec admiration une cohorte d'hommes recherchant l'ordre et la pureté, au milieu du désordre et de la prostitution, et le calme au milieu du bruit. C'est effectivement dans les chrétiens de la première église qu'il faut chercher l'exemple de la vie la plus parfaite et conséquemment la plus heureuse qui puisse être sur la terre. L'Evangile ramena l'espèce humaine dans le sens de la nature.

L'apôtre des nations, la personnification la plus haute du génie chrétien, apporta, au nom de son maître, au monde sensuel et débauché, une doctrine sévère, mais propice, fondée sur une connaissance profonde de l'homme. Saint Paul prêcha la paix à établir entre les sens et l'esprit, et montra, dans un enseignement merveilleusement développé, le christianisme venant donner à l'homme le pacte d'alliance entre les puissances de l'âme et les forces de la chair, entre l'homme animal et l'homme esprit. L'antagonisme entre les mouvements charnels et les mouvements spirituels existe, saint Paul le constate, mais il veut que l'harmonie soit désormais établie entre ces deux principes de la nature de l'homme; qu'ils conspirent ensemble vers un même but, la validité corporelle et le perfectionnement moral.

« Afin, dit-il, qu'il n'y ait point de schisme ni de division dans le corps, mais que tous les membres conspirent mutuellement à s'entr'aider les uns les autres (1).

Ailleurs, nous rencontrons cet admirable verset, qui résume dans un mouvement de la plus haute inspiration, le but final auquel doit tendre toute existence humaine :

» Ipse autem Deus sanctificet vos per omnia ; ut integer SPIRITUS vester et ANIMA et CORPUS sine *querelâ* in adventu Domini nostri Jesu-Christi servetur. »

« Que le Dieu de paix vous sanctifie lui-même en toute manière, afin que votre esprit, votre âme et votre corps se maintiennent sans dissension jusqu'à l'avénement de Notre-Seigneur Jésus-Christ (1). »

On ne saurait trop méditer la profondeur de ce

(1) *Ad. Cor.*, cap. VIII, v. 6.
(2) *Thessal.*, cap. V, v. 23,

passage. Saint Paul y fait connaître sa doctrine sur la science de l'homme, et c'est celle que les plus grands physiologistes enseignent encore de nos jours. Il reconnaît dans la nature humaine trois éléments constitutifs autour desquels se groupent toutes les manifestations de la vie : 1° la force vitale (*spiritus*); 2° le principe de l'âme ou du sens intime (*anima*) ; 3° l'élément visible ; l'agrégat matériel (*corpus*). Pour que le rhythme de l'existence soit conservé, il est nécessaire que ces trois éléments marchent d'accord, et n'envahissent point le champ de leurs attributions respectives. Il faut que les besoins naturels du corps soient satisfaits, afin que le malaise qui naîtrait de cette infraction n'obscurcisse pas la lumière de l'entendement, et, d'une part, que le sens intime déploie ses manifestations en toute liberté. Il faut savoir résister à la concupiscence, c'est-à-dire à tout mouvement charnel, provoqué non par un objet réel et actuel, mais par un objet que se crée la propre imagination (empiètement du principe de l'âme sur l'attribution de la force vitale), et par conséquent, contre la fin de l'homme, et la fin de la nature. L'apôtre considère les organes comme des agents propres à entretenir les manifestations de ce qu'il y a d'*essentiel* à l'homme, c'est-à-dire le principe moral. Il pose en principe qu'on doit résister à ce qu'il nomme avec tant d'énergie *l'inspiration de la chair*, toutes les fois que ce mouvement peut compromettre la grande destinée de l'individu, son aspiration vers l'infini, objet vers lequel il doit tendre et qui le tient, selon lui, *comme dans le travail de l'enfantement*. Or, saint Paul, se fondant sur la notion la plus haute de la nature humaine, condamne le péché comme une infraction aux lois primordiales de la vie, comme source de vie pour l'harmonie vitale, *omne peccatum extrà corpus est* ; « tout péché est en dehors du corps ; celui qui le commet pèche contre son propre corps. » On ne trouve nulle part un précepte d'hygiène si énergiquement exprimé. Le fondateur de la science lui-même, Hippocrate, tout en recommandant la tempérance, n'a point été aussi loin que saint Paul.

Le plaisir sensible, né de la concupiscence, ne doit point être l'objet des recherches du véritable chrétien ; il doit seulement prendre en passant celui qui se trouve attaché aux fonctions nécessaires à la vie :

« Que le péché ne règne donc point dans votre corps mortel, de sorte que vous obéissiez à ses désirs déréglés. Et n'abandonnez point au péché les membres de votre corps, pour lui servir d'armes d'iniquités ; mais donnez-vous à Dieu comme devenus vivants de morts que vous étiez, et conservez-lui les membres de votre corps, pour lui servir d'armes de justice (1) !

« Le corps n'est point fait pour la fornication, mais pour le Seigneur, et le Seigneur est pour le corps (2). Que chacun sache posséder le vase de son corps saintement et honnêtement (3).

(1) *Rom.*, cap. IV, v. 12-13.
(2) *Cor.*, cap. VI, v. 13.
(3) *Thessal.*, cap., IV, v 4.

Or, cet amour des choses de la chair est une mort, au lieu que l'amour des choses de l'esprit est la vie et la paix (1). »

Il ne faut pas s'y méprendre, chaque homme est intéressé à saisir l'immense portée de ces préceptes, à en pénétrer le sens : Homère, Platon et Cicéron ont écrit de bien belles choses et qui survivront éternellement chez tous ceux qui vouent, dans l'intimité de leur cœur, un culte aux nobles pensées ; mais nul d'entr'eux n'égale l'apôtre. Saint Paul, au point de vue humain, est le plus grand génie qui ait jamais existé, parce qu'il a mesuré de son regard la profondeur de la nature humaine, si diversement mélangée, et qu'il a résolu, par le christianisme, le plus important de tous les problèmes, celui qui a pour but d'entretenir le juste équilibre, la normalité entre les mouvements impérieux de la chair et les justes exigences des forces affectives.

Une des préventions les plus fortes qui aient pesé et qui pèsent encore sur le Christianisme, est celle qui se tire de son rigorisme prétendu ; de la sévérité des dogmes évangéliques qui ne donnant point assez d'essor à l'élément passionnel, tendent à comprimer l'organisme, à refouler les instincts naturels. Ces récriminations se fondent sur l'interprétation, dans un sens trop absolu de ce passage de saint Paul : « La chair conspire contre l'esprit et l'esprit contre la chair; ce sont deux ennemis. » Il n'y a, là, cependant, que la simple expression d'une vérité physio-

(1) *Ad. Rom.*, cap. VIII, v 6.

logique, d'une loi de l'économie vivante. La chair ne conspire point contre l'esprit en tant qu'elle demeure assujétie aux développements physiologiques, mais elle l'opprime lorsqu'elle dépasse ces limites. C'est enfreindre les lois de la nature, c'est pécher, selon la remarque de d'Aguesseau, contre l'union intime existant entre le corps et l'âme, que d'abuser de la puissance exercée par l'âme sur le corps, ou par le corps sur l'âme; c'est nuire à la perfection de l'un ou de l'autre, ou à celle d'un si admirable composé, à laquelle l'un et l'autre doivent concourir de leur côté selon la proportion de leur nature. La perfection hygiénique, comme nous l'avons déjà souvent constaté, consiste dans ce juste équilibre. Mais nous nous ferons une idée plus exacte du génie chrétien dans ses rapports avec l'hygiène, en parcourant les écrits des grands maîtres qui doivent être considérés comme les véritables organisateurs de la société chrétienne.

Hygiène tirée des écrits de quelques Pères de l'Eglise: Tertullien, saint Clément d'Alexandrie et le Pédagogue, etc.

La pensée dominante de l'admirable livre de l'apologétique, *apologeticus adversùs gentes*, n'est autre chose que la démonstration par les faits de l'impuissance radicale du polythéisme pour conduire l'espèce humaine dans une voie d'ordre, de moralité et de vigueur, tandis que la religion chrétienne possède en elle toutes les conditions pour réaliser ici-bas le bonheur possible. Tertullien, dans ce terrible réquisitoire contre les institutions du passé, met à nu, sans ménagement, tous les vices issus nécessairement de la religion païenne, et qui doivent compromettre l'intérêt de l'espèce.

« Vous marchandez les adultères dans les temples, s'écrie-t-il en s'adressant aux païens; vous corrompez la pudicité des femmes devant les autels.... Les philosophes ont coutume de souiller les mariages de leurs amis; ils prostituent aussi leurs mariages avec beaucoup de patience à l'impudicité de leurs amis; ce qu'ils ont appris *(credo)* je crois en l'école d'un Socrate grec, et d'un Caton romain, qui ont autrefois prêté leurs femmes à leurs amis. *O sapientia attica! o romanœ gravitatis exemplum!* (1) »

Dans le traité *de Cultu feminarum* où il rappelle les femmes romaines à la pudeur et à la modestie, il s'élève contre l'abus des parfums par les considérations suivantes : « Il est certain que toutes ces huiles, ces poudres et ces essences dont on se sert pour teindre les cheveux, gâtent, altèrent le cerveau et produisent le vertige et des convulsions (2). » Dans le même endroit, on lira avec admiration cette belle définition de la beauté : « C'est une perfection du corps dont Dieu a bien voulu orner son ouvrage, et une couverture digne de la noblesse de l'âme *(ut animœ aliqua vestis urbana)*. »

Il blâme les spectacles comme développant l'éré-

(1) *Q. Sept. flor. Tertul. op. omn. Basil.*, p. 730.
(2) Op. cit. p. 587.

thisme sensuel et amenant la souillure de l'âme par les sens : « Ce qui entre par ces deux organes (les yeux et les oreilles) ne se dissout pas dans l'estomac, mais se digère dans l'âme même. Les spectacles troublent et agitent furieusement l'esprit. Car partout où il y a du plaisir il y a de la passion, sans quoi le plaisir serait insipide; partout où il y a de la passion il y a de l'émulation, sans quoi la passion serait désagréable. Or, l'émulation amène la fureur, l'emportement, la colère, le chagrin et cent autres passions semblables qui sont incompatibles avec les devoirs de notre religion. » Dans son traité *de Monogamia*, il s'attache à demontrer que la monogamie est la condition naturelle et physiologique du couple humain. Mais c'est saint Clément d'Alexandrie qui a donné surtout les preuves manifestes de son savoir concernant la science de l'homme.

Titus Flavius Clemens, saint et docteur de l'Eglise, vécut vers la fin du IIe siècle et dans les premières années du troisième. Peu de renseignements nous ont été transmis sur sa vie; tout ce que nous savons, c'est que, même après avoir embrassé le Christianisme, il ne cessa d'avoir une prédilection bien marquée pour la science profane et en particulier pour la philosophie platonicienne. Au sein de sa ferveur évangélique, il garda toujours un amour sincère et hautement avoué pour le disciple de Socrate et les nobles esprits qui, dans l'ancienne Grèce, honorèrent le plus l'espèce humaine. Il fit à Alexandrie des cours publics qui, grâce à son zèle, à ses talents et à sa tolérance, eurent une vogue prodigieuse. Tous ses ouvrages, les STROMATES, mais le PÉDAGOGUE surtout qui doit nous occuper, attestent des connaissances très-étendues sur les objets de la physique et de la médecine en particulier.

L'enseignement médical florissait à Alexandrie. Le prodigieux amas de livres renfermés dans le sein de cette cité contribua beaucoup à sa réputation scientifique; les savants y avaient établi le siége de leur empire, et procurèrent la plus grande célébrité à ses écoles. Celle de médecine jouissait d'une telle réputation, sous le règne de Valens, qu'Ammien Marcelin rapporte qu'il suffisait d'y avoir étudié pour mériter l'estime et la confiance publiques. Il est facile, dès-lors, de comprendre comment, vivant au sein de cet aréopage de savants et de lettrés, saint Clément dut contracter un goût tout particulier pour la science d'Hippocrate et de Celse, deux auteurs qu'il cite souvent et avec vénération dans la seconde partie de son PÉDAGOGUE, partie toute hygiénique. Il n'est pas douteux que cet écrit ne soit le sommaire de leçons qui furent le sujet de son enseignement oral; comme beaucoup d'autres Pères, saint Clément voulait inculquer aux masses les notions les plus saines touchant la conduite générale de la vie. Tous les plus beaux génies qui dirigèrent, après les apôtres, l'établissement du Christianisme, se font remarquer par leurs connaissances étendues sur la nature corporelle de l'homme. Ainsi Tertullien, Origène, Lactance, saint Ambroise, saint Augustin, saint Cyprien, saint Basile, saint Grégoire, saint Jean Damascène, médecin lui-même, ont approfondi, dans leurs ouvrages, l'étude médicale de l'espèce humaine. Destinés à organiser un ordre social nouveau, à concentrer en eux la double autorité de Pères et de chefs spirituels, ces grands hommes devaient posséder une science universelle, et surtout celle de la nature humaine, objet spécial de leur direction. Dans cette substitution de tout un ordre d'idées, de croyances, à un monde vieilli et dépravé, l'hygiène devait fournir le texte de précieux enseignements. Les races plongées dans le polythéisme ne savaient plus vivre selon la raison et selon la nature; il fallait les y ramener. D'une autre part, il fallait répondre à ces premiers hérésiarques, exagérateurs du spiritualisme chrétien (les marcionites et les manichéens) qui, frappant de réprobation la chair, regardant le corps comme l'ouvrage du MAUVAIS PRINCIPE, concluaient qu'il n'était point permis de manger de la viande, ni de multiplier par voie de génération les espèces animales. L'Eglise chrétienne déploya toute sa sévérité contre ces doctrines subversives et si peu conformes à l'esprit de l'Evangile; elle les réduisit en poudre en déchaînant contre elles les voix puissantes d'Origène et de Tertullien.

La seconde partie du PÉDAGOGUE, vaste répertoire où tout ce qui a trait à la conduite générale de la vie est méthodiquement exposé, est un traité complet d'hygiène. Tous les modificateurs y sont longuement étudiés. Le chapitre des aliments *(quomodò in alimentis versari oporteat)* renferme des préceptes dont la justesse est de tous les temps, de tous les lieux, et des détails fort précieux sur les habitudes somptuaires de l'époque. Il s'élève avec force contre l'usage des *secundæ mensæ* que Celse blâmait déjà lui-même de son temps : il considère comme un art perfide, celui qui offre à des hommes rassasiés et suffisamment nourris des mets qui réveillent l'appétit éteint. Le trop grand luxe de la table prépare la maladie, *qui ad luxum mensæ propensi sunt suos sibi morbos enutriunt* (1). Il s'appuie, à cet égard, sur l'autorité des célébrités médicales du jour.

« En vain, dit-il, l'habile médecin Antiphane affirme que cette variété de mets est presque toujours l'unique cause de leurs maladies ; ils s'irritent contre cette vérité, et, poussés par je ne sais quelle vaine gloire, ils méprisent tout ce qui est simple et naturel ; rien n'échappe à leur avidité ; ils n'épargnent ni peines, ni argent. Les murènes des mers de Sicile, les anguilles du Méandre, les chevreaux de Mélos, les poissons de Sciato, les huîtres d'Abydos, les légumes de l'Epire ; que dirai-je encore ? Les bettes d'Asie, les pétoncles de Métymne, les turbots de l'Attique, les grives de Daphné et les figues de Chélidoine, pour lesquelles le Perse stupide envahit la Grèce avec une armée de cinquante mille hommes ; enfin, les oiseaux du Phare, les faisans d'Egypte, les paons de Médie, ils achètent et dévorent tout (2). »

Sous le point de vue historique, cette énuméra-

(1) *Op. omn.* ed. Basil. in-fol, 1556, p. 20, 30.
(2) *Pédag.*, lib. III, p. 53.

tion peut avoir son prix. Mais d'ailleurs que ne savions-nous pas, au rapport de Suétone et de Pétrone, touchant la voracité et en même temps la gastronomie fabuleuse, les prodigalités insensées des opulents Romains? Le fameux repas de Lucullus en l'honneur de ses deux hôtes illustres, Cicéron et Pompée, et qui lui coûta 40,000 francs, n'était qu'une *liesse* bien mesquine, si on le compare à un simple ordinaire de Vitellius. Ce glouton, de proverbiale mémoire, dépensait près de 80,000 francs par jour pour ses repas, et il ne lui était pas rare de donner des festins de 100,000 écus. (Suét., VIT. VITELL., ch. XIII.) A la dédicace d'un vaste plat d'or, celui-ci contenait des cervelles de paon, des langues de phénicoptères, etc., et le tout avait été recueilli par des vaisseaux envoyés exprès vers le détroit de Gibraltar et par des cohortes de chasseurs jusqu'aux monts Krapacks. On croira peut-être que le luxe culinaire a atteint ici son apogée; on se trompe, Héliogabale surpasse à son tour Vitellius, comme celui-ci avait dépassé Lucullus. Héliogabale, au rapport de Lampride, coûtait à l'Etat, pour chacun de ses repas, plus de 800,000 francs. On n'en sera pas surpris, si l'on considère qu'il faisait mettre ensemble jusqu'à 600,000 cervelles d'autruche, les talons grillés d'un grand nombre de jeunes chameaux. Saint Clément ne se borne point à condamner, comme funeste à la santé, cette énorme profusion de mets recherchés; il blâme, au même point de vue, les hors-d'œuvres dont on surchargeait les tables, afin de s'exciter à l'appétit. En les énumérant, il associe à chacun d'eux une qualité nuisible ; les *salsamenta*, les *opiastra*, confections de substances stimulantes, paralysent les organes; les coquillages, les *spondyles*, les *pélorides*, donnent des indigestions (1).

C'est dans le PÉDAGOGUE que l'on doit puiser les notions les plus certaines touchant la dépravation organique et morale où étaient parvenues les hautes classes de la société romaine. « Le luxe, dit saint Clément, a fait des hommes un affreux mélange et les a couverts d'opprobre. Le vice promène ses joies lascives et insultantes; il coule à plein bord dans nos villes, il est la loi commune, universelle. Une curiosité inouïe, molle et luxurieuse, agite les cœurs. Il n'est rien qu'ils n'inventent pour rallumer leurs désirs éteints, rien qu'ils n'essaient pour réveiller leur imagination blasée. La nature qu'ils violentent s'épouvante de leurs excès : *Les femmes font l'office des hommes, les hommes celui des femmes* (2). Quel horrible spectacle que celui de cet inceste perpétuel! quels trophées pour notre civilisation! (3) » Déjà saint Paul avait aussi reproché publiquement aux Romains, en termes très-énergiques, cette *interversion des sexes :* « C'est pourquoi, dit-il, Dieu les a livrés à des passions honteuses; car les femmes,

(1) Loc. cit. p. 56.

(2) Voir un passage de Pline où il dit que, de son temps, les hermaphrodites étaient très-recherchés : « Gignantur et utriusque sexus quos hermaphroditas vocamus, olim *adrogynos* vocatos, et in prodigiis habitos *nunc in deliciis*. » (*Hist. nat.* lib. VII, cap. III.)

(3) Loc. cit., lib. III, p. 63.

parmi eux, ont changé l'usage qui est selon la nature en un autre qui est contre nature. Les hommes, de même, rejetant l'alliance des deux sexes, qui est selon la nature, ont été embrasés d'un délire brutal les uns envers les autres... (1) » Mais le PÉDAGOGUE de saint Clément est peut-être le livre qui nous en apprend le plus sur la science du libertinage dans l'empire romain ; d'après plusieurs passages, on ne peut douter qu'on mît alors en pratique un art affreux, ayant des règles particulières, et qui avait pour but de créer des *androgynes artificiels ;* il y avait des établissements où les jeunes Romains allaient compromettre leur virilité sous la direction d'êtres dépravés et passés maîtres dans la pratique. L'illustre père de l'Eglise n'épargne point les sanglantes satires à cette science infâme, et il s'efforce vainement de faire rougir des fronts qui ne rougissaient plus. Il raille avec amertume la consommation que les jeunes gens faisaient des *épilatoires*, et le temps qu'ils passaient à déshonorer leurs corps (2). Mais la tâche que s'était imposée le saint évêque était rude ; il attaquait presque une institution sociale.

L'on sait, en effet, que la pédérastie a régné dans tous les états de l'ancienne Grèce, depuis leur fondation jusqu'à leur décadence, et qu'elle y était pra-

(1) *Epist. ad Rom.*. cap. I, v. 26, 27, 28.

(2) L'abjection des esclaves, selon Sénèque, était fondée sur cette coutume. L'âge veut en vain le faire sortir de l'enfance, la force l'y retient ; une recherche odieuse épile tout son corps, lui rend la peau lisse comme celle d'un enfant, *in cubiculo vir in convivio puer est* (Senq. — *De Benefic.* lib. III.

tiquée sans mystère, même par les personnages les plus considérables. Lycurgue et Solon avaient réglé les rapports entre les deux amants, et la loi n'interdisait que la pollution des garçons par leurs parents les plus proches. Le mépris pour les femmes, l'orgueil des hommes, la prédilection pour la beauté masculine, que l'éducation des gymnases nourrissait, étaient, avec une excessive sensualité, la cause de cette aberration (1).

Dans un chapitre intitulé : *Quænam de procreatione liberorum tractanda sint?* saint Clément règle, en hygiéniste consommé, les rapports *normaux* entre les époux et les subordonne à l'intérêt de l'espèce. Il dépeint à merveille l'influence pernicieuse qu'exerce, sur l'économie entière, et particulièrement sur les forces vitales, l'abus de l'acte de la procréation. « Les plaisirs du mariage trop répétés brisent les nerfs de l'homme comme de faibles fils qu'on tire avec trop de violence; ils obscurcissent les sens et détruisent les forces... Dans cet instant, en effet, *l'homme est arraché de l'homme avec violence.* » Il recommande d'éviter les aphrodisiaques qui produisent sur l'appareil vénérien une stimulation factice, peu favorable à une saine et robuste génération.

Il invite à respecter la couche nuptiale, et à l'environner de mystère « Considérez, dit-il, au sujet de l'adultère, l'épouse d'autrui comme votre propre fille. » Enfin, parmi les belles et importantes considérations dont ce livre abonde, celle-ci nous pa-

(1) Burdach. — *Physiologie*, etc., t. [illegible], p. 533.

raît digne d'être méditée, car elle est d'une grave portée; son infraction habituelle est la source de bien des désordres. Comme saint Paul, Clément exhorte à la chasteté dans l'état de mariage, afin d'entretenir l'estime entre les époux, premier support de tout bonheur conjugal. « Comment, d'ailleurs, votre femme pourra-t-elle vous croire chaste, si vous ne l'êtes pas dans les plaisirs que vous prenez avec elle ? ». Il est à craindre, d'ailleurs, que vous n'apportiez le déshonneur dans votre demeure, en développant par cette sorte de libertinage la concupiscence d'un tempérament de feu. Il y a, dans cette dernière remarque, une vérité capitale dont l'appréciation ne peut être laissée qu'aux seuls hommes, dont la mission est d'observer journellement la nature humaine, au milieu de ses écarts, et de lui apporter la réparation.

Ce qui fait le mérite spécial du PÉDAGOGUE, c'est que les préceptes qui y sont contenus sont toujours proportionnés aux lois de l'économie vivante. Le chapitre sur *les bains* paraîtra surtout remarquable, car les raisons qui lui font rejeter l'abus des bains chauds, indiquent un observateur consommé qui avait dû puiser aux écoles médicales les plus renommées des notions sur les forces vitales. Dans cette période de mollesse et de volupté de l'empire romain, on recherchait de préférence les modificateurs qui assouplissent le plus la fibre et relâchent le plus agréablement la force des tissus. Parmi ceux-là, on faisait à Rome et dans tout l'Orient le plus grand abus des bains chauds. Les riches voluptueux, au rapport de Martial et de Juvénal, y passaient une grande partie de la journée et n'en sortaient que pour prendre le repas du soir, qu'ils prolongeaient très avant dans la nuit. Il résultait de là une énervation générale de tout le système que saint Clément a parfaitement constatée. Il veut qu'on fasse usage du bain, surtout dans un motif de propreté, et qu'on ne l'emploie nullement pour un motif de volupté : *Sed ergo voluptatis causâ lavacrum rejiciendum est : impudens enim voluptas est omninò excidenda. Porrò autem balnei frequentes usus vires adimunt, naturalem que roboris vehementiam relaxant, sæpè autem dissolvunt* (1). Le savant évêque fait souvent allusion à la surexcitabilité nerveuse, aux perversions de la sensibilité qui, de son temps, exerçaient de grands ravages dans les organismes. Plus tard, à l'époque où écrivait Ammien Marcelin, cet éréthisme nerveux s'éleva jusqu'au degré de convulsion (2). Saint Clément attribue cette disposition maladive à la vie molle et efféminée, et surtout aux *parfums exquis* dont on faisait un usage journalier.

Le chapitre du PÉDAGOGUE consacré aux sommeil offre le même genre d'intérêt. Selon saint Clément, un sommeil immodéré est aussi nuisible au corps qu'à l'esprit ; il ne doit jamais plus durer de six heures et l'on ne doit jamais s'y livrer pendant le jour. Il est nuisible à la santé de dormir dans une plume moelleuse, où le corps entraîné par son pro-

(1) Lib. II, p. 52.

(2) *Quæ super exstant*, Ed. Gottlieb, lib. XIV, cap. VI, id. lib. XXVIII, cap. VIJ.

pre poids s'ensevelit ; de là les congestions vers la tête..... les lits fermes sont le gymnase naturel du sommeil... Un lit mou et efféminé ne convient pas à la noble virilité de l'homme (1). Il s'élève avec force contre les orgies nocturnes, *noctem verterunt in diem*, si fréquentes et si multipliées dans le monde romain, et qui étaient consacrées en quelque sorte par la religion et par les lois. De son temps, on célébrait encore à Alexandrie et dans une grande partie de l'Orient, *les grandes dyonisiaques* ou fêtes de Bacchus, pendant la durée desquelles il n'était pas rare de voir la ville presque tout entière plongée dans une ivresse profonde : il se pratiquait alors un raffinement de monstrueuses débauches, de voluptés inouïes que nous ne pouvons plus comprendre de nos jours (2). L'époque à laquelle l'empire romain avait le plus étendu ses conquêtes, où, selon l'expression d'un grand écrivain, il se coucha sur le monde asservi, comme sur le lit d'une prostituée, fut une période de désordre et d'irrégularité dans les actes de la vie. Aussi doit-on payer un éclatant tribut de reconnaissance et d'admiration envers les hommes éminents, au double titre de la vertu et de la science, qui protestèrent, par l'exemple et par l'enseignement, contre un tel abus de l'existence ; qui cherchèrent à calmer l'éréthisme sensuel de la

(1) Lib. II, p. 54.

(2) Voy. St. August. *Civit. dei.* sur le culte de Liber, lib. VII, cap. XXI, p. 229. — Junge. *Recherches sur la nature du culte de Bacchus en Grèce, et sur l'origine et la diversité des rites*, par J.-P. Gail. — Paris, 1821,

nature humaine torturée alors par d'impurs et d'exorbitants désirs. C'est-là, en effet le plus beau titre de gloire de saint Clément; son PÉDAGOGUE, rempli d'idées saines, d'aperçus féconds, est un beau monument de la bienfaisance médicale. Peu des préceptes qu'il a donnés pourraient être rejetés de nos jours; on passerait condamnation seulement sur celui qui défend aux jeunes gens de boire du vin avant l'âge de trente ans....

Saint Ambroise n'a point, comme Clément d'Alexandrie, coordonné un système complet de la science hygiénique; mais en maint endroit, il fait preuve d'un immense savoir sur cet objet. L'HEXAMERON contient des passages très-remarquables sur la disposition des organes et sur leurs fonctions. Parmi eux, il faut distinguer le suivant, qui, au point de vue de l'époque, formule une doctrine assez avancée sur l'*influx cérébral*. « La tête, dit-il, s'élève majestueusement au-dessus des autres membres, comme le ciel au-dessus des éléments, comme une noble citadelle au-dessus des murs d'une cité; c'est d'elle que se répandent sans cesse la vie et le mouvement des nerfs; c'est elle qui lance, à chaque instant, la mobilité aux pieds, le sentiment à toutes les parties; qui, semblable à un monarque vigilant, administre avec régularité toutes les régions (1). » Ce passage pourrait orner un traité moderne de physiologie sans que la science actuelle fût en droit de réclamer contre son exactitude. Saint Ambroise assimile toute

(1) Divi Ambrosii, *op. omn.* — Paris, 1586, p. 1826.

passion mauvaise à un accès fébrile, *febris nostra libido est*, *febris nostra invidia est*, *febris nostra iracundia est*. Enfin, comme l'ont tenté de notre temps certains physiologistes, il place dans le bas-ventre le point de départ des mouvements passionnels, *in lumbis libidinis commotiones sunt* (1). Son *Traité des Offices* est riche en saines prescriptions hygiéniques. Saint Basile et saint Grégoire ont aussi composé une suite d'*homélies* qu'on peut regarder comme un cours d'hygiène ; mais elles méritent une attention particulière. Il en est de même de certains travaux de saint Benoît et de saint Bernard, qui imposèrent à leurs ordres des instituts hygiéniques bien curieux à connaître pour l'histoire complète de la science.

Dans les premiers siècles de l'Eglise, le clergé qui avait pris en main la mission de toutes les organisations sociales, dut cultiver la science médicale. L'abbé Fleury nous apprend que sitôt que l'Eglise fut libre, on bâtit diverses maisons de charité que nous appellerions des hôpitaux. On les distinguait en grec par différents mots, suivant les différentes sortes de pauvres : *Nosocomium* était l'hôpital des malades. Ces établissements se trouvaient administrés par des diacres, un prêtre en avait l'intendance et quelquefois en était le médecin. Le grand saint Basile qui, au rapport de Freind, dut à sa mauvaise santé de devenir médecin, a répandu dans ses ouvrages beaucoup d'allusions qui regardent l'art mé-

(2) Pag. 148.

dical. C'est lui qui fut le fondateur des infirmeries qui devinrent si célèbres, dans le moyen âge, sous le nom de *Léproseries*. Il obtint de l'empereur Valens de très-belles terres pour l'usage des pauvres lépreux. Il fit bâtir près de Césarée en Cappadoce, dont il était évêque, un hôpital qui fut depuis un ornement pour le pays, et comme une seconde ville. Cet édifice subsista longtemps en grande réputation, sous le nom de *Basiliade* ; saint Basile s'y rendait souvent et ne craignait point de toucher et d'embrasser les lépreux.

Il a laissé, sous le titre d'*Homélies*, un enseignement régulier d'hygiène, où il montre non-seulement les dangers spirituels, mais même les dangers corporels des passions. Dans l'une, intitulée : *In ebrietatem et luxuriam*, *l'ivresse et la luxure*, il décrit à merveille les accidents nerveux dont sont suivis les excès en boissons. Il s'y trouve un passage curieux, où il décrit exactement le délire nerveux des ivrognes (delirium tremens). « L'ivresse, dit-il, en affaiblissant les nerfs, en épuisant le principe de la vitalité, amène un tremblement universel ; tout le corps s'agite de mille manières ; il semble que les muscles aient perdu leur fixité naturelle (1). » Dans son beau traité sur la *vraie virginité*, il expose tous les moyens que le Christianisme emploie pour conserver dans sa pureté cet instinct vivace dans la conscience humaine, celui de la pudeur (2). Il s'é-

(1) *Op. om.* — 1570. t. I, p. 306.

(2) On ne peut contester que, sous le rapport physiologique, le

tend aussi sur les soins qu'on doit apporter à la santé, et blâme le rigorisme outré de quelques chrétiens de son temps. « De même qu'il est dangereux de céder à l'intempérance de la table, ainsi il est hors de tout bon sens de déprimer le corps et de le rendre inutile par une tempérance excessive... Car ce n'est point à l'aide d'un instrument brisé et détruit que nous pouvons nous unir à Dieu par l'étude et la prière, accomplir nos devoirs de charité envers nos frères. Ainsi il est nécessaire de donner ses soins au corps, non à cause de lui-même, mais pour qu'il nous soit utile pour l'étude de la philosophie. »

Nous aurions encore beaucoup d'arguments à puiser dans les écrits de saint Augustin et d'autres Pères qui, à l'exemple de Tertullien, se sont particulièrement attachés à faire ressortir tous les avantages de la vie chrétienne, par rapport au maintien des forces et à la conservation de la santé. Les fondateurs de certains ordres religieux, tels que ceux du mont Cassin et de Cîteaux, se préoccupèrent beaucoup

Christianisme n'aît rendu un grand service à l'humanité, en cultivant la fleur délicate de la pudeur, qui est regardée comme un supplément indispensable aux principes moraux. Il est certain qu'on retrouve ce sentiment chez les très-jeunes enfants, chez les sauvages; que chez eux sa transgression se lie avec ce qui est mal. Un malheureux Indien de l'Amérique du Nord, qui mourut dans un hôpital, il y a quelques années, semblait étranger à ce qui l'entourait; se refusant à tous les soins, sans emportement, sans impatience, c'était seulement lorsqu'on cherchait à le découvrir, et qu'on outrageait ainsi sa pudeur, que sa figure, ordinairement impassible, devenait inquiète et menaçante.

des préceptes hygiéniques ; ils avaient pour but, dans leurs instituts, de prévenir la vie purement contemplative, que l'on reprochait avec raison aux moines d'Orient, et de faire des hommes robustes de corps et d'esprit. On croirait, en parcourant quelques écrits de saint Bernard, lire un traité de médecine. Quand il reprochait au clergé de son temps d'entretenir en lui l'ardeur de toutes les passions sensuelles, il en trouvait le point de départ dans la gourmandise : « Nous devons, dit-il, faire tous nos efforts pour n'avoir point un soin excessif de notre ventre ; quand celui-ci est chargé outre mesure d'aliments, il porte les sens à la luxure... En outre, l'amas des substances alimentaires ne contribue pas à une bonne coction, et loin de sustenter le corps, ne fait que le corrompre, *malos generat humores et corrumpit corpus et non nutrit* (1).

Son rigorisme ne s'étend point jusqu'à défendre exclusivement l'usage du vin. Il pense, au contraire, que cette liqueur, prise en quantité modérée, rend plus zélé pour le service de Dieu. Il loue, comme l'Apôtre, les exercices du corps et les considère comme une condition de santé et de moralité (2). Dans son traité *de ordine vitæ*, il démontre la nécessité pour l'homme, de s'astreindre à la régularité dans les actes de la vie, soit pour son bien-être corporel, soit pour son perfectionnement moral ; *labor pellit luxuriam*.

(1) *Op. omn.*, 1654, t. I. p. 378, D.
(2) T. I, p. 850.

Tout ce que nous venons d'extraire jusqu'à présent de la tradition chrétienne, prouve manifestement qu'il y a dans le génie propre à cette religion un principe conservateur de la santé ; qu'elle tend à rendre la vie humaine plus fixe et plus stable. Ses préceptes se trouvent en complète harmonie avec les lois physiologiques. Bossuet, en très-peu de paroles, a groupé tous ces nombreux avantages :

« On ne peut contester au christianisme, dit-il, la règle des mœurs. Notre morale nous oblige à dompter nos passions emportées et à mortifier nos sens, trop subtils séducteurs de notre raison. Elle va éteindre jusqu'au fond des cœurs l'étincelle qui peut causer un embrasement. Elle étouffe la colère, de peur qu'en s'aigrissant elle ne se tourne en haine implacable. Elle n'attend pas à ôter l'épée à un enfant après qu'il se sera donné un coup mortel ; elle la lui arrache des mains dès la première piqûre. Elle retient jusqu'aux yeux par une extrême jalousie qu'elle a pour garder le cœur. Elle a donné au mariage une forme auguste et vénérable, qui honore la nature, qui supporte la faiblesse, qui garde la tempérance, qui bride la sensualité. Là se voit très-saintement établie la charité fraternelle, toujours sacrée et inviolable, malgré les injures et les intérêts ; là, l'aumône, trésor de grâces ; là, le pardon des injures, qui nous ménage celui de Dieu ; là, enfin, la miséricorde prescrit un sacrifice et la réconciliation avec son frère irrité, nécessaire préparation pour approcher de l'autel. Elle n'oublie rien pour soumettre le corps à l'esprit, et l'esprit tout entier à Dieu. La voilà représentée au naturel, cette immortelle beauté de la morale chrétienne. C'est une beauté sévère, je l'avoue ; je ne m'en étonne pas, c'est qu'elle est chaste. Mais, au fond, quelle plus sainte morale, quelle plus belle économique, quelle politique plus juste ! »

Nous ajouterons à ces considérations, que le Christianisme favorise la bonne harmonie qui doit régner dans le système de l'économie humaine, par l'ordre, dont il fait une de ses plus sévères prescriptions : « Qui méprise les petites choses, tombe peu à peu, » est-il dit dans les livres saints. Rien n'est plus profondément pratique que la foi chrétienne. Positive et sévère de sa nature, elle veut avant tout, des praticiens, et fait marcher de front la croyance et l'action. Rien, par conséquent, n'est plus propre à satisfaire les tendances des sérieux esprits de nos jours, qui prennent en dégoût tout ce qui est spéculatif, tout ce qui n'est point capable de se transformer en pratique ou de la produire. Mais comme, d'une autre part, la créature humaine est peu disposée à se fixer, et qu'elle considère aisément les croyances religieuses comme quelque chose de vague et d'indéterminé, il faut que la religion l'enchaîne à des pratiques journalières ; en un mot, elle doit la saisir par tous ses points, par son intelligence et par ses sens ; tenir ces derniers en éveil par des représentations symboliques de ses dogmes.

Le culte est donc nécessaire au point de vue physiologique, comme il l'est au point de vue social ; et le catholicisme, qui lui donne une si légitime importance, entre, par cela seul, dans le fond de la nature humaine. Les croyances chrétiennes impriment dans l'âme un sentiment de sécurité, qui n'est point sans effet sur l'organisme même, puisque nous avons remarqué déjà le malaise organique qui suit ce que nous avons nommé le *vague des passions*. « Ne soyez point toujours suspendu dans l'air, est-il dit dans l'Evangile ; ne vous inquiétez pas du lendemain, le lendemain sera inquiet pour lui-même ; à chaque jour suffit son mal (1). »

La religion chrétienne, en exaltant la dignité humaine, a régénéré l'éducation de l'homme, en général et en particulier. Avant le Christianisme, les enfants étaient considérés comme une propriété dont ils pouvaient disposer à leur gré et suivant leur propre avantage. Quoi de plus dur et de plus impitoyable que la paternité romaine ! L'Evangile, en créant les vrais rapports des devoirs domestiques, a donné plus particulièrement au caractère de la paternité un cachet de bienveillance inconnue au polythéisme. Saint Paul disait aux Romains : « Pères de famille, gardez-vous de pousser vos enfants à l'indignation, afin qu'ils ne deviennent point faibles d'esprit ; *Patres nolite ad indignationem provocare filios vestros, ut non pusillo animo fiant.* » L'expé-

(1) *Math.* VI, 30, 32.

rience journalière fait voir combien il est utile de suivre le précepte du grand apôtre. Il est de remarque que les enfants à l'éducation desquels les sévices et la brutalité ont présidé, deviennent sournois, moroses et méfiants.

C'est par les mauvais traitements que se recrutent dans les classes ouvrières les enfants vagabonds, qui doivent devenir si dangereux par la suite. D'après un auteur compétent sur cette matière (1), le vagabondage est, dans de nombreuses occurrences, une situation forcée et même nécessaire. Ainsi, un malheureux enfant est excédé de travail par ses parents; il mange peu, il est retenu captif jusqu'à ce qu'il ait rempli sa tâche. Est-il donc étonnant qu'ainsi torturé, il s'échappe de la maison paternelle ?

On ne saurait croire combien la douceur, unie à la fermeté, est précieuse pour l'éducation de l'enfance, et combien la sévérité toute seule est nuisible. La nature humaine est ainsi faite, qu'elle tend à se révolter contre toute correction qu'on lui inflige, s'il ne lui est pas démontré que c'est en vue de ses intérêts. Il faut, pour qu'elle se soumette, qu'elle soit capable de revenir à la vertu, qu'elle découvre à travers les pénalités une intention bienveillante et dévouée ; il faut surtout que jamais elle ne soupçonne,

(1) Frégier. — *Des classes dangereuses de la population dans les grandes villes, etc.*, t. II, p. 200.

Les corrections infligées aux enfants de la classe pauvre par leurs parents ne sont presque jamais en rapport avec les fautes qui les ont provoquées ; elles sont, en général, trop sévères, et, ce qui est pis, trop humiliantes.

de la part de ses correcteurs une idée d'abandon.

Le Christianisme, qui est venu à la fois pour le Grec et le Barbare, pour le savant et l'ignorant, a proclamé ce fait, inouï pour l'antiquité, et que la science moderne a complètement vérifié de nos jours, à savoir : que le genre humain est partout le même, quelles que soient les diverses latitudes sous lesquelles sont distribuées les races humaines ; qu'il n'y a point de races privilégiées pour la vérité, pour le beau, pour le bien. De là, il a institué un système d'éducation et de propagande s'exerçant des races supérieures aux races inférieures. Son génie, chose remarquable, et qui le différencie totalement de celui propre aux autres religions, s'adapte merveilleusement à l'humanité, quelle que soit sa condition organique ou géologique. Il peut opérer le bien dans tous les climats. Il fait éclore, du sein du désordre et de la sanguinaire cruauté, l'ordre, la douceur et la paix. Il réprime la colère, la vengeance et l'orgueil, le penchant à la volupté auxquels sont portés les hommes des climats chauds ; il diminue cette insensibilité et cette indifférence pour le genre humain auxquelles sont sujets les hommes des pays froids (1). C'était un peuple bien mal organisé pour la vertu, que les Huns, aux instincts carnassiers, dont saint Jérôme disait : « Ils sont aussi redoutés de leurs voisins, qu'un naufrage dans une tempête. » L'Evangile, cependant, ne

(1) Dr Ryan. — *The history of the effects of religion on Mankind.* — London, 1788.

trouva point ces hommes réfractaires à son enseignement. On sait que leur conversion fut commencée en 402, par Théotime, et Gordas, leur roi, embrassa le christianisme à Constantinople, en 530. Charlevoix, dans l'*Histoire du Paraguay*, fournit un contraste frappant entre les mœurs des habitants de ces pays convertis au christianisme et ceux qui ne l'étaient pas. Avant d'embrasser la religion chrétienne, on les voyait cruels, vindicatifs, ayant peu de pitié pour les maux de ceux appartenant à leur propre tribu, et nulle bienveillance envers les membres malheureux d'une autre.

Il faut pour bien juger l'esprit véritable du Christianisme, son influence bienfaisante sur le système corporel de l'homme, l'étudier dans son origine même, dans la pureté de ses traditions primitives. Il faut surtout le dégager de ce que les passions humaines lui ont apporté d'éléments hétérogènes, et quelquefois de souillures. C'est à ces circonstances, sans nul doute, au fanatisme et à l'intolérance, à l'abus des vaines subtilités théologiques, que les progrès de l'Evangile ont dû d'être arrêtés; ce sont elles qui n'ont point permis à la religion chrétienne de procurer aux hommes un sort plus heureux dans cette vie. Car de même que les meilleurs aliments sont sujets à se vicier dans un corps dont la maladie s'est emparée; de même les dogmes les plus sacrés de la foi deviennent-ils souvent l'occasion des troubles les plus affreux. Tout ce qui s'écarte du *rationabile obsequium* de saint Paul, a amené, comme nous le verrons tout à l'heure, au sujet de certaines sectes chrétiennes, des folies et des désordres dignes des Fakirs de l'Inde, mais indignes de la race causique et de la civilisation européenne.

Nous ne voudrions pas que le lecteur nous prît pour un apologiste intéressé du culte catholique; nous ne faisons qu'étudier les religions comme modificateurs hygiéniques. Aucune arrière-pensée ne nous inspire; et si nous arrivons à des conclusions favorables à l'élément catholique sous le rapport sanitaire, si nous lui accordons la supériorité sur les autres religions, c'est que la force des choses nous y amène. Nous signalerons encore parmi ces avantages l'institution des sacrements. Sans leur attribuer des vertus miraculeuses proprement dites, nous pensons qu'ils favorisent le perfectionnement de la double nature humaine; que, dans certaines circonstances, ils réagissent favorablement sur l'organisme entier par l'impression salutaire et profonde qu'ils opèrent primitivement sur l'âme. Nous avons déjà eu l'occasion de remarquer les avantages directs que peut avoir l'un d'eux dans certaines aberrations morales et de dépravations sensuelles (t. II, p. 75). Il est, d'ailleurs, des infirmités physiques, il est des afflictions profondes et navrantes que les moyens humains ne peuvent plus adoucir; il est de ces circonstances, dans la vie, où l'homme n'a plus à réagir, mais à s'abandonner au flot providentiel, comme ces matelots qui, après avoir accompli intégralement leurs devoirs pour sauver le navire d'une ruine inévitable, se croisent les bras sur un radeau et confient leurs destinées au souffle des mers. Le cœur de l'homme est-il oppressé sous le poids du remords, la religion donne l'espérance, don précieux que ni la médecine, ni la philosophie ne peuvent octroyer, comme nous l'avons déjà observé (1)? Une des plus grandes intelligences médicales, Baillou, qui a été surnommé l'Hippocrate français, avait aussi remarqué, que dans certain cas désespérés, l'influence expansive produite sur le moral par l'administration des sacrements était des plus favorables (2).

Il est plusieurs sectes chrétiennes qui ont perdu une partie des avantages hygiéniques attachés aux dogmes religieux, par certaines pratiques débilitantes que ceux-ci sont loin de recommander. Tels sont les Grecs qui se mortifient par les jeûnes les plus austères et les plus rigoureux. J.-P. Frank avait observé ce fait chez les Grecs et les Juifs; il les a vus dans un état d'exténuation effroyable, tomber en syncope à l'entrée de leurs temples (3). Les sectes qui sont dominées par le principe de libre examen,

(1) Ceci rappelle à notre mémoire l'exclamation du médecin de la tragédie de Macbeth, au moment où il assiste à la lugubre scène de somnambulisme. Lady Macbeth, on le sait, trahit, dans son délire, la cause de ses remords; elle inonde ses mains de parfums; « Mais, dit-elle, tous les parfums de l'Arabie ne pourraient dissiper l'odeur de sang dont je suis importunée. » Le médecin, la jugeant à ces paroles, s'écrie à son tour: « Elle a plus besoin de l'assistance de Dieu que de celle du médecin, *more needs she divine, than the physician.* » (Shakespeare, Macbeth. act. V, sc, I.)

(2) *Nàm in ritu ecclesiastico et remediis divinis remedium remediorum consistit* humanis et auxiliis prevalens. (*Op. omn.* t. III, p. 378. in-4.

(3) *System der Medicinischen polizey*, t. II, p. 402.

l'interprétation des écritures sont, comme les faits le démontrent d'ailleurs, plus exposées à tomber dans des écarts dangereux. L'abbé Grégoire nous paraît avoir bien apprécié ce mode d'influence : « Les sectes protestantes, dit-il, paraissent être celles qui ont produit le plus de théosophes auxquels conviendrait mieux une autre dénomination. Peut-être en trouverait-on la raison dans la manière d'interpréter l'Ecriture d'après l'esprit privé. Une vaine présomption porte l'homme à se prévaloir de ses lumières et quelquefois à se croire favorisé d'inspiration immédiate.... Cette situation de l'âme conduit souvent à la théomanie (1). C'est avec raison que le docteur Cerise a considéré les écarts religieux comme une des causes les plus puissantes de la surexcitation nerveuse, de la folie sous toutes formes (2). Ce qui se passe dans certaines contrées protestantes, où les sectaires ont fait scission avec le *rationabile obsequium*, fournit les plus lamentables pages à l'histoire des folies humaines.

Il en est qui prenant à la lettre ces paroles de l'Ecriture : *le royaume des cieux veut être pris par violence*, *criez au ciel*, *levez les mains vers le ciel*, élevèrent en Amérique, dans une des nombreuses sectes de méthodistes, des sous-sectes, appelées plus tard *jerkers* et *barkers* (secoueurs et aboyeurs). « On voit des congrégations religieuses composées quelquefois de dix à douze mille personnes, de tout âge,

(1) *Histoire des sectes religieuses*, t. IV.

(2) Cerise. — Ouv. cit. p. 188 et suiv.

de toute couleur, des deux sexes, qui sautent, chantent, dansent, crient, rient, pleurent, écument, se roulent, s'évanouissent par centaines; dans une seule de ces assemblées, le nombre des maniaques tombés en pamoison s'est élevé à huit cents (1). L'enthousiasme se communique par le rapprochement des individus. Les *rolling exercises* consistent à tourner rapidement comme les derviches jusqu'à ce que, couverts de sueur, les figurants tombent par terre, quelquefois dans l'eau et dans la boue (2). Alors on les conduit dans un lieu convenable, on prie et on chante autour d'eux. Ces personnes tombées en pamoison perdent la parole. A ces explosions se distinguent les *jerkers* ou *secoueurs*. Il commencent par des branlements de tête en avant et en arrière ou de gauche à droite, qui s'exécutent avec une inconcevable rapidité; bientôt le mouvement se communique à tous les muscles, et les secoueurs bondissent dans toutes les directions. Les grimaces sont telles que la figure est méconnaissable, surtout parmi les femmes qui n'offrent plus que l'aspect hideux d'un costume en désordre. Plusieurs fois on a remarqué que ces transports se communiquaient sympathiquement et prenaient le caractère d'une affection nerveuse. On cite un ministre presbytérien qui, en haranguant sa congrégation contre cette ma-

(1) Les ministres pérorent avec véhémence. Les têtes se montent; les inspirés tombent à la renverse en criant : *Glory, glory!* Les *iumpers* ou *sauteurs* du pays de Galles font la même chose en criant : *Gononiant, gononiant!*

(2) Les réunions ont lieu la nuit dans un bois.

nie, en fut atteint subitement et devint lui-même jerker. Dans les tavernes on a vu des joueurs, des buveurs, jeter tout-à-coup les cartes, les verres, les bouteilles, et se livrer aux folies qu'on vient de décrire, et qui ne sont pas encore le dernier terme de dégradation auquel sont descendus des êtres à figure humaine; car la prime est sans doute aux *barkers*, ou *aboyeurs*, qui marchent à quatre pattes comme les chiens, grincent des dents, grognent, hurlent et aboient (1). » Lambert et Talbot, qui ont vu ces scènes étranges, et qui les ont décrites dans les relations de leurs voyages, ont cru être témoin d'*accès de rage*, c'est l'expression de l'un d'eux. Talbot vit lancer des chaises contre le plancher avec fureur; il vit une femme étendue sur son dos, se tordant les mains, s'arrachant les cheveux, jeter ses bras autour d'une de ses voisines et la renverser avec violence. Ce voyageur ajoute qu'ayant interrogé des assistants sur le motif de cette farce religieuse, ils lui répondirent gravement que leurs assemblées se tenaient toujours de la même manière, et qu'ils ne s'y plaisaient que quand l'esprit agissait sur eux aussi puissamment (2).

Il est, aux Etats-Unis, d'autres sectaires qui s'appuient sur un passage de l'Ecriture pour prescrire la danse comme un moyen de glorifier Dieu. *La*

(1) *Histoire des sectes religieuses*, par l'abbé Grégoire, t. IV, 2ᵉ édition.

(2) *Cinq années de résidence au Canada*, par Ed. Allen. Talbot, t. II, p. 147, 149.

langue, disent-ils, *doit célébrer les louanges; les pieds et les mains doivent remplir le même devoir.* Tels sont les *shakers*, secte fondée par Anne Lee, qui est en même temps *anti-générationiste* ou contraire au mariage ou à la propagation de l'espèce. Les extravagances des shakers sont dignes de la doctrine qu'ils professent (1).

L'Angleterre et surtout le pays de Galles virent des scènes analogues à celles de nos convulsionnaires et des fanatiques des Cévennes (2). Dans son rapport sur l'épidémie convulsive de Cornouailles, le docteur Cornish cite un homme de quarante-huit ans, devenu fou par des prédications méthodiques. Un visionnaire se pend de peur de pécher contre le Saint-Esprit. Un autre, dans le paroxisme du délire, se suicide après avoir détruit toute sa famille. Le docteur Perfect, et d'après lui Pinel et Matthey, assurent que le méthodisme a multiplié le nombre des aliénés (3).

Il est, dans l'Eglise greeque en Russie, une secte détachée du Raskolmisme, dont les membres sont appelés *égorgeurs* ou *tueurs*. C'est spécialement dans leur parti, dit Grégoire, d'après Sthall, que se manifeste la frénésie du suicide, qui est regardé comme un martyre conduisant à la suprême félicité. Il en est qui se coupent la gorge; d'autres qui cherchent

(1) Voyez les notes de M. Gustave de Beaumont, à la suite de *Marie ou l'Esclavage aux Etats-Unis.*

(2) *Voyage en Ecosse*, par Necker de Saussure, p. 168 et suiv.

(3) Pinel. — *De l'Aliénation mentale*, p. 41, 270. — Mathey, *Recherches sur les maladies de l'esprit*, p. 456.

la mort en s'enfonçant dans des marais profonds.

Un profond enseignement ressort de ce tableau véridique des écarts de la raison humaine : c'est qu'une religion mal entendue, entraînant des pratiques déraisonnables, est un des plus funestes modificateurs hygiéniques. Le culte catholique a aussi, sans doute, fourni quelques exemples d'étranges aberrations; il a eu aussi ses *quiétistes* et ses *convulsionnaires*, mais ces exemples ne se sont jamais produits sur une aussi large échelle que dans la religion réformée; il ne faut point perdre de vue aussi que la hiérarchie du Catholicisme a toujours réagi énergiquement contre de pareils désordres, qu'elle les a désavoués comme contraires au véritable esprit du Christianisme. Nous disons cela, en toute sincérité, sans être aucunement influencé par des motifs étrangers ou personnels, sans vouloir aucunement jeter du blâme sur les hommes estimables qui pratiquent avec gravité et raison la religion évangélique. Nous n'oublions point que les protestants appartiennent au grand corps de la civilisation chrétienne, mais, comme hygiéniste, nous sommes obligé de convenir qu'ils sont moins favorisés que les sectateurs du catholicisme qui ont un culte, des sacrements et un principe invariable d'autorité. Avec ces trois choses une religion peut réellement exercer une action favorable et continue; elle peut maîtriser les penchants désordonnés de l'homme, imprimer de la régularité aux actes de la vie humaine. La religion devient ainsi un complément aux préceptes hygiéniques.

APPENDICE ET NOTES.

I. DE QUELQUES ALIMENTS DANGEREUX.

(Notes se rapportant au 1er volume, p. 361.)

1° *Viandes fumées, boudins.* — Les viandes fumées des charcutiers ont causé, assez fréquemment, des accidents graves. Toute fermentation dans les chairs destinées à nous servir d'aliments devient inoffensive par la cuisson; mais si elle a lieu après que les substances animales ont été soumises à l'action du feu, des maladies dangereuses peuvent les reconnaître pour cause. On a eu l'occasion d'observer des irritations violentes des voies digestives, caractérisées par des vomissements et des coliques aiguës, et qui étaient survenues brusquement après l'usage, comme aliment, de jambon et de saucisson avariés. Ces accidents présentent dans leur ensemble les phénomènes de l'empoisonnement; la fermentation développe, dans les viandes gâtées des charcutiers, un principe vénéneux dont la nature n'est point encore positivement déterminée, mais qui a été plusieurs fois mortel. L'empoisonnement que produisent ces substances est très-fréquent en Allemagne, puisque le docteur Keirner de Weinsperg, dans un mémoire sur ce sujet, a compté depuis 1793 jusqu'en 1822, cent trente-cinq cas d'empoisonnement, parmi lesquels quatre-vingt-quatre sont morts. Ce médecin compare les effets vénéneux du boudin à ceux que produisent les serpents venimeux dans les régions tropicales. En présence de ces faits, on peut expliquer en quelque sorte les vues qui semblent avoir guidé les plus grands législateurs (Moïse et Mahomet) dans la proscription de la chair du porc. (V. p. 373.) Les mêmes remarques s'appliquent à la *couenne de lard*, au *fromage d'Italie*, à *la graisse d'oie*. On a vu ces substances déterminer des symptômes très-graves : des coliques vives, des météorismes, etc.

2° *Des moules.* — Les moules et d'autres coquillages, employés comme aliments, font naître parfois tous les symptômes de l'empoisonnement. C'est un aliment qu'il est bon de rejeter de l'intérieur des familles. Il paraîtrait, d'après les recherches de M. Bouchardat, que ces coquillages contiennent une quantité très-notable de cuivre, lors même qu'ils n'ont pas été cuits dans des vases de ce métal.

3° *Le pain moisi*, *les pommes de terre gâtées* ont produit des accidents très-graves. Un médecin allemand, Kahlert, qui rapporte des exemples d'empoisonnement par les dernières substances (*Revue médicale*, t. IV, 1836), pense que ces accidents dépendaient d'un dégagement d'acide carbonique. Ceci, comme on le voit, n'est point sans importance de nos jours, où l'on se préoccupe vivement de la maladie épidémique qui atteint les pommes de terre. On peut dire, en thèse générale, qu'il est prudent de rejeter complètement du régime alimentaire l'usage de ces tubercules lorsqu'ils sont altérés. On peut poser, en hygiène, un principe absolu que voici : c'est que lorsqu'une matière servant à l'alimentation a perdu quelques-unes de ses propriétés physiques, ses molécules nutritives ont dégénéré; elle peut troubler la digestion par des composés insolites. Sur vingt, trente, cinquante personnes qui en font usage, une seule peut en être incommodée; mais c'est déjà beaucoup trop. Cette immunité d'un plus grand nombre de personnes s'explique par une idiosyncrasie, par une aptitude particulière à être affecté. Mais, dans le doute, on doit s'abstenir de tout aliment avarié, et nullement se fier à la réaction de la nature, dont on ne peut souvent se rendre compte qu'après l'explosion d'un accident.

4° *Bonbons coloriés*. — On s'est assuré plusieurs

fois, dans les grandes villes, aux approches du jour de l'an, que des enfants s'étaient trouvés très-gravement incommodés par l'usage de pralines et de pastilles préparées avec des couleurs qui sont des poisons très-énergiques, et deux de ces petits malades avaient failli succomber à une violente inflammation d'entrailles (*Hygiène de la ville de Lyon*, par Monfalcon et de Polinière, p. 182.) Des bonbons d'un très-beau vert avaient été peints avec des sels de cuivre et en contenaient une quantité considérable; d'autres étaient coloriés avec du chromate de plomb, un mélange de gomme-gutte, de bleu d'indigo, de vert de schéel, du sous-acétate de cuivre, etc. Quelques enfants ont été empoisonnés pour avoir sucé des papiers verts dont les bonbons ont été souvent enveloppés et qui sont coloriés tantôt avec le vert de Schweinfurt, tantôt avec un mélange de cuivre et d'arsenic, quelquefois avec le vermillon, le jaune de chrôme ou des oxides de cuivre.

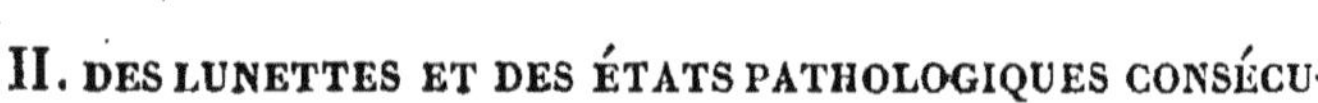

II. DES LUNETTES ET DES ÉTATS PATHOLOGIQUES CONSÉCUTIFS A LEUR USAGE IRRATIONNEL.

(*Notes se rapportant à la page 33 du tome II.*)

Nous extrayons d'un travail instructif et récent de

M. Sichel, quelques fragments relatifs au choix des lunettes pour les individus presbytes. Nos lecteurs nous sauront gré de n'avoir point ménagé nos emprunts sur un sujet aussi pratique, aussi usuel et aussi généralement peu connu que celui-ci.

En général, toute personne, soit presbyte, soit myope, peut y voir avec des verres de différentes courbures; seulement avec les numéros plus forts, on y voit plus nettement, et l'on est forcé quand on est presbyte, de rapprocher davantage les objets; quand on est myope, de les placer plus loin, mais sans qu'ils augmentent ou diminuent de volume. Plus, d'ailleurs, les verres sont forts, moins on peut varier l'éloignement du corps qu'on regarde, sans cesser de le distinguer; preuve évidente que les verres faibles laissent encore subsister à un certain degré la faculté d'accommodation. Exemple : un presbyte qui ne se sera point encore servi de lunettes, mais qui n'aura pas laissé passer le moment opportun pour y recourir, lira en général également bien avec les numéros 72, 66 et 60; toutefois, en y faisant bien attention, il trouvera qu'avec ce dernier il sera forcé de rapprocher davantage le livre et de le tenir plus invariablement à la même distance; tandis que le premier le forcera à le placer plus loin et lui permettra de l'éloigner et de le rapprocher dans une certaine étendue, sans que sa vue se trouble ou se fatigue sensiblement. Ces verres plus faibles laissent donc subsister à un certain degré la faculté d'ajustement que ceux d'une plus forte courbure diminuent de plus en plus et finissent par abolir d'une manière d'autant plus positive qu'on en fait un usage plus constant. Si l'œil peut se servir indifféremment de plusieurs numéros, en changeant seulement la position des objets, c'est qu'il s'accommode au foyer des lunettes. Une fois habitué au foyer plus court, il ne peut sans difficulté revenir à des verres plus faibles, cette difficulté, toujours proportionnée au pouvoir des lunettes, peut finir par devenir absolue lorsque celui-ci a été excessif. De là résulte la haute importance du précepte déjà exposé, de toujours choisir des verres du numéro le plus faible avec lequel on peut encore distinguer nettement et sans fatigue, mais sans changement du volume apparent des objets, ni sans être forcé de les placer à une distance trop différente de celle qu'admet la vue à l'œil non armé. Car un presbyte qui se servira avec une facilité à peu près égale des numéros 72, 66 et 60, en employant pendant un certain temps ce dernier, y accommodera bientôt sa vue. Les modifications que l'âge produit dans l'organe visuel ne cessant point de s'accomplir, il sera forcé de changer de besicles à une époque donnée, et même beaucoup plus tôt, par la raison que l'accommodation à des lunettes plus fortes ne tarde pas à être accompagnée de fatigue et d'un manque de netteté de vision, comme tout exercice trop continu de la faculté d'ajustement, surtout à de petites distances. Alors, il y a de nouveau le choix entre plusieurs numéros dont l'effet ne lui paraîtra pas très-sensiblement différent, comme le 54 et le 48. Or, par le même motif, il choisira infailliblement le plus fort comme celui qui, en apparence, l'aide le plus efficacement. C'est ainsi que la progression est très-rapide; plus on descend et plus les verres ôtent la faculté d'accommodation, non-seulement pendant leur usage, mais aussi pendant le temps où l'on ne s'en sert point; car, liée pour ainsi dire au foyer des lunettes pendant tout le temps qu'on les emploie, la vue ne s'ajuste plus aussi facilemeut à des distances plus grandes. Aussi les presbytes qui se servent de numéros plus faibles peuvent-ils encore lire pendant quelque temps à l'œil nu et conservent-ils toute l'intégrité de leur portée visuelle pour les grandes distances, tandis que ceux qui lisent ou travaillent constamment avec des lunettes fortes finissent par ne plus du tout pouvoir s'en passer, et souvent même par ne plus voir les gros objets d'aussi loin qu'auparavant.

On a peu parlé jusqu'ici de la manière de fixer rationnellement la succession des numéros des lunettes de presbytie. Il est surtout un état pathologique particulier, que M. Sichel a souvent observé comme une suite de l'ignorance dans laquelle les presbytes sont généralement laissés sur ce point. C'est une espèce d'amblyopie, quelquefois très avancée, et qui parfois arrive au degré d'amaurose (*goutte sereine*). Voici comment les choses se passent : supposons qu'un presbyte se serve, pour la première fois, de lunettes du numéro 48 ou 36 ; à sa grande joie, pendant le premier essai, peu prolongé, il y voit très nettement et sans fatigue. Ignorant qu'un numéro plus faible, le 72 par exemple, lui aurait certainement rendu le même service, il fixe son choix sur ce numéro 36, très-fort pour lui, et qui donne à sa vision un degré de netteté anormale, un excès de précision comparable à une espèce d'oxyopie qui, comme celle-ci, ne tarde pas à produire une fatigue, des éblouissements et d'autres symptômes semblables, dépendant de l'exercice permanent et outré du pouvoir d'accommodation. Lorsque cet état de choses a persisté pendant quelque temps, la fatigue, d'abord passagère et légère, augmente, devient permanente et constitue un véritable trouble visuel, que le malade explique par l'insuffisance des lunettes. Croyant avoir besoin de verres plus forts, il change de nouveau ; il y voit plus clair dans le commencement, sauf à éprouver les mêmes phénomènes au bout d'un certain laps de temps, quand sa vue s'est de nouveau ajustée au foyer des besicles. La vision décline alors d'autant plus rapidement que le malade a débuté par des numéros plus forts, tels que 24, 18, et qu'il en a changé fréquemment. La guérison de cet état exige avant tout le repos absolu de la vue, au moins temporairement, l'exercice des yeux nus sur de gros objets distants, la suspension complète de l'usage de lunettes convexes pendant au moins plusieurs semaines.

III. DU NATURISME DANS LES AFFECTIONS COMMENÇANTES. — DE L'ABUS DES SAIGNÉES DITES DE PRÉCAUTION.

Après avoir trouvé dans le mauvais emploi des matériaux de l'hygiène la plupart des causes de toutes les maladies, le meilleur conseil qu'on puisse donner aux familles, c'est de ne point *dénaturer* les affections commençantes par des médications intempestives. Si l'on n'a point de confiance *au médecin*, il ne faut point en avoir dans *la médecine;* il vaut mieux alors se fier aux seules ressources de la nature, qu'on laisse indépendante au moyen de la diète et du repos. Qu'on le sache bien, une conduite opposée est une des plus puissantes causes de la mortalité. Une saignée faite mal à propos, un purgatif administré inconsidérément, des sueurs provoquées à l'aide d'excitants, métamorphosent, le plus souvent, un malaise innocent en une affection longue et dangereuse; qu'on ne se départe jamais de ce principe, dans la famille, savoir : qu'elle peut, étant livrée à elle-même, disposer à son avantage des applications hygiéniques, tandis qu'elle court les plus grands dangers en mettant la main à l'arsenal de la thérapeutique. Toutes les personnes étrangères à la médecine doivent seulement s'inculquer cet axiôme fondamental de la médecine hippocratique (la seule bonne médecine) : La nature qui dirige les fonctions du corps humain, n'est qu'une parcelle de la providence universelle qui gouverne l'univers par des lois fixes de conservation. Il faut reconnaître souvent, dans la maladie, une sorte de fonction propre à l'état pathologiqne, ayant un but utile et consistant dans un concours d'actions harmoniques.

Quoique, depuis plusieurs années, les médecins apportent généralement plus de sobriété dans la pratique des *émissions sanguines*, cependant, c'est encore là une des causes de l'affaiblissement des organisations. Une saignée doit être envisagée comme un *mal* qu'il faut éviter ; car elles dépouillent l'économie humaine d'une portion de la vie, et cette vie n'est jamais en excès dans toute l'économie, mais seulement d'une manière locale. On doit tout faire alors pour chercher à la diriger et à la ramener dans ses voies naturelles au lieu de la détruire. Nous ne saurions trop vivement recommander aux familles de ne mettre en usage les *saignées dites de précaution* qu'après avoir employé les agents hygiéniques propres à dissiper la pléthore (Voy. ALIMENTS, EXERCICES, etc.) qui est toujours présente à la mémoire lorsqu'il s'agit de saignée, cette sentence du père de la chirurgie française, le bon, le judicieux Ambroise Paré : « Le sang, c'est le trésor de la vie Or je serai toujours d'avis que, pour saigner, on prenne conseil d'un docte médecin ; car avec le sang l'esprit vital se perd, les forces s'affaiblissent et le corps se refroidit. On abrége ainsi la vie du pauvre malade. » En général, les médecins d'élite pratiquent peu d'émissions sanguines (et cette dernière circonstance peut servir de critérium aux gens du monde pour discerner leur habileté); ils les réservent pour des circonstances graves où le salut du malade est réellement attaché à une saignée.

ERRATA.

TOME PREMIER.

Page 27,		2e ligne.	Prétexte,	lisez	*précepte.*
— 54,		10e —	à,	—	*en.*
— 100,		10e —	Recourt,	—	*recours.*
— 102,		2e —	Inférieure,	—	*inférieures.*
— 117,	2e alinéa,	6e —	Leur,	—	*leurs.*
— 126,	—		Cet,	—	*c'est.*
— 149,		11e —	En,	—	*à.*
— 205,	—	15e —	Au,	—	*aux.*
— 225,	—	2e —	Sour,	—	*sous.*
— 329,	—	3e —	Qu'elle était,	—	*était.*
— 330,		11e —	Un,	—	*une.*
— 880,	—	3e —	Ab ondante,	—	*abondantes.*
— 396,	—	1re —	Quant,	—	*quand.*
— 401,		4e —	Eues,	—	*eue.*
— 404,		12e —	Repus,	—	*repu.*
— 446;	—	19e —	Aie,	—	*ait.*
— 486,		15e —	Le,	—	*la.*

TOME SECOND.

Page 99, 2e alinéa. — Sont aussi opposées, lisez : *opposés.*

— 113, ligne 11. — La nature, lisez : *sa nature.*

— 243, 2e alinéa. — Moral et social ; ainsi, lisez : *moral et social.*

— 281, ligne 14. — Ne s'appliquent point à des applications, lisez : *ne s'appliquent point à la prospérité*, etc.

— 283 ligne 26. — L'ordre sur nos facultés de notre âme, lisez : *l'ordre sur les facultés*, etc.

TABLE
DES MATIÈRES
CONTENUES DANS LE SECOND VOLUME.

FIN DE LA TABLE DES MATIÈRES.

Lyon. — Imp. et Lit. de veuve Ayné,
grande rue Mercière, 44.

www.ingramcontent.com/pod-product-compliance
Ingram Content Group UK Ltd.
Pitfield, Milton Keynes, MK11 3LW, UK
UKHW020152250726
13967UKWH00003B/1019

9 782011 920157